U0200236

赵洪钧医书十一种

伤寒论新解

《伤寒论》的科学反思修订版

赵洪钧　马堪温　著

学苑出版社

图书在版编目（CIP）数据

伤寒论新解：《伤寒论》的科学反思/赵洪钧，马堪温著．—修订本．—北京：学苑出版社，2019.10

（赵洪钧医书十一种）

ISBN 978 - 7 - 5077 - 5775 - 0

Ⅰ．①伤…　Ⅱ．①赵…　Ⅲ．①《伤寒论》- 研究　Ⅳ．①R222.29

中国版本图书馆 CIP 数据核字（2019）第 157239 号

责任编辑：黄小龙
出版发行：学苑出版社
社　　址：北京市丰台区南方庄 2 号院 1 号楼
邮政编码：100079
网　　址：www. book001. com
电子邮箱：xueyuanpress@ 163. com
销售电话：010 - 67601101（销售部）、010 - 67603091（总编室）
印 刷 厂：北京通州皇家印刷厂
开本尺寸：710mm×1000mm　1/16
印　　张：20.5
字　　数：336 千字
版　　次：2019 年 10 月第 1 版
印　　次：2019 年 10 月第 1 次印刷
定　　价：68.00 元

出版说明

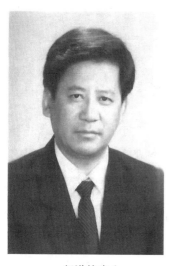

赵洪钧先生

"宁可架上药生尘，但愿世间人无恙。""不为良相，愿为良医。"自古以来，中国的医生都有一种普济苍生的大胸怀。每一个用心做医生的人，都值得人们尊敬。事实上，做好一个医生，很不容易，那是对一个人品德、悟性和毅力的极大考验。赵洪钧先生就是一位难得的好医生。

赵先生出生于1945年，1968年毕业于原第七军医大学，后长期在原籍做临床工作，直至1978年考取中国中医研究院首届中西医结合研究生。1981年研究生毕业后，在河北中医学院任教15年。1996年辞去教职，1998到2000年在英国行医一年半。后主要在故乡河北省威县白伏村应诊，诊务之余从事中医和中西医结合临床与基础理论研究。可以说半个世纪以来，赵先生不是在做临床，就是在做临床研究。传统中医讲究"半日临证，半日读书"，赵先生可谓此中典范。和赵先生面谈出版事宜的时候，也可以感觉到他是一个快意恩仇的真君子。

近些年来，网上流传着一些关于赵先生的争议。比如先生当年因为论文《近代中西医论争史》引起争议，没有在中国中医研究院拿到硕士学位证。赵先生对于读经典的看法，对于某些中医人和中医书的看法，也引起了很多人的争议。在今天来看，这些事情都已成为过眼云烟，对于某些人和事来说，是非对错已经不重要，不过，学术上的论争，却可以继续，并且大家可以有理有据地一直辩论下去，这样才有利于学术的提升。

我们大家都知道，作为中医，著书立说是很不容易的。很多书稿，要么校释古文，要么汇集临床医案，而就某些学术问题，举例子，讲逻辑，然后总结出自己观点的著作极为少见。赵先生的大多数著作观点鲜明，论据充分，发人深思，是中医书里的佳品。从赵先生的临床疗效和他的著作来看，赵先生可谓是"博古通今，医贯中西，学验俱丰"。这就是本社不计盈亏，出版《赵洪钧医书十一种》丛书的原因。好的著作，应当分享给读者，流传于后世。

以下简单介绍一下本套丛书11个分册：

《近代中西医论争史》是赵先生的处女作，也是他的成名作，更是近代中西医关系史的开山之作，填补了医学史研究的一大空白。此书一出版，好评如潮。在国内，该书被有关学界指定为研究生必须精读的书。美国著名汉学家席文教授（N sivin）为此书做了17页的英文摘要，刊登在《CHINESE SCIENS》1991年10月号。韩国学者李忠烈已经把此书译为韩文，正在出版中。

《内经时代》不但"笔酣墨畅，才气横溢，锐不可当"（周一谋先生语），而且被认为是"20世纪中医史上出现的少数几个奇迹之一"（郭文友先生语）。此书确有"一览众山小"的气概，给人以理性的震撼和启迪。台湾"中央"研究院语言历史研究所李建民研究员称此书"小景之中，形神具备"，"值得反复咀嚼"，确实有益于"一切和《内经》打交道的人，更快、更好地把握《内经》"。

《希波克拉底文集》是赵先生的译著，是了解西方古典医学的第一手资料。希波克拉底是西方医学的始祖，西方第一部医学专著以他的名字命名为《希波克拉底文集》。

《中西医比较热病学史》也是开创性的工作，既有历史意义，也有重要的现实意义。作者通过对中西医热病的概念、诊治等方面的比较，探讨怎样使更多的临床医生能看病。

《伤寒论新解》展现了赵先生及其导师马堪温先生在逻辑学、科学学、伤寒学以及中西医结合方面的深厚功底。该书以全新的视角，提出了不少仲景学说的新观点。

《中西医结合二十讲》分析了涉及中西医结合的20个重大理论问题，理清了中医经典及其与旧学的关系，深化了中西医结合理论，并运用现代科学阐述了一些中西医结合的独到见解。该书内容或可对中西医结合的科研方法、政策制定等提供一些参考。

《医学中西结合录》是赵先生的临床佳作，其中验案近900例，涉及中西医内、外、妇、儿、五官、皮肤各科，是先生 40 年临床心血的浓缩。从中不难看出，作者在中西医理论和临床方面的深厚造诣，值得中西医临床工作者认真参考。

《赵洪钧临床带教答问》是赵先生 40 年中西医临床经验的总结，由临证真传和医理心典两篇组成，详述了先生临床诊疗感悟和在诊疗过程中遇到的医案的评述与分析，立论精辟，有重要的临证参考价值，是中医临床医师不可缺少的指导书。

《赵洪钧医学真传》浓缩了赵先生的医学思想。此书由博返约、授人以纲、示人以巧，殊为难得。内容分为理法传心和临床示范两部分，理法传心部分是作者多年来读书、临证、治学的感悟和真确心得；临床示范以内、外、妇各科分门别类收录病例，每种疾病虽用药不同而治病相同，以体现同病异治的特点。凡论深入浅出，言简意赅。

《赵洪钧医学真传续：方药指迷》是赵先生在中药和方剂方面的经验之作。正如先生所说："虽然不敢说，有关方药的拙见对后人很有帮助，但毕竟是我殚精竭虑，读书、临证五十年所得。把它们带进坟墓我心有不甘。"此中拳拳之心，很是感人。该书重点阐述作者临床最常用的中药 60 多种。介绍每一种方药，都是先略述其功效，接着列举较多的古今名医验案，进一步说明。这样就像跟着古今名医诊治疾病，临床经验少的人能够印象深刻，专家也能从中有所收获。

《赵洪钧医论医话选》为赵先生数十年来的各种医论医话的合集，有的讲解经典，有的论医学教育，有的谈医德医风，有的研讨医学史，内容丰富，观点独到新颖，可读性强。孟庆云老师称赞赵洪钧老师有史家的眼光和思维，令人境界超升；阐释的中西医学要蕴及其闪光点对读者有思路的启迪和激扬；勇于批判现实中的浊流和妄论，催人锐意进取。

这次《赵洪钧医书十一种》丛书的面世，得到了河北中医学院和各界朋友的大力支持，谨致谢忱。也欢迎读者诸君多提宝贵意见。

黄小龙

2019 年 7 月

西方科学的发展是以两个伟大的成就为基础，那就是：希腊哲学家发明的形式逻辑体系（在欧几里得几何中），以及通过系统的实验发现有可能找出因果关系（在文艺复兴时期）。在我看来，中国的贤哲们没有走上这两步，那是用不着惊奇的，令人惊奇的倒是这些发现（在中国）全部做出来了。

——爱因斯坦

《爱因斯坦文集》，第一卷，第 574 页

爱因斯坦的上述惊奇，曾被李约瑟这位当代西方中国科技史专家引用，许多中国学者也表示赞同或默认。这真是定论吗？本书将证明《伤寒论》的逻辑原理几乎可以和欧几里得的《几何原本》相媲美。

——作者

经验医学和实验医学不是不能并存的，相反，应密切结合起来，因为这两种医学都是建立实验医学所必需的。

———贝尔纳

《实验医学研究导论》，第 228 页

修订说明

　　当年本书的写作曾花去我三年的业余时间，可谓是呕心沥血、殚精竭虑，但出版后还是觉得不少地方不尽人意。只是由于此后谋生匆匆，没有时间和精力全面修订。此次修订主要在两处：一是第一节中关于西医的形象思维做了扼要阐述，主要是说明西医不但也需要形象思维，而且比中医运用形象思维更多；二是第二节关于六经的实质补充了我的较新的见解。

　　本来还打算给读者提供更简明的把握《伤寒论》的纲领，由于时间紧迫，以及尚未筹思成熟等原因，只好等待日后再有机会再版时修订补充了。

赵洪钧

2019 年 5 月 16 日于石家庄寓所

序　言

　　本书是洪钧同志根据我在英国和欧洲大陆上，所做与《伤寒论》有关的学术讲演整理充实而成。由于读者对象不同，本书与英文讲稿之间有较大出入。

　　我的西方听众，主要不是为了学会其中的理法方药去治病，也不必了解历代版本、诸家诠释等内容，所以，讲演稿侧重从逻辑学、科学学和科学哲学角度阐述伤寒体系的科学性，并讨论《伤寒论》与中国文化背景的关系。本书则同时充实了对《伤寒论》的具体解释，以及中西医热病学对比研究，所以取名《伤寒论新解》，献给国内有关学术界同行，特别是中西医结合工作者、中医教师、中医院校毕业及在校生。

　　在西方学者看来，对《伤寒论》这样近两千年前的科学著作进行的研究，一般应属于科技史范畴。中国医界不这样看，因为它至今还是中医学院的标准教科书，它的基本原理和主要方药，还在被每一位当代中医运用于临床、教学和科研，而且，人们正在致力于仲景学说与当代医学理论相结合。不过，研究《伤寒论》仍需有较好的科技史修养，否则便不能很好地解释，地域和历史距离如此遥远的文化背景中，孕育的医学体体之间的内在联系。换言之，完成《伤寒论》与当代西医热病学的结合，也是医史学者的任务。欲完成这一任务，还需要较好的中西医基本理论与临床素养，我与洪钧同志合作，恰好具备了这两个基本条件，因此，本书也为医学史界了却了一桩心愿。

　　1800 年前的一本小书，今天还有这样强的生命力，其中的奥秘自然值得多方面探讨。本书花了较多篇幅说明《伤寒论》中的具体医学问题（第二至四章），却并非仅仅为使读者在中医或医学范围内读懂仲景之书，全书目的仍与我在国外的讲演一致——多角度、多层次认识《伤寒论》的科学性。所以，第一、五、六章又结合逻辑学、科学性和科学哲学常识讨论《伤寒论》这一中医学的样板。这样有助于人们真正读懂《伤寒论》，使医界开阔视野和思路，迅速从新的高度解决好继承与发扬的问题。

总之，本书的研究方法和角度几乎都是全新的，其中有许多前所未闻的见解，因而它将使任何研究仲景和中医的人耳目一新。

由于本书涉及了广博的知识领域而且是首次多角度、多层次研究《伤寒论》，难免有不尽人意或疏漏错误之处，欢迎读者批评指正。

马堪温

1995 年 6 月于伦敦

目　录

第一章　《伤寒论》的逻辑原理 ···················· 1

　第一节　逻辑、科学与伤寒学 ···················· 1

　第二节　古希腊应用逻辑的典范与《伤寒论》 ······ 28

　第三节　《伤寒论》的逻辑原理 ·················· 39

第二章　《伤寒论》基本概念与六经各篇新解 ······ 63

　第一节　伤寒杂病新解 ·························· 64

　第二节　六经新解 ······························ 70

　第三节　传经新解 ······························ 77

　第四节　六经纲领新解 ·························· 79

　第五节　中风　伤寒新解 ························ 82

　第六节　太阳篇新解 ···························· 83

　第七节　阳明篇新解 ···························· 100

　第八节　少阳篇新解 ···························· 107

　第九节　太阴篇新解 ···························· 110

　第十节　少阴篇新解 ···························· 111

　第十一节　厥阴篇新解 ·························· 119

第三章　《伤寒论》要方、危证中西医结合新解 ······ 127

　第一节　桂枝汤新解 ···························· 127

　附一　续伸桂枝汤新解 ·························· 133

　　　附二　三伸桂枝汤新解 ……………………………………… 137

　　第二节　麻黄汤新解——中西医结合论发汗和解热 ……… 140

　　第四节　四逆汤新解——试论仲景治休克 ………………… 150

　　第四节　柴胡汤新解——中西医结合论和法 ……………… 155

　　第五节　五苓散新解——试论仲景治脱水 ………………… 164

　　第六节　伤寒死证新解 ……………………………………… 167

　　第七节　《伤寒论》与西医热病学比较研究 ……………… 170

第四章　《伤寒论》与西医热病学比较研究 ………………… 173

　　第一节　东西方思维与热病学体系异同 …………………… 173

　　第二节　中西医热病治疗原则比较 ………………………… 183

　　第三节　中西医观察和处理发热比较 ……………………… 190

　　第四节　西医常见热病与仲景伤寒比较 …………………… 199

第五章　《伤寒论》体系补苴 ………………………………… 207

　　第一节　《伤寒论》的逻辑缺陷 …………………………… 207

　　第二节　《伤寒论》与当代逻辑 …………………………… 220

第六章　《伤寒论》的科学反思 ……………………………… 228

　　第一节　科学和《伤寒论》的科学性 ……………………… 229

　　第二节　《伤寒论》和近代科学精神 ……………………… 232

　　第三节　近代科学起源与中国 ……………………………… 235

　　第四节　中西医体系互补与理论结合 ……………………… 239

　　第五节　《伤寒论》和科学反思传统 ……………………… 245

　　第六节　自然哲学医学与实验医学 ………………………… 252

　　第七节　关于医学的精确性 ………………………………… 255

　　附一　阴阳学说的逻辑值 …………………………………… 257

　　附二　八纲辨证研究中的逻辑问题 ………………………… 262

　　附三　《伤寒论》白文 ……………………………………… 266

致谢 …………………………………………………………… 316

一旦对每一门科学都提出了要求，要它弄清楚它在事物以及关于事物的知识总联系中的地位，关于总联系的任何特殊科学就是多余的了。于是在以往的全部哲学中还仍旧独立存在的，就只有关于思维及其规律的学说——形式逻辑和辩证法。其他一切都留到关于自然和历史的实证科学中去了。

——恩格斯

《马克思恩格斯选集》，第三卷，第 422 页

第一章 《伤寒论》的逻辑原理

看到本章的标题有些读者会感到莫名其妙，他们可能只会想到《伤寒论》中有医学原理，也许从未听说过其中有什么逻辑原理。作者请本书的读者先不要疑惑，在你读完本章后，即会与我们同感。《伤寒论》不仅有医学原理，而且反映了深奥的逻辑原理。

一切科学，不论是自然科学还是心理学，其目的都在于使我们的经验相互协调，并且把它们纳入一个逻辑体系。

——爱因斯坦

《爱因斯坦文集》，第一卷，第 56 页

第一节 逻辑、科学与伤寒学

按照爱因斯坦的见解，一切科学都可以看作一个逻辑体系，笔者同意他的看法。本章主要是从这个意义上探讨《伤寒论》的逻辑原理，即仲景怎样实现了经验知识的相互协调，从而把它们纳入一个逻辑体系。

什么是逻辑呢？

关于逻辑的含义，在传统形式逻辑中，指思维的形式与规律。当代较

新的看法，认为逻辑学是以语法和语义研究为基础的，关于命题之间推论关系的一般理论。笔者以为，当代逻辑学并没有否认其研究对象是思维，而且以推理为研究重点。人们还把规律称作逻辑，在本书中，逻辑主要指逻辑学，亦偶有指规律之处，读者不难发现这种用法上的区别。

一、逻辑与科学著作

任何科学所含的信息必须靠载体来表达，这样才能使信息传播。到目前为止，人类应用最方便、最广泛的信息载体还是语言——特别是自然语言。从这个意义上来说，科学和科学著作是一回事。用书面语言来表达某一科学理论体系所含的信息，便是科学著作。

至此，本书中出现了"理论体系"（或简称"理论"）这一逻辑术语。理论体系是非常重要的，它是经验知识成为科学的标志。近现代伤寒学者，甚或大多数古代伤寒专家之所以尊崇仲景，不在于他搜集、整理、注疏了多少书籍，记载了多少经验方，而是因为他创立了一种理论体系——以六经、气血、八纲、八法为骨干的辨证论治体系，一种医学推理体系。这一体系的理论价值和实用价值不仅是空前的，而且成为后世中医发展的楷模。

诚如爱因斯坦所说，"建立理论体系"不是闭门造车式的杜撰。建立或制定体系的意思是说，在做完实验、观察，搜集完资料或经过长期观察与思考，得出结论后，怎样有条理、有系统地表达出来——即"使我们的经验相互协调，并且把它们纳入一个逻辑体系"。最常见的形式是写成论文或专著。本章名为"《伤寒论》的逻辑原理"，主要是探讨仲景写作《伤寒论》时是如何思维的，今天看来，他运用了哪些逻辑方法。至于仲景及前人怎样由观察、试验发现的热病现象，本书也偶或顺便涉及，但不是重点。

怎样建立理论体系呢？本节题记引用了爱因斯坦的看法，即通过逻辑方法使我们的经验相互协调。不过，我国有关学界对此问题的看法与爱因斯坦不很一致。比较流行的观点说有三种方法，即逻辑方法、历史方法、逻辑与历史相结合的方法。举例来说，欧氏几何体系使用的是逻辑方法；中学历史教材使用的是历史方法；中学生物学中的进化论学说，使用的是逻辑与历史相结合的方法。按这种说法，中学生最熟悉的是逻辑方法，因为中学的数、理、化体系都是用逻辑方法建立的，这是大多数中学生用力最多的学科（中学语文的主要内容不属于自然科学，外语亦然）。

那么，张仲景在创立《伤寒论》体系时使用的就是逻辑方法吗？这个问题又回到了用什么方法建立理论体系。就此讨论过多，有些超出本书的范围，然而它关乎本章乃至本书的主旨，在此不得不简述一下笔者的看法。

笔者认为，不能把历史方法与逻辑方法并列。我们可以举出许多完全靠逻辑方法建立的体系，却没有一个体系是完全靠历史方法建立的。

如果说，历史方法指一切科学研究的对象都是发展变化的，研究者要用发展变化的观点看问题，那么，历史方法就是一种指导思维——即推理的原则，这样它又成了一种逻辑方法。

看来，与历史方法并列的不应是逻辑方法，而应是实验方法，也就是说，历史方法只是一种获得"事实"的方法，而不是建立体系的方法。这是由于在历史科学中，"实证"知识——史料或史实大多不能通过实验方法获得，一般也不能通过实验再现。比如：

关于社会史的资料，来源主要有三种途径：一是前人留下的文字记录，二是人类历史活动遗存，三是现存的不同历史社会形态。第一种资料不可能全面地反映历史，因为其必已经过记录者的主观弃取，况且文字记录也不可能将历史描述无遗。第二种资料显然只能作为推理，从而部分再现历史的依据。第三种资料可以看作活的历史，但是只能通过观察和调查进行研究。所以，社会史研究不同于自然科学的研究之处是它获取"事实"的方法不同，即它用的"考证"方法与实验方法不同。至于建立体系，仍然不外逻辑方法。

有些西方学者如弗雷格说："物理学致力于发现规律，历史要确定个别事实。当然，历史也要从因果关系上理解，为此它必须至少假定存在有规律性。"（王路译《弗雷格哲学论著选辑》，北京，商务印书馆，1994 年第 1 版，第 289 页）笔者不赞成人类自己的历史无规律的看法，所以历史体系也应该运用逻辑方法建立。

关于自然史的研究，下文将说明达尔文的工作，他建立生物进化论体系用的也是逻辑方法。

关于心理和思维发展史，情况较复杂，不过，若读者认真读一两种有关专著，也会发现它们同样要靠逻辑方法建立体系。

总之，严格说来，制订理论体系时并不存在历史方法或逻辑与历史相统一的方法，换言之，只有逻辑方法。我们既承认科学是客观逻辑的主观化，那么，某一具体科学理论体系的建立过程，只能是一种逻辑过程，这样才与主客观逻辑要统一的观点相符，因而，逻辑方法应视为建立体系的唯一方法。

如此说来，任何一门科学，任何一本书、一篇文章都是靠逻辑方法来建立、来表达吗？从最广义上讲，确实如此。狭义些来说，并非都是，这要看其中有无"理论体系"。

举个广义的例子。如《简明中医辞典》是一本工具书，它的编排以各词条的笔画为顺序，相邻词条之内容常常毫无关系，它不是直接推演理论体系。但是，它的编写过程仍然是一种逻辑过程。首先，选定词条时要反复斟酌是否必要，如何处理不统一的概念，如何避免重复等。其次，笔画顺序也是一种逻辑方法。至于著名的字书如《说文解字》首创六书学说、部首体系，便更要使用较严密的逻辑方法了。

史书似乎最应该使用历史方法，然而用"纯"历史方法写成的东西一般没有体系。读者试读一下《春秋》，那是圣人删削过的"经"。它严格遵循编年体例，简单明了。可是，它读起来像本流水账，实在乏味。假如和《史记》对比一下，后者便有意思得多。道理在哪里？就是因为前者基本上是纯史实罗列，没能反映什么历史规律（逻辑），后者将史实进行了系统整理、恰当分类，并时时可读到作者的分析、评价以及综合概括，这样就有了理论体系（语言及人物描述生动也是原因之一）。不过，史书中理论体系最严密的还是史论一类的书，比如用唯物主义推演、解释人类历史的过去、现在和未来，才是真正将历史逻辑主观化。

逻辑方法也适用于建立自然史的理论体系。比如达尔文的《物种起源》讲生物进化史，他为什么能够把亿万年中天各一方的生物遗存和现存生物恰当地排列对比，揭示它们之间的关系呢？无疑是运用了逻辑方法。

《物种起源》与《几何原本》之间在制定理论体系的方法上有无区别呢？有的。后者的方法已有定论，称作公理化方法，是古典科学中运用最成熟、最高级的一种演绎逻辑方法。它从一些基本概念、公理出发，推演出一套概念和定理，打个比喻，这叫作纲举目张的方法。达尔文则不然，他的《物种起源》集中大量事实进行比较、分析、归纳、综合，最后得出一个总结论，叫"物竞天择，适者生存"，此前的结论都为总结论服务，这是另一种方法，可叫作循目归纲的方法。正如达尔文自己所说："我的头脑，好像已经变成了某种机器，专门把大量收集来的事实加工研磨，制

成一般的法则。"（《达尔文回忆录》，北京，商务印书馆，1982 年第 1 版，第 93 页）

目前最常见的实验研究论文，一般只为了证实或证伪一个判断，逻辑上大都简单，一般不必从理论体系角度考察它们，这些论文使用的大多是归纳方法。非实验报告性文章，如数学、理论物理、逻辑学论文，尽管不一定长，却常常使用演绎方法，有理论体系。

看来，处在搜集和描述事实、现象阶段的学科，还不能视之为科学。不过，人们通常把有系统（可以不太严密）的知识叫作科学，故描述性知识略成系统也叫科学。如众多的历史书、博物书，尽管体系不太严密，仍归入科学著作。某些经验发明，虽不知所以然，但实用价值很高，也往往被视为科学，这与理论体系意义上的科学已相去较远，确切说应视为经验或技术知识。

笔者按建立体系方法不同，将科学专著分作两种类型。一种是演绎型的，《几何原本》是其代表；另一种是归纳型的，《物种起源》是其代表。演绎和归纳在逻辑学中是两种推理方法，这里的归纳型与演绎型是指建立体系时选择的主导推理方法或推理主流。欧氏几何虽是演绎体系，也有用归纳推理处，进化论中也大量用演绎推理，还有为数众多的不属于以上两型的著作，它们大都逻辑混乱，不成体统。

列宁说："一切科学都是应用逻辑。"（《哲学笔记》，北京，人民出版社 1956 年版，第 188 页）看来马列主义经典也支持拙见。

总之，一切科学体系的建立、一切科学著作的写作都要靠逻辑方法。逻辑为理论体系搭好框架，观察和实验提供填充框架的材料，各种信息（事实及其他资料）只是填充框架的材料。一个完美的体系，其逻辑框架与材料之间天衣无缝，这种体系在科学史上比较少见。《伤寒论》体系虽然说不上天衣无缝，却是中医学甚至中国古代科学中最值得重视的应用逻辑体系。

应该指出，一门科学的理论体系，一旦可用演绎方法建立便标志着该学科趋于成熟，假如已能用严谨的公理化方法来演绎，便称得起"真正"的科学了。所以，曾有不少科学家认为，严密的演绎方法是建立理论体系的唯一方法。

为使读者进一步弄清归纳型著作的含义，以下再结合一般认识过程分析一下各种著作与相应认识阶段的关系。

　　大致说来，一种理论或理论体系的产生至成熟，分这样几个阶段。第一阶段是人们发现一些零散的新现象或事实，记录下来。第二阶段是少数人有目的地搜集有关事实或现象的记载并做长期、全面、细致观察，将他人和自己的资料一起记录下来。至此，研究者思维主体不一定有什么理性认识，但这两个阶段都可以有文字发表。第二阶段结束时往往有人对大量事实和现象进行分类、比较或分析、概括、综合，并发表著作，这已属于重要的逻辑思维阶段。第三阶段是在第二阶段基础上对有关发现提出局部的或总体的理论解释——即假说，并预测未知事实或现象，这一过程纯属逻辑过程。第四阶段是在假说指导下继续观察、实验，以证实或证伪有关假说，这时出现许多文章和专著，对假说进行修改或提出新假说。第五阶段是假说趋于一致，足以解释多数已知事实或现象，理论趋于完善。第六阶段是回头逆向表达认识过程，将中间过程省去，用清楚的概念、准确的判断、规范的定义、严密的推理形成演绎体系或准演绎体系，于是，一个理论或一门学科成熟。认识再深化，需再经过这样一次循环。

　　在一次认识循环过程中，只有最后阶段可能造就演绎体系或准演绎体系。此前虽亦用演绎推理，但不能建立演绎体系。有关理论或著作可通称为归纳型体系或归纳型著作，严格说来，只有据大量事实提出假说时，才能造就归纳型著作，较此早一步，只能出现分类型著作，再早则纯属描述性著作，一般没有体系。但只要有新发现、新发明，目的是为了探索客观世界的规律——逻辑，都属于科学。以上各阶段的著作都可以称为科学著作，但体系始于分类，理论始于假说。

　　在此有必要说明一下数学方法对理论体系的作用。马克思说："一种科学只有在成功地运用数学时，才算达到了真正完善的地步。"（《回忆马克思和恩格斯》，北京，人民出版社 1973 年版，第 7 页）拉普拉斯认为："数学是一种手段，而不是目的，是人们为了解决科学问题而必须精通的一种工具。"（克莱因《古今数学思想》第二卷，上海科技出版社 1979 年版，第 231 页）

　　看来，数学与实证科学不同，它和逻辑学应该是近亲。粗看数学与逻辑学发展史可知，二者的公理化和形式化过程几乎同步，而且它们相辅相成、交织共生，目下已无法区分某些成就属于逻辑抑或数学。笔者以为，逻辑仍是数学的基础，数学不过是定量的逻辑，它们是应用最广的科学方法。理论体系的理想形式，应该是充分运用逻辑和数学的形式符号体系，迄今为止，这种理想体系仍仅见于逻辑学和数学。

以上浅见粗疏且有离题太远之嫌，倘读者并不认为《伤寒论》与历史方法关系密切，则尤属蛇足。

不仅如此，拙见还有逻辑实证主义的嫌疑。为便于读者参看反面意见，下面引一段爱因斯坦关于理论体系形成过程的见解。

"从系统的理论观点来看，我们可以设想，经验科学的发展过程就是不断的归纳过程。人们发展起各种理论，这种理论在小范围内以经验定律的形式表达大量单个观察的陈述，把这些经验定律加以比较，就能探究出普遍性规律。这样看来，科学的发展有点像编辑一种分类目录，它好像是一种纯经验事业。

但是这种观点并没有看到整个实际过程，因为它忽略了直觉和演绎思维在精密科学发展中所起的重大作用。科学一旦从它的原始阶段脱胎出来，靠着排列的过程已不能使理论获得进展。由经验材料做导引，研究者宁愿提出一种思想体系，它一般是在逻辑上，从少数几个所谓公理的基本假定建立起来的，我们把这样的思想体系叫作理论。理论所以能够成立，其根据就在于它同大量的单个观察关联着，而理论的'真理性'也正在此"（《爱因斯坦文集》第一卷，第 115 页）。

乍看来，爱因斯坦的看法与拙见很接近，但是，这位伟大的理论家更强调直觉和演绎，而很不推崇归纳。他在《论科学》一文中第一句话就是"我相信直觉和灵感"（《爱因斯坦文集》第一卷，第 284 页）。此外他还多次说过真正的理论是演绎的。不过，在重视逻辑方法与感觉经验的关系上与笔者几乎一致，他不承认有任何与经验无关的科学理论。

我们且看他的另一段论述。

"科学用到全部原始概念，即那些同感觉经验直接联系着的概念，以及联系这些概念的命题。在发展的第一阶段。科学并不包含任何别的东西。我们的日常思维大致是适合这个水平的，但这种情况不能满足真正有科学头脑的人，因为这样得到的全部概念和关系完全没有逻辑的统一性。为了弥补这个缺陷，人们创造出一个包括数目较少的概念和关系的体系。在这个体系中"第一层"的原始概念和原始关系，作为逻辑上的导出概念和导出关系而保留下来。这个新的'第二级体系'，由于具有自己的基本概念（第二层概念）而有了较高的逻辑统一性，但这是以那些基本概念不再同感觉经验的复合有直接联系为代价的。对逻辑统一性的进一步追求，使我们达到了第三级体系，为了要推演出第二层的（因而也是间接地推出第一层的）概念和关系，这个体系的概念和关系数目还要少。这种过程如此继续下去，一直到我们得到了这样一个体系：它具有可想象的最大的统一性和最少的逻辑基础概念，而这个体系同那些由我们的感官所做的观察仍然是相容的。……我们不知道这种抱负是不是一定会得到一个决定性的体系。如果去征求人们的意见，他们会倾向于否定的回答。可是当人们为这个问题而斗争的时候，他们绝不会放弃这样的希望：认为这个最伟大的目的在很大程度上确实是能够实现的。"（《爱因斯坦文集》第 1 卷，第 345 页）

《伤寒论》既为一种理论体系，其方法自然也不能例外。我们无论是研究还是评价这个体系，都可以从逻辑角度进行探讨。按照拙见，即看它是否用清楚的概念、规范的定义、严密的推理形成了演绎体系。按照爱因斯坦的说法，即看它是否做到了"具有可想象的最大的统一性和最少的逻辑基础概念，而这个体系同那些由我们的感观所做的观察仍然是相容的"。古今伤寒学家已经有不少人不自觉地做了此类工作，我们自觉地、站得更高些进行研究，应该有更多的收获。本书选题不仅是为了换一个角度研究《伤寒论》，而且因为笔者早已发现此书是中国古代应用逻辑中很突出的著作。

以上说了许多认识到某种理论体系之后，如何运用逻辑方法进行表达的问题，下面再略提一下逻辑学在科学发现中的作用。有人把逻辑学称作"理论的理论"或"科学的科学"，这种说法将逻辑学等同于创造性思维或发明的逻辑，不大准确。但是，当某一门科学发展到关键阶段，需要有大的突破、大的创新、建立新的体系时，逻辑方法往往要起关键作用，科学史上不乏这样的事例。

培根对"热"的研究，是很有趣的例子。他是近代归纳逻辑的奠基者，是哲学家、政治家，而不是科学家。但是他却根据一些常见的"热"现象，通过三表排除法断定："热本身，它的精髓和实质只是运动，别无它者。"但它是一种特殊运动，即"一种膨胀的、受约束的、由其冲突而作用于物体较小微粒的运动"（Nor. Org，Book2，Aphorisms xxx）。这种认识竟然很接近分子运动理论对热的解释。看来，培根被称作近代实验科学的真正始祖不无道理。他的划时代的逻辑著作《新工具》的确像他自许的那样，为人类发现新的科学海洋指明了航线。近代科学的早期成就，代表着归纳逻辑的胜利。读者且莫因这个例子而发生误会，以为逻辑是万能的，科学发现还要以观察、实践和实验为依据。完全不以实验为据，只能造就思辨的体系，对科学进步并无好处。即使关于"纯"思维的科学，如理论数学、数理逻辑、逻辑的形式化等等，也不能完全靠思辨。但是，全无逻辑头脑的实践正如动物的实践——活动，不可能发现什么规律或理论，正如培根所说：

"存在着而且可能只存在着两条寻求和发现真理的途径。一条是从感觉和特殊飞到最普遍的公理，把这些原理看成固定和不变的真理，然后从这些原理出发，来进行判断和发现中间公理，这条途径是现在流行的。另一条途径是从感觉和特殊引申出公理，然后不断地逐渐上升，最后达到最普遍的公理，这是真正的途径。"（Nov. Org.，Book 1，Aphorism xix）

门捷列夫发现元素周期理论的过程是逻辑方法成功的另一典范。读者必多熟知元素周期律对化学体系的建立有多么重要的意义，但是，它的发现主要的不是靠门捷列夫的实验，而是靠逻辑思维处理前人和他人的实验资料以及几种不成熟的元素周期律。

即使提出"反逻辑"的理论，也离不开逻辑思维，这方面最典型的例子是爱因斯坦提出的相对论。当时许多物理学家面对经典物理学不能解释的物理现象一筹莫展，他们是这些现象的发现者、实验者，却不能跳出牛顿力学的理论体系，思维定式束缚了他们的头脑。反之，爱因斯坦虽然不是有关现象的最早实验和发现者，却能跳出旧的思维定式，提出了常人意想不到的新理论，于是新现象、新问题迎刃而解，新的物理体系随之建立。

科学学中对创造性思维探讨颇多，特别是"直觉"和"顿悟"的偶然性似乎难以据逻辑解释。但是我们总不可想象，没有正常的思维能力和必要的科学知识的人能做出科学理论的重大创造。

二、逻辑与伤寒学研究

读者或许感到，以上关于逻辑与科学的论述离题太远，但笔者感到，要讨论《伤寒论》的逻辑原理，上面这些粗浅的介绍还远远不够。本书是供非逻辑专家看的，不是逻辑书，但要涉及许多逻辑问题，故有意介绍一些必要的逻辑常识。

现在，从反面看看缺乏逻辑知识，对《伤寒论》研究有什么不利的影响。

中医对《伤寒论》的重视，完全不必全面说明，单只现存的研究《伤寒论》的书籍便有约600种，这种盛况似乎超过了儒家后学对《论语》和《孟子》的研究，这实在是中国文化史上的一件奇迹。若从有关书籍的规模来看，既往对《伤寒论》的研究更超过了《论语》和《孟子》研究。例如，当前教师用的《伤寒论》教学参考书，篇幅竟达117万字，学生读的教科书也竟达57万字，而《伤寒论》原文只有3万多字。也就是说，一个字的原文竟要用十几个、几十个字去讲解（按：讲解并非平均分配，所以有些地方不止膨胀几十倍）。结果，本本弄得越来越厚。这么厚的书是否已将《伤寒论》研究透彻了呢？专家们说：没有！书中到处并列着许多不同的见解，当代专家非要借古人来说话，自然是自己还不明白，这又是与儒家经典研究大不同的地方。儒家后学对《论语》和《孟子》的看法分歧很少且无关宏旨，宋代之后，尤其如此（按：宋明理学有两大派，但不是对《论语》《孟子》做烦琐考证、集注，清代朴学也未在这两本书上下大功夫）。医家对《伤寒论》则大不同。至今对"六经是什么""三阴三阳顺序""六经病纲领""伤寒传变次序"等大问题仍然众说不一。例如，对"六经实质"，今天竟有十来种分歧很大的看法，比古人间的分歧还要大。因此《伤寒论》仍是千古之谜。张仲景这位圣人远比孔孟二圣难以琢磨。

若向专家们发问：张仲景怎样完成了《伤寒论》体系？他们说：那是圣人"勤求古训，博采众方"的结果。其实这并非答案，这八个字是不难做到的。仲景之前和之后一直到近今，都有很多人真的"勤求古训"——整理、注疏典籍，"博采众方"——搜集编纂方书，大部头的书很多很多，却不能写出新《伤寒论》。《伤寒论》中的古训反而很少（有人说不引古经一语，不确）。采的方只有113个，涉及的药物只有90来种。无论方药还是古训都比当时已有的著作，如《内经》《本经》少得多。我们毋宁说张仲景是"淘汰旧训，精简众方"才写出《伤寒论》。如果他像我们的时贤一样，把前人一万字的著作扩充至十万、几十万字，便永远不可能写出《伤寒论》。他著书的过程实际上是依靠他天才的逻辑思维能力，科学地淘汰、去粗取精的过程，当然这不是说他的著作（以现通行教材为据）中都是精华。在中国医学史上，大体上具有张仲景的思维能力的人只有为数不多的几个，他们是张元素、刘完素、吴又可、王清任，特别是后面两位。读者必定知道，这些人的代表作都很短小，与《伤寒论》不相上下。笔者以为，正是这些人最有力地推动了中医学的发展。

这样说并不是根本否定文献工作的重要性，一些重要的厚本本还是要编。但时至今日，一定要明确，文献工作只是为了搜集资料，供实验者参考，有时仅仅为了保存古籍，而不是为了让学生全盘接受。集注式的教科书——尤其是自然科学教科书，教学效果必然不好。现行伤寒教材，冲淡了仲景学说。学生从中接受了一团乱麻，不得要领，既记不住原文，又不能把握仲景学说的精华。

上面两段话又离题远了些，我们再回头说当代伤寒学发展迟滞的症结。

我们既承认《伤寒论》是科学，那么时至今日要研究它，方法只有两个：一是诉诸实验，二是求助于逻辑。集注的方法是不可取的，可惜至今伤寒学的研究趋势仍恰恰是重集注和文献整理而轻实验，忽略逻辑方法。这样评价当代伤寒学研究，似有些目空一切、全盘否定的味道，当代伤寒学家们或许不能接受。不过，这是实话实说，并非存心有伤厚道。读者若不信，且举一条经文为证。《伤寒论》第七条说：

"病有发热恶寒者，发于阳也；无热恶寒者，发于阴也。发于阳，七日愈；发于阴，六日愈。以阳数七、阴数六故也。"

这条经文极重要，古今伤寒学家都有人把它当作《伤寒论》的总纲。经文本身很严密，有客观指标，有推理证明。今天怎么认识它呢？倘以为不必诉诸实验，那么，也不必读后人的注解。假若读一下，便会发现注家们都持"毋意毋必"的态度，解了还等于没解。我们认为就此条组织一下临床观察并不难，设计动物实验也比较容易，为什么还让当代青年接受前人那些模棱两可两可的注解呢？应该说明，这条经文本身，在逻辑上是严密的。只要我们承认"阳数七，阴数六"是公理，仲景的推理便无错误。不过，欲弄清这条经文是否正确，最终仍须求助于实验。

不少伤寒学家可能说，实验证实虽不难，但他们没有进行实验的基本条体，包括未受过基本功训练。那么，正确的逻辑思维该不需要身外之物了吧，我们且来看对桂枝汤和桂枝证的解法。

桂枝证和方是仲景书第一证、第一方，然而却无人发现（或不愿指出）此方此证的解法在逻辑上非常混乱。桂枝汤的功用竟然有9种不同的说法，而且很明显的自相矛盾。我们不相信思路清晰的张仲景会这样不能自圆其说，但也不愿意相信古今注家竟无一人看出这伤寒第一治法竟然逻辑不通。为比较深入地说明这一问题，第四章有"桂枝汤新解"一节，供读者参看，这里只说一下其中用的是什么逻辑方法。其实那方法很简单，就是归纳法和类比法。只要你肯将所有关于桂枝汤的条文放到一起进行归纳，便很容易发现其中的矛盾，再将桂枝汤和与它最接近的桂枝加芍药汤、小建中汤等进行类比，便可知桂枝汤的真正功用。当然，弄清了桂枝汤的功用，并不是就弄清了《伤寒论》的逻辑原理。这是我们用逻辑方法发现前人对具体问题的错误解释，还不能用以说明张仲景怎样构筑了伤寒体系，则要说明《伤寒论》的全部逻辑原理就更为困难，因而也更值得研究。

三、古代伤寒学简介

从最广泛的意义上讲，集注中也有逻辑方法，只不过太零乱、太粗疏，常常把简单问题弄复杂。此外。凡是想把《伤寒论》整理得更加有条理，从中发现某些规律的研究，也都要用逻辑方法，比如关于伤寒可汗、不可汗，可下、不可下等方法的整理便是在应用归纳法。如果我们承认"平脉""辨脉""伤寒例""可不可"等篇是王叔和所作的话，倒应该对他给以相当的肯定，他的工作虽然不能使人满意，但他毕竟是想使《伤寒论》体系"尽善尽美"的第一个人。

读者知道，王叔和整理《伤寒论》之后，在相当长的时期内《伤寒论》并未受到重视。除王叔和外，宋代之前唯一重视《伤寒论》的人是孙思邈。但是，他很坦率地承认自己不很明白其中的奥妙，他说：

"论曰：伤寒热病自古有之。名贤睿哲，多所防御，至于仲景，特有神功。寻思旨趣，莫测其致，所以医人未能钻仰。尝见太医疗伤寒，唯大青、知母等诸冷物投之，极与仲景本意相反。汤药虽行，百无一效。伤其如此，遂披《伤寒大论》，鸠集要妙，以为其方，行之以来，未有不验。旧法方证，意义幽隐，乃令近智所迷。览之者，造次难悟，中庸之士绝而不思。故使闾里之中，岁致夭枉之痛……夫寻方之大意，不过三种。一则桂枝，二则麻黄，三则青龙。此之三方，凡疗伤寒不出之也。其柴胡等诸方，皆是吐下发汗后不解之事，非是正对之法。"（《千金翼方》卷九）。

孙氏不强不知以为知，基本上照抄下《伤寒论》原文，为后世保存了宝贵的资料。他还提到当时南方医生"多秘仲景要方不传"，这些人似乎也很重视《伤寒论》，深得其旨趣，其实非然。他们或知其然，却不知其所以然。把仲景书当作家传秘方看待，说不上有什么理性认识，正如至今民间还有人把早已见诸《肘后》《千金》《外台》的方子当作秘方流传一样。孙思邈提出桂枝、麻黄、青龙三纲鼎立的思想，尽管很简略，却对后世影响深远。读者必然都知道，孙思邈了解的病、药、方及其他知识大大超过了张仲景，为什么他弄不懂《伤寒论》的旨趣呢？就是因为他没有仲景那样高的思维水平，不懂《伤寒论》的逻辑原理。

北宋中期之后，《伤寒论》渐渐受到重视，宋金元时期出现了几位伤寒学家，著作流传至今的有庞安石、成无己、朱肱、许叔微等人及河间、易水学派著名医家。这些人也有所成就，但有些人不是真正为了正面研究《伤寒论》。河间学派和易水学派的学者，都是拿《伤寒论》为自己的学说服务，因而各取所需，其中尤以河间学派为甚。庞氏、朱氏生值《局方》统治时代，他们均用《局方》思想解释仲景学说，因而对《伤寒论》本身的价值认识不深刻。成无己则走了另一个极端，他力图证明仲景学说无一不从《内经》中来，按照这样的逻辑自然不能解通《伤寒论》，所以章太炎说他"依据古经，言必有则，而不能通仲景之意"（陆渊雷：《伤寒论今释·章太炎序》）。总之，明代之前只有许叔微成就较大，他继承孙思邈的看法，以"风伤卫、寒伤营、风寒两伤营卫"（成无己也有此说但不系统）的逻辑解《伤寒论》，也确实有所发明，而且编为歌诀，对伤寒学普及有所贡献。明中叶之后，有的学者开始对《伤寒论》持怀疑态度，但不是怀疑张仲景。他们说，仲景之书简册错乱脱落，故当时所见的《伤寒论》已非仲景原作，是可以怀疑的。又说，王叔和将错乱不全的仲景书加以整理，同时掺入了自己的见解，特别是"辨脉""平脉""伤寒例""可不可"等十来篇完全不是仲景原作，故应该撇开王叔和单就三阴三阳各篇探讨，其中成就最大的有方有执、喻嘉言及清代的柯韵伯、徐大椿和尤在泾等。方氏最先提出了错简说，俞氏赞同。他俩的方法是在所谓397法113方内研究规律，按自己的见解重新编次《伤寒论》，以便使仲景书更有条理，这在古代是一种相当大的进步。柯韵伯的做法在古人中是最高明的，他虽不可能使用现代逻辑术语，但他实际上是认识到了应该使《伤寒论》逻辑完美，其书《伤寒论注》首列"伤寒总论"14条，不仅把散在各篇的主要定理条文大部集出，而且相当慎重地参考了王叔和的工作，补充了几条为六经各篇所没有的条文。只是这些内容还远远不足以构成《伤寒论》的逻辑基础，而且在对各篇条文进行解释时，仍不能摆脱《内经》的错误说法，甚至有明显自相矛盾之处。比如，他是反对三阴三阳指经络的，但自己有时又不自觉地运用经络说。他反对风伤卫、寒伤营说，自己却不能完全不借助这种学说。柯氏的另一缺点是企图将杂病纳入伤寒体系，结果使整个体系松散。清代伤寒家最多谬说的是张志聪、陈念祖。他们企图以运气学说解释伤寒基本理论，靠的是思辨方法。章太炎批评他们"假借运气，附会岁露。以实效之书，变为玄谈"（陆渊雷《伤寒论今释·章太炎序》），然而至今仍有玄谈家。此外，还有一位影响较大的尤在泾，他不很重视基本理论的逻辑问题，单从治法着眼，将有关经文按正治法、权变法、斡旋法、救逆法进行归纳，并且适当调整了某些条文，这种整理在理论上的贡献也较大。与这种类法相对应，还有人进行类方研究，其中以徐大椿的《伤寒论类方》成就最大。他将113方分为12类，各附以有关条文进行解释，从方剂角度揭示了《伤寒论》体系的一些规律，成就也颇突出。不过，徐氏认为，仲景之书只是当时的临床记录，并非有意完善什么理论体系，持这种看法的古人不多。他对《伤寒认论》有30多年的研究功夫，最后得出了这样的结论，虽可作为一家之言，却可看出理解仲景心法之难。

　　以上极简括地交代了古代著名伤寒学家的工作，并且大都指出了优缺点。读者若真有兴趣，仍须亲自看一下原著。

　　近代人研究《伤寒论》的成就，请参看《近代中西医论争史》（赵洪钧著，安徽科技出版社1989年版）第六章第八节，总趋势是与近代西医热病学谋汇通，兹不赘述。

　　近代之前的伤寒学研究，自然不可能跳出中医圈子，也不可能自觉地研究逻辑原理。换句话说，在思维能力方面，那时没有比张仲景更高明的人，因而不可能说清伤寒体系的奥妙，伤寒学实际上进步很小。真正发展仲景学说的人反而不打研究仲景的旗号，这里主要指温病学的建立。温病学的开创者是河间学派，他们不很信仲景纸上语，不很重视护阳气而一味在火热上下功夫，形成"五运六气"体系。温病学突变始自吴又可，他简直把《伤寒沦》说得没什么用处，自创一套瘟疫体系。然而，到清中叶温病学定型时，已不排斥伤寒学，甚至比伤寒学更靠近《内经》思想。吴又可的戾气说实足冲破一切旧有热病理论，惜乎，在那惰性很大的文化环境中终于被淹没。

　　近代以来，西方医学传入我国。中医学有了一个全新的参照系，所以近代《伤寒论》研究主要成就是在中西医热病体系之间谋汇通。其中虽然有些突破，但因近代西医热病学还比较落后，而且也不重视逻辑问题，因而没有人正面研究《伤寒论》的逻辑原理。那时国内也没有就此进行实验研究，只有少数人研究了一些药物，其中有的与伤寒学有关。国外也没有人组织过临床观察，只有日本学者对某些方剂进行过动物实验。

新中国成立至今 40 多年。其间，国家提倡而且通过行政手段组织中西医合作有 20 多年，关于经方的观察研究倒是比较多，对伤寒学基本原理也有很多理论研究和实验证明，但是其中常见逻辑混乱，全面探讨仲景学说逻辑原理者，至今尚无一家。本书初辟途径，看哪些问题通过逻辑处理便能解决，还有哪些问题有待实验，希望它对一切与《伤寒论》打交道的人都有好处。因为逻辑最终还要服从事实，笔者很寄希望于本书的读者，相信他们终究会诉诸实验。但愿这本小书对他们有所帮助，无论本书得出的肯定推论还是否定推论，凡是重大问题都渴望有人能予以实验研究。当然，先就比较简单的问题进行实验也很好。

四、再谈逻辑与伤寒学——逻辑与实验

笔者再次说明，阐述《伤寒论》的逻辑原理相当困难，因此，本书要随时介绍一些逻辑常识。而且据我们所知，至今还没有一种逻辑能轻而易举地完全容纳《伤寒论》这样庞大而且有些繁杂的体系。假如有的话，便可以像解代数题那样，将《伤寒论》适当符号化，代入有关逻辑公式便大功告成。逻辑学家和伤寒学家也不会再有异议，可惜现在还没有。

问题是逻辑方法再先进也不能解决《伤寒论》的全部问题。比如，麻黄汤是否可发汗，便不是单靠逻辑方法解决的问题。同样，芍药到底味苦、味酸、性平、性寒，也不能由逻辑方法来证明，这些必须诉诸实验。像芍药味苦味酸的问题，倘不为去说服别人，只需自己尝一尝就行了。要想严格证实也需借助仪器，有客观指标，有实验设计，选择各种有代表性的样本，最后得出可供别人重复的结论。读者切莫以为芍药味苦、味酸、性平、性寒这样的问题无足轻重，伤寒学家对仲景用过的不少药物认识都不很一致。即以芍药的性味为例，《本经》说它苦平，《别录》说它酸、微寒，桐君说它味甘，岐伯说它咸，李当之说它小寒，元素说它性寒、味酸，气厚味薄，李杲说白芍药酸平，王好古说它味酸而苦。伤寒学家解桂枝汤中芍药时，成无己主苦、酸说，《金鉴》主酸、寒说，柯琴主酸、微寒说，尤怡主味酸说，日人浅田氏主味苦说，似乎味酸说占上风，但分歧仍很明显。所以，说芍药"酸苦涌泻"或"酸寒敛阴"（此二说亦矛盾）

就要大打折扣，今天讲桂枝汤显然不能把这些问题还摆在那里毫无定论。至于方剂的功用也有问题，其中可在现有经验知识的基础上，用逻辑方法解决一部分或解决至一定程度。如前所举桂枝汤是比较典型的问题。其也有问题比较明显的，比如经文中曾提到小柴胡汤可以"解外"，单按仲景学说，这一条应该剔除。若进行逻辑分析则不能剔除，但也不能肯定，最后仍需诉诸实验。

笔者在此不具体讨论实验证实，但读者既学过《伤寒论》，又学过西医热病学，他们需要两者之间的知识联系，所以本书虽以探讨逻辑原理为主体，也专门另立章节就仲景学说和西医热病学进行对比，在阐述经文、经方原理时也偶尔插入对比分析、综合、归纳或演绎，这样再从新的角度认识《伤寒论》，才能更好地达到本书的目的，其中虽然也涉及逻辑问题，但不为主。西医热病学是建立在实验基础上的，参照它进行对比，便可以引进一些实验结论，这种全面对比的研究方法前人运用也不够。总之，我们只有站在比仲景更高的地方，才能鸟瞰仲景学说，给它全面、客观、公正的评价，解释前人留下的难题。读者应该相信，我们完全应该而且能够超越仲景。合当代中西医知识为一体，加上适当的逻辑学知识，必能解决仲景及历来伤寒学家留下的多数问题。有些问题在实践中已经解决了，我们的工作只是进行理论说明。超越仲景并不是贬低这位历史上的伟人，反之，只有超越他，才能真正理解他的不朽贡献。如果还把他当作偶像，把《伤寒论》视作万世不变的教条，说仲景书无一字不对，把仲景之学说得"仰之弥高，钻之弥坚，瞻之在前，忽焉在后"，弄得神秘莫测，那无异于承认伤寒学已发展至尽头，张仲景也就成了不可超越的障碍，也就是绊脚石。

五、逻辑学史和科学史简述

写到这里，读者可能要发问：为什么古代和近代伤寒学家没有自觉地运用逻辑方法研究《伤寒论》？为答复这一问题，须简单介绍一下逻辑学史常识。

我国古代的逻辑学不甚发达，现存古代逻辑学专著只有战国时代墨家写的墨辩六篇（特别是《小取》篇）和荀子的《正名》篇，其他与逻辑关系密切些的著作都讨论哲学、政治、伦理，而且也以先秦墨家和名家的著作为主。自汉代开始，逻辑学在我国基本上成为绝学。从唐代开始，印度因明学说系统地传入中国，可是只被视为佛学的附属物，未能导致中国传统逻辑学复兴。直到近代，西方逻辑学传入中国，先秦逻辑思想才重新受到重视。经过近百年、几代人的研究，我国先秦逻辑学被称作"名辩逻辑"，它与古印度的"因明逻辑"、古希腊的"亚里士多德逻辑"并列为世界古代三大逻辑体系。不过，三者中只有古希腊逻辑历久不衰。文艺复兴后，由它派生出近现代逻辑学。中国古代的逻辑体系发育不成熟，内容比古印度逻辑还要单薄。近来，逻辑史家已普遍承认"名辩逻辑"与亚里士多德逻辑一样，同属形式逻辑，即研究思维形式及其规律的学问。但名辩逻辑主要研究概念和判断（也不太系统），对推理研究不足。古希腊逻辑则相当系统，尤其是推理学说相当成熟。

简单交代过上述背景，读者或能明白为什么古代伤寒学家不会自觉地用逻辑学去研究《伤寒论》了。古代有关著作中，只偶尔见到"名"与"实"的讨论，这是先秦逻辑学中常用的术语。此外，还有人用"仲景心法"等语词，含义接近思维规律。

逻辑学是关于思维形式和规律的科学（此说虽较陈旧但比较通俗），它指导人们如何正确地思维。我国古代逻辑学形成于战国时期，实足证明那是一个思维活跃的时代，是我国文化史上一段特别光辉的时代，科学的思维是思维科学得以产生的源泉，也是思维科学得以建立的基础，所以，本书并不夸大逻辑学的作用。直到今天，我们也只能说形式逻辑或普通逻辑对思维能力的培养有好处，但最后决定一个人思维能力的因素还不是学习逻辑学，而是看他的天赋和是否积极思维。逻辑学与思维的关系，恰如文法（即语法）与语言表达能力的关系。文法虽有助于语言表达，但讲演家、作家不一定学过文法（按：文法或语法与逻辑的关系颇密切，值得重视的是我国古代也不讲什么语法而文学理论却不落后，文学创作也很活跃，这种状况与逻辑学方面颇多近似之处）。

交代上述内容是为了再一次避免引起误会，以为逻辑学是科学发明的秘诀或捷径。本书讲《伤寒论》的逻辑原理，却不是说张仲景先学好了逻辑学，而后推演了一个逻辑体系，把医学内容放进去便写成了《伤寒论》。但是我们想弄清《伤寒论》的奥妙，评价仲景的得失和贡献，确有必要从这一角度重点探讨。正如文学家创作时并不时刻有意遵循文学理论，但文学评论家评论作品时要很自觉地受文学理论指导。

然而，我们又必须承认，逻辑学对一切科学的发展都有重要意义。具体到某一个人或科学家，常常看不出逻辑知识对他有什么立竿见影的作用。若从一个国家、一个民族，历史地看问题，则逻辑学发展的水平确能作为判断其他学科发展水平的重要指标，这一点已在上文介绍世界古代逻辑史时得到证明。西方的古希腊时代和中国的战国时代，分别是东西方古代科学发展的黄金时代，（欧氏几何在亚里士多德逻辑之后约50年完成），它们分别为一大支文化奠定基础。反之，西方进入中世纪后，逻辑学发展迟滞；中国进入战国末期后，逻辑学基本上成为绝学；此后近千年，东西方科学发展再没有出现突飞猛进的局面。科学的再次起飞，在西方始自文艺复兴中期（牛顿力学在培根逻辑之后约50年完成），在中国则是进入20世纪之后，因外来刺激发生。古罗马时代和中国两汉时代的科学发展较快，则应看作此前文化发展势头的惯性作用。自此以后，由于科学思维的沉寂，几乎再没有科学理论上的重大突破，中国医学史即足资证明这一点。从逻辑学和方法论角度看，仲景之后的中医学没有新的突破。偶有人提出突破性学说，如吴又可的戾气说，王清任由解剖求医理，都如流星划过夜空，不是为同时代学者及后人继承发扬，而是常遭到非议，这是由于他们的思维方式和研究方法不能被那个时代接受。

总之，在科学的思维能力方面，仲景之后的医学家们只有两个人曾经超过他，其他无数的古代医家都不敢、实际上也没有超越这位圣人。有的人对《伤寒论》持怀疑态度，但他们是不自觉地沿着仲景的思路去怀疑；有的人完成了其他辩证体系，那过程却是对《伤寒论》的模仿。由于我国古代自秦汉之后，几乎再没有研究思维科学——特别是逻辑学，因而不可能有人自觉地用严密的逻辑方法来考察《伤寒论》。

六、中外文化与逻辑学

上文花了这么多篇幅进行泛泛地讨论，读者大约已经很焦急了，他们想马上看到本书的结论。善于读书的人，一定会按照笔者的逻辑反问：既然中国古代的逻辑学不甚发达，怎么会出现逻辑原理很奥妙的非逻辑著作呢？即便有，为什么一定是《伤寒论》呢？西方古典逻辑既然很发达，那么西方古代科学著作中有无最能说明逻辑学重要性的著述呢？关于第一问，上文中已有简单说明，即逻辑学虽然重要，但对某一个人来说，科学的思维能力不一定先学习逻辑学而后才能施展。关于第二问，要多说几句。先秦两汉流传至今的名著确实不少，这里分类说明一下。属于文学创作的著作如《诗经》《离骚》，如汉代歌赋及寓言、神话等，基本上是表达情感的。文学创作可以夸张，可以虚构，可以超越时空限制，可以兴，可以怨，这些不受形式逻辑制约的部分，正是文学艺术的特点，故评论文学作品主要不是靠逻辑。屈原的《天问》介乎文学与科学之间，其中有逻辑问题，但不成体系，只表现了作者大胆怀疑与求知的精神。史书方面，如《尚书》《春秋》《史记》《汉书》等，内容包罗万象，其中涉及的逻辑问题主要是作者怎样把史料编排得有系统、有条理，使用不很严密的分类、归纳方法即可。据史实进行推理的著作，《史记》之前主要是春秋三传，说不上各成完整体系。司马迁父子常发议论，也大都是对有关内容的概括或分析，涉及的逻辑问题比较简单，也容易为人理解。

其他子书，基本上是些政治、伦理、哲学内容兼有的著作。他们都是"一以贯之"的，即千头万绪都是为了说明白己的政治、伦理主张。其中自然有逻辑问题，然而同一时代的政治思想家们对社会的看法截然不同，足见百家学说的形成首先取决于各自的社会地位，而不是逻辑思维水平。其中只有墨家和荀子的逻辑著作是例外，上文已较多提及。

其他子书当中逻辑问题比较复杂的是《老子》和《孙子》。前者只有五千言，至今在哲学史界争论很大，焦点不在逻辑问题上，今后也许会有人深入探讨。《孙子》是兵书，确实非常好，但是对战争的研究显然与医学不同。其一，战争的全过程都是直观可见的，不比生命现象那么奥秘，相对而言较少求助抽象思维。其二，战争属于政治，人心向背、军队士气等感情因素很重要，而且随时可以转化，与自然科学不同。其三，战争问题更受统治者重视，为研究战争而投入的人力、物力应大大多于医学，《孙子》的写作应比《伤寒论》容易得多。

上举各书之外，先秦著作中至今仍为许多人视为神秘的是《周易》。近年国内有关著作和文章特别多，部分中医界人士又特别喜欢向《周易》靠拢，似乎中医的一切进步都离不开《周易》，《伤寒论》大约也不能例外。这个问题的确不能回避，好在拙作《内经时代》中有专门一节讨论过，这里再扼要说明一下看法。笔者认为，《内经》中阴阳五行化的医理的形成，与《周易》中阴阳五行化的易理的形成是同步的，文献不能证明易理指导着医理。至于《周易》"经"的部分——卦象、卦辞、爻辞中，只反映了很原始的医学知识，不可与《内经》同日而语。视《周易》为神秘，完全是因为它本身逻辑混乱和资料年代久远，今日已很不容易说清其来路。当代"易学"泛滥，就是由于它可供人随意翻译、解释，以满足外行人的好奇心。当然也有严谨的研究，但大多数不是为了求其真，而是为了借题发挥。从积极方面评价这些研究，恰如近年对飞碟的探讨，成了一种前科学，已超出探究其真面目的本意。笔者侧重科学史，意在历史地求真求实求是，近期内将充实修改《内经时代》，进一步讨论一下《周易》，但主要不是探讨逻辑问题。本书仅附上关于三阴三阳问题的进一步探讨，见附三：阴阳学说的逻辑值。

现在还有一个问题没有回答。即古代西方自然科学论著中有无说明逻辑方法是特别重要的？答案是不但有而且正是读者最熟悉的，即欧几里得（Euclid 约公元前 330——公元前 275）的《几何原本》，今日中学教的《平面几何》和《立体几何》都不超出《几何原本》的内容。

几何学中体现了哪些逻辑原理，上文已有扼要交代，我们先放一下再说。笔者在此先对比一下古代中外（欧洲与中国）普通教育所设课程，从中可以看出那时中外文化发展趋势和思维特色。

孔夫子是中国最先把学问从官府垄断中解放出来的人，他教给学生的东西，后人称为六艺，即礼、乐、诗、书、御、射（一说礼、乐、书、数、御、射），课程大约为现存的《诗经》《尚书》《春秋》"三礼""音乐"和"军事体育"。然而，中国古代普通教育后来竟基本上限于这些课程，而且连音乐体育也取消，专重政治、伦理、文学、历史、哲学和礼仪。两汉以后，特别是唐代以后，科举制度强化了这种教育模式，而且教和学的方式便是念、记、背、写。古代有无自然科学教育呢？那时最注重天文学，但天文学基本上控制在皇家，民间聚徒讲天文，随时有杀头的危险。家传天文而有特殊成绩，可以被"选举"到皇家供职。与天文关系密切的是数学。但它在普通教育中不是必修课，农学、生物学、工艺学则从来不教。所以，像《齐民要术》《农政全书》和《天工开物》那样的学问，便与功名利禄毫无关系。孔学之外，医学也有官方教育。习医而有名，也可为皇家服务，做医官。皇家有太医院掌管医政和医学教育，这一点倒是为古代西方所不及。

古希腊的大圣人是亚里士多德（Aristoteles 公元前 384—公元前 322），他比孔子晚生一百多年，有明显的师承。亚里士多德不像孔子突然冒了出来，后者似乎没有师承，真称得起圣人。可是，亚里士多德的知识结构与孔夫子大不同，他是哲学家、历史学家、美学家、政治学家，又是动植物学家，几乎涉及当时全部知识领域，尤其是逻辑学之父。他也聚徒讲学，可以想象，他设的课程与孔夫子颇多不同。此后的西方普通教育课程虽有所变化，但即使中世纪的普通教育也不专重文学、政治和历史。自古罗马起，西方比较定型的普通教育课程称为"七艺"，即语法学、修辞学、辩证法（即逻辑学）、算术、几何学、天文学、音乐，这在中世纪仍然是学院的必修课。当然，那时的学生还必须学神学，不过，神学院的学生也要有"七艺"基础。

显然，古代西方的"七艺"课程，几乎没有一种是中国古代普通教育所必修的，多数是中国所没有的学问。所以，古代中国和欧洲文化发展趋势和模式大相径庭，应不难理解。所谓"文化特色"在古代是普遍现象，当代特色论实不可与古代同日而语。

谈到古代西方逻辑学与文化，还有一个值得注意的现象，即古代西方最有名的医学家同时也是著名的逻辑学家，然而他们未能像张仲景一样完成极富有逻辑价值的医学著作。

古希腊希波克拉底时代，亚里士多德尚未出世，古典逻辑尚未完成，然而这仍不足以解释西医的"内经"——《希波克拉底文集》的逻辑价值不如《内经》。严格而言，那时的西医理论还不成体系。影响最大的四体液说用以推演生理病理时，实在既不直观又不方便。毕达格拉斯的数先验论用于规范病理现象时也很烦琐、笨拙。

古罗马时代的盖伦（Galen 129—199）是西方继希波克拉底之后最著名的医生，他和张仲景一样活了 70 岁，只是比仲景早出生 20 年。他也被后人称为医圣，治学方法却与仲景相去甚远。

盖伦对医学的贡献主要是在解剖学上的成就，即在大体形态学方面用力最多。然而，他又是当时最著名的逻辑学家之一，著有《逻辑原理》一书。盖伦在逻辑学上的贡献主要有两点：一是他发现了三段论的第四格，二是他对关系逻辑进行了初步探索。关于盖伦的逻辑创见，请参看西方逻辑史书。总之，他在西方逻辑史上的地位很高，是继亚里士多德之后最著名的逻辑学家。

值得顺便提及的是，盖伦也曾一再表示，要以几何学的演绎方法来建构医学理论体系的想法，他说："假如关于治病的诸项判断均以这样的方式（按：指几何推导）结构起来，那么医学就将与几何学一样，臻于体系完美。"（转引自何裕民主编《差异·困惑与选择》，沈阳出版社 1990 年第1 版. 第236—237 页）然而，他和他的后人终于未能如愿，倒是中国古人基本上实现了这个目标。

继盖伦之后，西方医学史上最著名的人物是阿拉伯人阿维森那（980—1017），他是一位百科全书式的学者，在西医史上相当于中医史上的孙思邈，只是比孙氏晚生了400年。他的突出创见不多，但在各方面都能达到当时的最高水平。

阿维森那相当明确地提出逻辑学是关于思维的科学，将逻辑学和数学进行了研究方法的比较，发现二者之间的某些共性。他对逻辑学的主要创见是提出用析取和否定来表达蕴含的公式并提出用时间（时态）做变项的表达式。总之，他在西方逻辑史上也常常被大书一笔。然而读者若读一下盖伦和阿维森那的医学名著，会觉得相当不满意，他俩的风格与张仲景大不同。《伤寒论》给人的感觉是简短而很耐人寻味，反之，盖伦和阿维森那的书，篇幅很大，尤其是阿维森那的《医典》，对众多的医学概念、定义和分类的空泛讨论（尽管逻辑上似无可挑剔）达到极烦琐的程度，有关内容距临床甚远。更使人费解的是，阿维森那对中医有所了解，甚至较详细地介绍了脉诊，按说他应该见过《伤寒论》（因《脉经》与《伤寒论》关系密切），至少应该见过隋唐时代的一两种综合性医书。阿维森那生当中国北宋初年，他的出生地距今新疆不远。再联系到我国诗人李白也出生于那一地区，那里在相当长的时期内应是东西方文化交会地带。然而，至少从医学与逻辑学角度看来，那时的交流仍限于浅层上，逻辑学精神没有传入中国，中医学精神也没有传入西方（关于元代东西方医学交流的评价，请参看李约瑟著《中国科学技术史》第一卷第二分册，第487—493页）。按说至少几何学和天文学是能够交流的，实际情况却与期望相去甚远。阿拉伯天文学在元代才传入中国，几何学竟然到明末才为个别中国人所知。当代中国知识分子几乎无不受过几何学训练，但是，对照初等几何探讨《伤寒论》的逻辑原理，仍须先介绍点逻辑学常识和初等几何的逻辑原理。

七、逻辑与思维

逻辑与思维的关系应该是不言而喻的，然而，随着近年对思维的深入研究，二者的关系日益复杂起来。过去认为，思维分两种，一种叫抽象思维，即逻辑思维；另一种叫形象思维，即非逻辑思维。前者适用于科学技术，后者适用于文学艺术，而且暗含抽象思维高于形象思维之意。近年来的研究结果（主要是引进了国外研究结果）否定了以往的成说，不但科学研究也要大量应用形象思维，文学艺术也要抽象思维，而且形象思维中也有逻辑。

上述研究成果是应该尊重的，而且已经成为定论。人们不仅可以举出许多现实例证，也可找到认识发生学上的依据。据笔者所知，有关研究以夏甄陶主编《认识发生论》中的有关内内容（人民出版社1989年第1版，第467—472页）较充实、全面而且有独到的见解。

笔者在此想要特别指出的不是以上所说，而是有的作者所持的中国人思维特色论，并对此做出了极武断的结论。他们说（以下有关引文均见于王庆宪著《中医思维学》重庆出版社1990年第1版，页码附在有关内容后）：

"中医……以形象思维为主导，有机结合抽象思维等多种思维方式"（第38页）。

"中医学思维……确实没有经过抽象思维的道路，即没有经过抽象的规定这一环节"（序言）。

"中医理论中……没有定义就难以形成具有逻辑特征的概念。这样，我们就不能主要依据形式逻辑探索中医理论的逻辑规律"（第150页）。

如此说来，讨论《伤寒论》的逻辑原理有些无病呻吟了。笔者在此不得不多说几句。

为什么中医思维特色这样落后呢？有关作者认为原因有：

1. 当时生产和科学水平落后。

2. 文学是传统文化的主干，起着主导作用。

3. 以伦理学为中心的道德思辨哲学。

4. 民族心理特征和道德观念。

5. 传递知识的基本工具是表意文字（第38—39页）。

上述思维特色论果然可视为定论吗？

中医思维到底是以形象思维为主导有机结合了抽象思维，还是确实没有经过抽象思维的道路——应理解为完全没有抽象思维，我们不必追究作者的这种自相矛盾，这是他过分强调中医的形象思维因而忘记了说理的逻辑。

其实，中医有无抽象思维无关紧要，对本书来说，重要的是中医思维——确切说是中医理论中有无逻辑。特色论者对此有明确的回答："中医理论既然在一定程度上正确反映了医学对象，那么它也必然在一定程度上表现出理论的逻辑性，只是这种逻辑不像近、现代自然科学那样抽象，那样典型而已"（第150页）。

中医理论在逻辑上不像近、现代自然科学那样抽象，那样典型，应该是不言而喻的事，然而，中医理论毕竟有了逻辑。细查这种特色论，又不仅如此。形象思维不仅有因果法、归纳法、类推法、比较法、分析与综合法（第83页）——没有演绎法？——等具体逻辑方法，这种思维方式构筑理论时照例要经过直观、归纳、演绎、分类和系统化等阶段（第100—102页）。既然如此，人们为什么"就不能主要依据形式逻辑探索中医理论的逻辑规律"呢？

中医思维特色论者在强调形象思维时实在已经走得太远。

比如，说中国人——不仅中医——的形象思维根源之一是他们的思维工具——汉语的表意（确切说应是象形）文字。于是，只要不放弃这种思维工具，中国人的抽象思维就该永远落后。这种推理能站住脚吗？读者试查一下逻辑学史，现代逻辑的奠基人之一弗雷格的代表作就是《表意文字》。他认为，思维符号语言更有助于抽象思维的严密。现代形式逻辑正是向这个方向发展的。

再比如，说中医只有观念，没有概念，也实在武断。古人说："医乃仁术。"这个关于医学的概念或定义完全可以和当代关于医学的概念或定义相竞存。《内经》说："五藏者，所以藏精神血气魂魄者也。""六府者，所以化水谷而行津液者也。"难道说这不是对藏府的抽象规定！

以上所说已经足以说明探讨《伤寒论》的逻辑原理是必要的，可是鉴于类似特色说颇有些影响，其他作者在进行跨文化研究时，也有些过分夸大形象思维对中国文化的影响，所以本节再就此介绍一下有关研究，以正视听。

"思维服从于对一切人来说都是共同的规律。凡是具有跟现代人同样的、正常的脑并且能够掌握语言的人，不管他们是哪个时代、哪个国家或哪个民族的人，他们有同样的神经机制，思考时依据的是同样的逻辑规律"（曹日昌主编《普通心理学》，人民教育出版社1980年第3版，第256页）。读者须知，引文中说的现代人指的是一切进入文明时代——以文字出现为标志的民族，不但现代人的思维都遵循同样的逻辑，国内外著名学者也无不认为逻辑是认识自然的必要条件。

当代著名心理学家皮亚杰认为，一切智慧和思维都有一种逻辑结构的因素，人是靠逻辑来理解自然、揭开自然的奥秘的，"如果没有这些结构，关于客体的知识就仍然是不可能的"（转引自夏甄陶主编《认识发生论》，人民出版社1991年第一版，第390页）。

所以"抽象逻辑思维是一切正常人的思维。是人类思维的核心形态"（朱智贤著《思维发展心理学》，北京师范大学出版社1986第1版，第22页）。

看来，说中医学理论不能进行逻辑分析——言下之意就是其中没有逻辑，本身就是一种逻辑混乱。

形象思维特色论者可能说，他只赞成根据形象思维的逻辑讨论中医理论，因为中国古人没有或基本上没有抽象思维。这不仅是太看低了中国古人和古代文化，也是对思维发展史缺乏常识。

"就思维的起源来说，不管是种系发生还是个体发展，思维的发生和发展都要经历直观行动思维——具体形象思维——抽象逻辑思维这种三个阶段，并在儿童青少年的发展中表现出一定的年龄特征。但是，由于思维活动的复杂性，这三种思维之间又能互相渗透。对思维成熟者例如成人来说，每一种思维都可以高度发展。从这个意义上说，这三种思维是'平等'的，不能说有好有坏。"（朱智贤著《思维发展心理学》，北京师范大学出版社1986年版，第21页）

我们且不论三种思维"平等"论是否很公允，因为对本文来说重要的是抽象或逻辑思维在何时出现，介绍一下语言和思维发生的关系最容易说清这一点。

"目前，在理论界占主导地位的观点认为，语言只是抽象思维的工具。这种观点无形中把语词等同于概念，显然是把语词与概念的复杂关系简单化了。何洛先生指出：'概念并不等同于词的整个意义，词义的结构与功能与概念不同。任何一个词的词义都有三重性质，即词义与概念相关联，词义有指物性，词义要受整个语言结构的制约，这就是语言学中经常被人们提及的词义三角。由于词义与概念相联系，人们可以借助语言进行抽象思维；由于词义有指物性，词义可以与事物的具体形象相联系；因此人们也可以借助语言进行抽象思维。'这就是说，在语言思维中，两类不同的语义发挥着不同的作用。当语词作为抽象思维的工具时，语词的理性意义（概念）表现为矛盾的主要方面，这时的语词实际上是被当作概念的等价物来运用的；当把语词作为表象思维的工具时，语词的形象意义成为矛盾的主要方面，语词就同形象相关联。"（夏甄陶主编《认识发生论》，人民

出版社 1991 年第 1 版，第 361 页）

我们不必坚持语言就是抽象思维工具的观点，那无异于说语言出现后抽象思维即已经很发达。不过，若说在类名词出现后，抽象思维便成为重要的思维方式应该是无疑问的。有关研究这样简介语言和抽象思维的发展过程：

"原始动词（句）的产生是原始语言的主要特征……在原始语言的后期，最早从原始动词分化出来的是无人称代词（包括无人称宾语和无人称主语）。……它导致原始名词的产生。原始名词同现代名词有一个重要区别，即原始名词全部是专有名词或个体名词。如果说，概括性的抽象名词（类名词）的产生标志人类抽象概念思维的形成，那么由原始动词到原始名词，则表明原始人的认识由朦胧到具体化。"（夏甄陶主编《认识发生论》。人民出版社 1991 年第 1 版，第 377 页）

我们只需据常识思考一下《内经》时代中国语言文字发展的水平，就不会相信古人为什么一定要以形象思维为主或干脆放弃抽象思维（只要使用抽象名词就不可能没有抽象思维，况且已经有了大量形容词）建立中医理论了。

其实，说明中医理论主要来自抽象思维，而不是主要来自形象思维也许不需花费这么多唇舌。读者只要想一下中医藏府概念、经络概念就会明白，它们竟然不能作为具体概念使学者联系到藏府的形象或表象——古人从医一生也不见得亲眼见过人的藏府（经络则至今没有人肯定见过），无法联想其表象或形象，结果有些现代学者不得不说这些概念只是些假设的符号，它们比西医的抽象概念还抽象。

笔者以为，理论体系是很复杂的认识结果，仅仅从抽象还是形象思维起作用来讨论它是远远不够的。逻辑虽然与思维方式有关，但它们毕竟是两回事。运用形象和概念进行简单推理，只相当于学数学刚掌握加减法。它们虽然重要，却只能形成个别理论，不足以构筑庞大的理论体系。在体系建构过程中，思维还要运用许多比一般概念更复杂的东西，我们不妨称之为复杂概念，比如数学中的公式、定理，社会学中的一般学说等，这些东西一旦被掌握，就构成了思维主体的逻辑工具，其中最重要的东西便成为主体的认知或思维定式。不同文化之间的思维差异（也包括同一文化和同一学科中的不同学派），主要是这种思维定式不同，而不是抽象与形象思维的不同，没有抽象思维是不可能出现理论的。

目前国内外对思维的个体发生阶段划分大体一致，一般分为三个阶段：①直观（感知）行动思维；②具体形象思维；③抽象逻辑思维。第③这个阶段又分为初步逻辑思维、经验型逻辑思维和理论型逻辑思维（包括辩证思维），这些阶段是代表思维水平高低的。看来个体思维发展研究结论更不支持形象思维可以成为理论思维的主要方式，理论基本上应看作逻辑思维的产物。

西医理论也离不开形象思维，甚至比中医的形象思维更多。但是，笔者不认为西医体系主要借重于形象思维。详见第五章第一节。

为说明西医也离不开形象思维，不妨拿心脏结构来举例。西医大夫，特别是心脏外科大夫，必须很清楚两心房、两心室、心间隔、心瓣膜、肺动静脉、主动脉的详细构造，他做手术时必须时刻把有关构造的形象呈现在脑子里。至于冠状动脉的形象，心内科医生也要非常清楚，借用一句成语，就是"胸有成竹"。实际上，一切人体构造，都是作为形象保存在医生的脑海里。在临床实践过程中，西医要随时借重这些形象进行思维。反观古代中医，大概没有人见过人的心脏是什么形象。现代中医关于心脏等内部器官的形象，也是学过解剖学才知道的。总之，西医的形象思维远远超过中医。

八、《伤寒论》与辩证逻辑

中国古人重视辩证逻辑已由西方科技史专家指出，李约瑟说：

"当希腊人和印度人很早就仔细地考虑形式逻辑的时候，中国人则一直倾向于发展辩证逻辑。与此相应，在希腊人和印度人发展机械原子论的时候，中国人则发展了有机宇宙的哲学。在这些方面，西方是初等的，而中国是高深的。"（李约瑟《中国科学技术史》第 3 卷，科学出版社 1975 年第 1 版，第 337 页）

本书第五章将较为详细地讨论这个问题，书末附一是讨论阴阳学说逻辑问题的专文，这里略谈几句。

按照恩格斯的看法，形式逻辑研究的是思维的形式结构，辩证逻辑研究的是思维的辩证内容。"所谓主观辩证法，即辩证地思维，不过是自然界到处盛行的对立中的运动的反映而已"（《自然辩证法》，人民出版社，第 189 页）。

形式逻辑是初等逻辑，辩证逻辑是高等逻辑，两者既有区别又有联系，它们是相辅相成的。

形式逻辑的概念具有确定性和抽象性，辩证逻辑的概念具有灵活性和具体性；更准确些说，形式逻辑中的概念是二值的，它的推理也是二值的；辩证逻辑的概念是多值的，它的推理也是多值的。形式逻辑反对思维的自相矛盾，辩证逻辑最强调思维反映事物的内在矛盾。

然而，形式逻辑和辩证逻辑之间没有一条绝对不可逾越的鸿沟，并不是进行形式逻辑思维的人只有形式逻辑，绝对不可能有辩证逻辑的萌芽和因素；也不是进行辩证逻辑思维的人只运用辩证逻辑，根本不运用形式逻辑。

辩证逻辑思维是抽象逻辑思维的最高阶段，但正因为它是思维的高级阶段，它必须在抽象逻辑思维的初级阶段——形式逻辑的基础上才能形成。从形式逻辑向辩证逻辑发展，这是抽象逻辑思维发展的一个重要方面。

以阴阳学说为最高原则的《伤寒论》，自然充满着辩证法，但笔者认为，辩证逻辑可以看作一种多值逻辑，而且它不排斥形式逻辑，仲景建立伤寒体系时将它做了六值和二值处理，从而可能用公理方法。

总之，笔者不敢自许、自以为也不能完全用辩证逻辑说明《伤寒论》体系。拙作中有多少地方发扬了辩证逻辑，还有待读者评价。

本书的大多数读者，在你们学生时代都熟悉欧几里得几何的雄伟建筑。你们也许会以一种敬多于爱的心情记起这个壮丽的结构，在它的巍峨的阶梯上，你曾被严谨的教师追逐过无数时间。由于你们过去的经验，要是有谁断定说这门科学中哪怕是最冷僻的命题是不真的，你们就一定会嗤之以鼻。但要是有人问你们："你们断言这些命题是真的，这究竟指的是什么意思呢？"也许你们马上就会失掉这种高傲的自信感。

——爱因斯坦
《爱因斯坦文集》，第一卷，第95页

第二节 古希腊应用逻辑的典范与《伤寒论》

为了深入浅出地说明《伤寒论》的逻辑原理，最好是以一种最成熟又最为读者熟悉的应用逻辑为例，介绍一下最有用的逻辑常识，从而使读者先弄清《伤寒论》的逻辑要点。所谓一种应用逻辑,就是指已定型的某一学科或一本科学著作。上一节已经指出,最适于帮助读者理解《伤寒论》的应用逻辑是《几何原本》。

一、《几何原本》与公理体系

《几何原本》的内容包括今中小学教的算术、平面几何和立体几何,应该是绝大多数读者最熟悉的,特别是其中的几何部分给人印象很深刻,读者们大约无不希望一切学科都能像几何学的理论体系那样严谨、准确、完美而又直观。任何初学者对它的真理性都坚信不疑,大部分中学生几何学都学得很好。不过,即使学几何拔尖儿的学生也未必意识到,几何学体系是如何建立的。他们只是潜移默化地接受了这种建立体系的方法,因而习惯于接受类似体系。

《几何原本》是古希腊数学家欧几里得(Euclid 约公前 330~公元前 275),以严谨的逻辑方法写成的数学著作,是古希腊科学的最高成就,是西方古代应用逻辑的典范。这本书问世两千多年来,不但一直是传播几何学知识的经典教科书,也是几乎一切西方著名科学家接受逻辑训练的样板,它对后世科学发展影响深远。比如,牛顿的《自然哲学的数学原理》便是仿效《几何原本》写成。爱因斯坦特别强调,欧氏几何学逻辑证明的清晰和明确性,给少年时代的他留下极其深刻的印象,使他感受到"纯粹思维"的力量,因而他后来仿照欧几里得的方法构造了相对论体系,他曾经如是说:

"我们推崇古代希腊是西方科学的摇篮。在那里。世界第一次发现了一个逻辑体系的奇迹。这个逻辑体系如此精密地一步一步推理,以致它的每一个命题都是绝对不容置疑的——我们这里说的就是欧几里得几何。

"推理的这种可赞叹的胜利,使人类理智获得了为取得以后的成就所必需的信心。如果欧几里得未能激起你少年时代的热情,那么你就不是一个天生的科学思想家。"(《爱因斯坦文集》第一卷,第 313 页)

读者可能要问,物理学不是基于实验的科学吗?为什么非强调逻辑对它的价值呢?笔者在上一节已肯定了实验(和经验)对科学发展的价值。其实,若没有古希腊人(不止古希腊人)无数次的土地测量、手工艺和美术实践中积累的关于空间和形式的感性知识及其渐进的理性化,也不可能有《几何原本》这一理性的突变。本章主要讨论逻辑问题,暂时撇开科学发展的另一方面——观察和实验。

欧氏几何学是严格遵循形式逻辑推演出来的知识系统，属于公理体系，它虽然是一种应用逻辑却蕴含了形式逻辑的绝大部分原理。

形式逻辑又称普通逻辑或传统逻辑，主要研究这样一些关于思维形式和思维规律的问题。即①概念；②判断；③推理；④假说；⑤逻辑规律；⑥论证。以上六方面，以概念、推理和逻辑规律最重要，三者又以推理最重要。简言之，逻辑是研究怎样正确推理的学问。

然而，欧氏几何学最突出的逻辑学特点是它的公理体系，这与《伤寒论》有什么关系呢？为便于比较，先简单说几句什么叫公理体系。

所谓公理体系或公理系（又叫演绎体系或演绎系统）是用公理化方法建立的体系，所谓公理化方法就是从少数不加定义（无法定义）的基本观念（初始概念）和不加证明（不证自明）的基本命题（公理）出发。应用逻辑推理的规律来定义出一系列的派生的概念和证明一系列的定理，从而推演出整个体系的方法。

读者已看出，公理化方法的最突出的特点是，先要有作为出发点的基本概念（初始概念）和一些可以作为依据的基本命题（公理）。初始概念和公理之所以可以不加定义和证明，或者因为它们早已经过了人类无数次实践的检验，或者因为它们是人类已经获得的理论成果。再说通俗一些，就是这些概念和命题是任何一个有正常思维能力和常识的人一看就明白，一听就确信的，因而又可通称为公理。《几何原本》先提出了 23 个基本概念、5 个公设和 5 个共同概念，由此出发证明了 465 条定理。《原本》共 13 卷，各卷内容如下：

第一、二、三、四、六卷	平面几何
第五卷	一般比例
第七、八、九卷	算术
第十卷	不可公度量
第十一、十二、十三卷	立体几何

看来，《几何原本》的内容比现在的算术、平面几何、立体几何三门课的内容还要广一些，但它对世界影响最大的还是几何学。

应该说明，《几何原本》公理系统是有缺陷的，本书不可能详细讨论。这个系统在它问世后的两千多年中，曾经许多数学家修订。直到 1899 年，德国数学家希尔伯待（David Hilbert 1862—1943）发表《几何学基础》，最后完善了平面几何和立体几何的公理体系。所以，古代公理系统中有某些逻辑缺陷不足为奇。

按当代标准，成熟的公理体系应具备以下条件。

第一，公理系统必须是和谐的，即必须具有无矛盾性。就是说，从系统所确定的初始概念和公理出发，无论推论多么远，绝不应在本系统内出现逻辑矛盾。即不存在这种情形：一个判断及其否定都能在本系统内被推导出来。无矛盾性是公理系统必须具备的性质，因为相互矛盾的判断不能同真。如果一个公理系统不满足无矛盾的要求，这个系统就完全没有价值。

第二，公理系统应具有完全性，应当尽可能地完备。这一要求是说，一个系统所选定的公理应当是足够的，系统中的任何定理部可由所选定的公理推导出来。如果公理系统不完备，就将有许多定理不能推导出来，于是难以建立严谨的科学体系。不过，完全性虽是公理系统所应有的重要性质，但并不是必备的性质，一个不完备的公理系统也会具有重要价值。

第三，公理系统应具有公理的独立性，每个公理应当是独立的。就是说，在本系统内，任何一个公理都不能由其他公理推出来。如果某个公理可以从本系统的其他公理推出来，这个公理就是多余的——它不过是一个定理。满足公理的独立性，是为了使公理系统具有最大的简单性，即公理最少，所以，满足独立性的要求不同于满足无矛盾性的要求。一个公理系统若是矛盾的，就失去了科学的价值，但是，一个公理系统中，如果某个公理不具有独立性，只是增加了不必要的逻辑元素，并不否定系统的价值。

二、《伤寒论》的初始概念和公理初探

简单介绍过欧氏几何学的逻辑原理之后，对我们探讨《伤寒论》的逻辑原理有哪些启发呢？

首先，笔者在上一节已说明《伤寒论》是用逻辑方法建立的体系。

那么，《伤寒论》是否属于演绎体系呢？如果是，是否满足公理体系的要求呢？

在此笔者要强调，在逻辑学或科学学中，演绎体系与公理体系是同义语，它的对立面是"归纳体系"。我国古代自然科学著作中没有典型的归纳体系，医学著作中大约以吴又可的《温疫论》最接近归纳体系。经学著作中，归纳体系较多，其中尤以清代考据家能比较自觉地运用归纳方法。

西方学者对中国古代贤哲运用归纳法的评价很高，李约瑟说：

"科学方法在明代却大为进步，并且是在人们预料不到的领域，即语音学和语言学中。恒慕义（Humml 1884—1975）指出，归纳法作为研究方法的重要性，首先是中国人在语音学中阐明的。……可是……中国人文学科所创造的只是更多的书本知识，而西方的自然科学却创造了一个新世界；重要之点在于：不管我们今后能找到哪些在中国社会中起过抑制作用的因素，在中国人过去的时代精神中，显然没有任何东西能够阻止人们，去发展那些符合最严格的考据原则、精确性和逻辑推理的知识。"（李约瑟《中国科学技术史》第一卷第一分册，第310—313页）

看来，中国古人并非不善于逻辑思维，只是少数天才人物把精力都用在经学及其附属物——音韵学上了。若联系到伤寒学，应该说方有执和吴又可（都是明代人）分别从两个方面运用逻辑思维怀疑仲景，不是偶然的。

有的读者可能会认为本草书中有归纳体系，实际上，本草书完全靠分类建立体系。比如，《神农本草经》将365种药物分作三类，标准是上品无毒、养生、延年益寿；中品无毒、小毒、可治病、补虚；下品有毒、大毒，可除寒热邪气，破聚积等。当代《中药学》教科书按解表、清热、泻下等约20种功用将药物分类。举世闻名的《本草纲目》，按药物的自然属性和生态特点，将1800多种药物分为16纲、60类，是当时世界上最先进的分类体系。这类著作也使用逻辑方法，只是它们不像《几何原本》或《物种起源》那样依靠推理形成严谨的体系。其中也用历史方法，如李时珍对绝大部分中药的名称演变、产地变化、古今用法及历代医家的认识等，都做了交代，不过李时珍显然不是以历史方法分纲目——体系的。

分类体系不仅见于中国，近代西方最著名的科学著作之一，瑞典人林耐（Carl von Linne' 1707—1768）写的《自然系统》和《植物种系》便是举世闻名的分类体系。上一节已经说过，近代科学的早期代表着归纳方法的胜利。

读者或许认为，《伤寒论》也很像一个分类体系。仲景不过是把热病分为六类，分别称之为太阳病、阳明病等等。然而，只要我们拿《伤寒论》和《本草纲目》一比较，便知道二者之间大不相同。后者将药物分为16纲，前5纲分别为水、火、土、金、石。这些纲名不能说不是概念，但它们都是具体的类概念（其余11纲略同），都是直接来自常识而不是从其他概念推演而来。更重要的是，各纲名的概念之间没有逻辑联系。所以，凡直接描述自然和社会的著作，包括矿物学、植物学、动物学及历史著作，都主要靠分类建立体系。《伤寒论》则是另一番景象。首先，从太阳到厥阴，即所谓六经便是抽象概念，它们是从阴阳概念派生而来。至于各种证，虽然有临床观察基础，但断定它们的病理实质时，主要靠推理。仅靠描述和分类，无论如何细致、准确，都不能看出证的实质，从而确定治则。仲景的其他重要概念，如内外、表里、虚实、寒热，（脉象的）浮、沉、迟、数等也都是抽象概念。所以，《伤寒论》的概念之间、命题之间，有相当严密的逻辑联系，我们有必要按公理化方法探讨其逻辑原理。

为此目的，我们首先应该判断《伤寒论》体系有无作为逻辑出发点的基本概念（初始概念）和基本命题（公理）。断定这一点并不难，为了更明白而完整地介绍《伤寒论》的公理体系，下一节将专门列出这些概念和命题，这里先重点举例说明。

（一）关于阴阳概念和阴阳公理

学过中医的人都极熟悉"阴阳"二字，不过，大约很少有人想到过怎样给阴和阳（它们是两个概念还是一个概念呢）下定义。其实，我们无须也不可能给阴阳下一个"标准"的定义，因为它是《伤寒论》乃至中医体系的基本出发点之一，是不需也无法定义的概念。要说明阴阳，只能大量地举例描述，从而让别人接受，这是重复圣人仰观天文、俯察地理，远取诸物、近取诸身的归纳过程，自《内经》至今日的《中医基础学》都这样描述。所以，所谓无须定义的初始概念，所谓无须证明，不证自明的基本命题——公理，也并非任何正常但未经思维训练，没有足够常识的头脑，一下子便能接受。

说到这里，我们最好拿欧氏几何中的初始概念"点""线"与《伤寒论》中的阴阳进行一下对比。欧几里得定义说"点是没有部分的东西""线没有宽度而只有长度"。这种描述性定义，不符合公理化方法要求。因为一描述，必然出现更多的概念，点和线便不能称之为初始概念了，平面几何最后解决这一难题的方式是用公理规定初始概念的性质和基本关系。希尔伯特定型的几何公理共有5组20条，那是一种相当抽象的方式。现代中学教材为照顾学生的接受能力，仍采取半描述的方式定义点和线。如"线与线相交于点""面与面相交于线"，总之，像"两点之间以直线最近"这种连低等动物也能"接受"的公理很少。古代公理体系中对初始概念都要多方描述，对基本命题也要做多方说明，至少进行教学时必须这样做。中国古代对点也有很好的"描述定义"，叫作"至小无内"，最早见于

《庄子·天下篇》。还有"至大无外"讲无限空间，虽有描述之嫌，也很抽象、很理性了。先秦时期还出现过十来个很好的几何定义，均见于《墨子》。比如，定义圆为"一中同长"，便与欧几里得的定义完全相同，可惜终于没有形成公理体系几何学。

古典公理体系中，初始概念的外延都极广，内涵都极浅，因而很难给它们一个"标准"的定义，它们既很抽象，又可为直觉接受。说它抽象，是说它"不可言传"（不可定义，描述又费力）；说它直观，是说它"可以意会"（受过思维训练并有常识者，很易理解并承认）。

《内经》和《周易》还把"一"等作为初始概念，因与本书无关，不再介绍。

《内经》最后也把阴阳用公理来规定了，那就是大家熟悉的阴阳之道。阴阳既是"天地之道"，不是公理又是什么呢？

讨论《伤寒论》的逻辑原理，常须溯源到《内经》，不过，并不是《内经》中所有的初始概念和公理都适用于《伤寒论》。比如，五行学说的逻辑真谛也是公理，但将它引进伤寒体系便会出现矛盾，仲景也几乎不用五行说推演伤寒，因而本书不把五行学说作为《伤寒论》的公理。

近几十年来，更多的学者从哲学角度讨论阴阳学说，并拿它和对立统一学说进行类比。这也是随着时代进步而来的认识深化，与本书从逻辑角度探讨并不矛盾。其实，对立统一原理也应视作公理，它属于辩证逻辑。阴阳原理是中国古人的对立统一思想，笔者不敢自信已说清了它的辩证逻辑原理。拙见请看书末附：阴阳学说的逻辑值。

（二）关于"气"的概念与公理

"气"是很有中国文化特色的概念。古代西方不是完全没有，但不如中国古人重视而且发挥特多。试想它在现代汉语中可组成多少常用词，有多少引申义，就能理解它对中国人多么重要。我们该如何把握它呢？上文对阴阳的初始概念性质做了较多的说明，读者大约应该接受这种逻辑方法了。我们若从初始概念角度来考察气，便能进一步弄明白气指什么。

从哲学高度看气，就是物质，故庄子说："通天下一气耳。"（《庄子》）

《素问·六节藏象论》中提到气时有这样一句话："善言气者，必彰于物。"这句话提示我们怎样从逻辑上认识气。初始之气，不过是无形、无象的物质（注意，这种描述定义是不得已的）。它一旦彰于物，便有阴气、阳气、真气、正气、邪气、大气、宗气、血气、营气、卫气、悍气、浮气、上气、下气等许多种（均见于《内经》）。这些都是由初始概念的气派生出来的，定义它们不再有困难。《伤寒沦》中出现的由气派生出来的概念计有：阳气、水气、荣气、卫气、邪气、正气、火气、客气、谷气、奔豚气、腹中转气、胃气、热气、外气等。熟悉《伤寒论》并有临床经验者，对这些词语大都不会误解，但他们未必知道这些概念的来路，不善于向别人说明。我们最好也以公理的形式规定气，避免对它进行描述性说明。《六节藏象论》中有一句话比较适于作为公理，即"气合而有形，因变而正名"。

　　读者还应记得"气"有类似"功能"的含义，特别是讲气血关系时，似乎气是血液运行的动力，因之，气又有了能量或动力的含义。不过，这是远远晚于仲景时代的认识，《内经》当中讲气没有这种含义，《伤寒论》也不需要这种概念。笔者以为这种解法多半是一种误会，是类比不当的结果。比如，说心气虚相当于心脏功能低下，恐怕只是略懂西医的当代人才会有的误解。其实，与"气"最相近的概念是现代哲学中的"物质"。古人讲气，既指物质，又指功能。固然没有无功能的物质，但是，今天讲物质不能同时指功能。至于古人，无论是说心气虚还是说心血虚，无论是说心阴虚还是心阳虚都是指其物质基础不足，即所谓"正气夺为虚"。

　　由于我们用"气合而有形"规定"气"，所以有必要说一下"形"。《素问·阴阳应象大论》中有一句易被误解的话："形不足者，温之以气；精不足者，补之以味。"其中的气和味都指的是物质，只是有清浊粗细之分。这里说的"形"不是指静止的形态或形体，而是指活的"形象"。比如《伤寒论》中的"但欲寐""恶寒而身踡""叉手自冒心""身为振振摇"属于形不足，"其人发狂""身大寒反不欲近衣"属于形有余。读者大约能由上举不足之形理解"形"的含义及怎样温之以气了。假如形不足指的是"大骨枯槁，大肉陷下"，反而要补之以味，由此可见概念的重要，以及古代概念的不精确了。自然，无论"形体"不足还是"形象"不足，都属于正气夺。

　　关于气的解释已有些超出本书范围，特别是《伤寒论》原则上不需要藏府学说，本书原可无视一些人对气的误解。

　　气曾被哲学家看作中国古代的一个重要概念。应指出，气作为哲理，至宋代被儒家大发挥，成为与"理"或"道"并列的概念，一指物质，一指规律。"气化"一词这时最受重视，故关于气的学说医家曾在儒家之前。

还应提及，中医基础中常把精、气、神并列作为基本概念。在中国古代哲学中，气差不多总是最高层次的概念。唯物主义各派讲气，都相当于西方哲学中的"本原"。唯心主义讲气，也仅低于"道""理"等本原。所以，精和神都从属于气。《伤寒论》中未涉及"精"，也未出现"神"字（仲景自序中有），故本书不把精、神作为初始概念。

（三）关于血、津液等直观的人体组成与饮食

这些概念都是直观常识，本书不予定义。饮食进入人体（加上呼吸）变为气血津液输布全身，排泄为大小便的规律也是直观公理。至于中间代谢过程，在仲景时代可以不问（也无法深究）。以上常识公理已足供逻辑推理使用（藏府和经络学说基本上不必引入伤寒体系）。

（四）关于病因公理

触冒风寒使人患热病，是古今中外人类的常识。今日西医的病因病理学如此复杂细密，西医热病专家本人一旦感冒风寒，也不必复述一遍病因病理学，便马上由生活常识（一种直觉）想到自己要患感冒了，《伤寒论》体系的出发点之一便是这种常识。按说这是建立伤寒体系的第一个出发点，然而，在古代，还需借助中国特色的自然哲学使热病体系逻辑化。自然哲学的逻辑出发点，必然成为医学的逻辑出发点，所以，阴阳等概念和命题作为公理必然要在风寒等出发点之上。在这一过程当中，《内经》将致病外因系统化，形成了风寒暑湿四因（加上燥够了五因，加上火够了六淫）。这四因曾有过并列的地位，在今本《伤寒论》中还留有痕迹。这种病因概念的复杂化，曾使热病体系松散，仲景做了很大努力，仍未完全解决。笔者参考古今人的看法，再借助于逻辑原理，认为《伤寒论》最好只取"寒"作为病因初始概念，而以"寒邪中人，使病伤寒"作为病因公理，这样显然名正言顺，逻辑严谨。可是，受凉之后并非一定人人得伤寒，古人也有这种常识，所以，将把这一公理看作推理，其结论是或然性的，因此，《内经》提出"邪之所凑，其气必虚"的公设作为补充。笔者以为并不需要这一公设，加此公设，反而导致矛盾，因为那样一来伤寒病都属于虚。医家在病以后讨论病理（《伤寒论》不包括预防），不必考虑何种人体受何种程度的寒便得伤寒。当然，能详尽地弄清这一点更好。仲景只继承了虚人易中风的思想，而且是暗含的，所以本书仍以"风寒中人，

使病伤寒"为病因公理，即把受寒后常得病看作直觉常识。

今《伤寒论》中涉及的病因还有人为的误治，特别是水、火二邪的病因意义与风寒相近，本书暂不讨论。此外还涉及一些患者旧有的疾病，如喘家、酒客、内素有寒、大便素溏者等，本节从略。

（五）关于正邪、表里、内外、寒热、虚实

这五对概念并不平行，正邪和虚实应比其余三对高一级，它们都可以由阴阳公理推演出来，似乎不必再视作公理，然而它们的含义又为直觉承认，故仍视作公理。加之，它们对推演伤寒体系极为重要，在此有必要对其来路做些探讨。

1. 关于正邪

《伤寒论》中与邪相对的"正"字仅见于第97条，此条颇重要，录下讨论。

"血弱气尽，腠理开，邪气因入，与正气相搏，结于胁下，正邪纷争，往来寒热，休作有时，嘿嘿不欲饮食，藏府相连，其痛必下，邪高痛下，故使呕也，小柴胡汤主之。服柴胡汤已，渴者属阳明，以法治之"。

这一条经文可视作少阳病的理法方药纲领，太阳、阳明及三阴病都没有一条这样的纲领，正邪二字同见于此条便可解了。本条按旧说讲也很通，只有柴胡证罢，即现阳明证，有少阳应在阳明之先的嫌疑，暂不论，我们先说正邪。

《内经》中无专讲"正"处，正邪并论处也不多，单讲邪处却较多。

邪最早所指即八方正风以外的风。古人认为八方正风是自然之常，不使人得病，邪风则属异常，故使人得病。后来邪风干脆简称邪或风，如：

"故风者，百病之始也。"（《素问·生气通天论》）

"伤于风者，上受之。"（《素问·太阴阳明论》）

"身半以上者，邪中之也。"（《灵枢·邪气藏府病形》）

"正"本来指正风，后来转为与邪相对的人体正常功能（？）或物质基础。如：

"正气者，正风也，从一方来。"（《灵枢·刺节真邪论》）

"正气存内，邪不可干。"（《素问·刺法论》）

总之，邪指外感六淫，正指人体正气，是很晚的事。至于内邪之说，《内》《难》《伤寒》《金匮》均无此用语。

为满足《伤寒论》的逻辑需要，我们用以下形式规定正邪公理。人体

（六经及其气血津液）为正，风寒为邪。

2. 关于表里、内外

它们原是普通用语，后来特化，尤其是"表"在《伤寒论》中是特定概念。表证几乎是太阳病的同义语，里与表相对，但里证外延不清，是负概念。

详见书末附二《八纲辨证研究中的逻辑问题》一文。内外本应与表里同义，但在《伤寒论》又用作普通用语。如第182条"阳明病外证云何"，等等。本书将用定理的形式，严格限定表证的概念，非表证均属里证，并限定内外与表里同义。

3. 关于寒热

这里指病理上的寒热，而非病因之寒暑，本书将分别以寒证、热证限定它们。

除限定寒证、热证外，还有症状上的寒热需说明。单靠自觉推理，寒因便应现寒证，热因便应现热证。但是人受风寒确实常见发热，而且既可现热证，也可呈寒象（中暑时患者亦可有恶风寒之自觉症状）。如何解释这种现象呢？古人用热化说解释，即寒可化热，热也可化寒。这种转化，可由阴阳转化原理推出，只是不很直观，也不很精确。关于自觉症状的寒热，第五章进行中西医对比时将详细讨论。

4. 关于虚实

虚实比表里寒热更重要。判断虚实应贯穿于治病的始终，这不仅适用于伤寒，下一节再推出虚证定理和实证定理。

为什么虚实如此重要呢？

首先，"邪之所凑，其气必虚"，尽管我们对此已做了修改，但伤寒发病与否便与虚实大有关系，病的传变尤其需此公理。

其次，虚实又是断生死的重要依据。《伤寒论》中确实指属虚的有30余条，明确指属实的有近20条。若问，最后致人死的病理应责于虚还是责于实呢？应该说是虚。因为即使邪气盛，若正气不大夺（大虚）仍不至于死，故我们应该重视虚，虚才能使阴阳离决。

关于虚实的逻辑问题较复杂，详说见书末附二《八纲辨证研究中的逻辑问题》一文。

> 科学的目的，一方面是尽可能完备地理解全部感觉经验之间的关系，另一方面是通过最少数的原始概念和原始关系的使

用来达到这个目的（在世界图像中尽可能地寻求逻辑的统一，即逻辑元素最少）。

——爱因斯坦

《爱因斯坦文集》，第一卷，第344页

第三节 《伤寒论》的逻辑原理

至此，本书已基本上完成了讨论《伤寒论》体系的逻辑常识准备，现在开始正式说明其逻辑原理。如爱因斯坦说，我们应该使这一体系中的逻辑元素最少。

一、《伤寒论》是一种公理体系

上一节已基本上确认了《伤寒论》是一种公理体系。可是，若说今《伤寒论》397法、113方都可以用演绎方法证明出来，许多读者仍可能会觉得难以想象。他们更倾向于认为所谓397法只是些临床观察记录，113方不过是些经验方。对上一节中关于《伤寒论》初始概念和公理的探讨，多数读者已能够理解，但很可能不大相信从它们开始就能推演出仲景体系来。实际上，上一节讨论的公理也还不够用。进一步整理有关公理前，简要说一下伤寒学与几何学的区别。

确实，说《伤寒论》就是《几何原本》那样的公理体系，有些勉强之处，不过，我们对古典公理体系不能要求过高。前已指出，《几何原本》这一典范便存在着许多不足，经过两千多年的修改补充才于19世纪最后一年完善。

《伤寒论》体系理应有更多的缺点，究其原因，除了仲景时代没有可供直接参考的逻辑学之外，主要还由于《伤寒论》研究的对象的复杂性。几何学只研究点、线、面（直线形、圆）、体之间的关系，《伤寒论》则要研究病因与人体的关系，人体各部分之间的关系，病与病之间的关系，病与证的关系，证与证的关系、证与方剂的关系，方剂与药物的关系，等等。上举每一种关系涉及的逻辑问题都比几何学复杂，伤寒体系的建立要比几何学难得多。

读者或许知道，仲景之前已有人提出了一种单从逻辑方面看相当"通"的伤寒体系，即《素问·热论》，可惜那基本上是由经脉学说推演的产物，肯定曾被当作假说验证过，已证实其不实用。所以，笔者并不认为从逻辑角度看完美的体系就一定好。就应用逻辑体系而言，还要看其实践价值，换言之，实践是评价一个体系是否正确反映了客观逻辑的标准。

《伤寒论》的复杂之处，还在于它至少由两个系统合成而来。一个是生理、病因、病理（统归为证）系统，另一个是药物、方剂系统，这两者属于两个不同的认识过程，最后在治则上统一。比如，阳明病里热实证，需要通里攻下治则，可是什么药物组成什么方剂才能体现这一治则呢？人们又要从药物这一头开始认识。实际上这两个认识过程紧密结合，同步发展。我们今人已无法详细弄清这种认识深化的细节，其中无疑包括了无数人的智慧，仲景之前还会有过别的更不成熟的体系，《伤寒论》则达到了仲景时代所能达到的最高水平。

应该说明，今《伤寒论》的上述两个系统都不够成熟，特别是药物、方剂系统，本质上是开放的，即使成熟也不等于固定。比如，阳明病里热燥实证只有一个，治则只有通里攻下法，但通里攻下的方剂却不是一个，从理论上讲应该有很多，甚至无穷。所以本节在推演《伤寒论》体系时，有关药物、方剂体系破绽较多，病理方面相对很少。

仲景方药体系的不严密，主要是因为最成熟的方药知识也只能看作经验定律，而非直观公理，而且，今《伤寒论》中还有较多不成熟或零散的方药知识。

总之，《伤寒论》这一公理体系比较原始，不大完备、不大严密，现本中甚至有矛盾，因而它不如《几何原本》那样令人满意。不过，矛盾均可剔除，不完备、不独立的公理多可补充或剔除，自然仍有难以克服的缺点和包括不完的条文。

研究《伤寒论》体系还有语言方面的问题。主要有两方面，一是怎样将文言文译成规范的白话，二是怎样统一表达同一或极相近的概念。本书没有在这两个问题上多下功夫。

面对这么多困难，这本小册子也不打算解决得很圆满，笔者相信一定会有人使用更先进的逻辑原理解决得更好。

读者可能要问，你们为什么非要认为《伤寒论》是一种公理体系？当代科学和当代逻辑如此发达，为什么不把当代热病学纳入一种公理体系？为什么张仲景在一千七百多年前能完成这种体系？

关于第一问，只能做无可奈何的回答，因为我们孜孜以求十余年，曾经试用过其他方法解释《伤寒论》都不能令人满意。至于他人、前人的做法，上文已说过，亦不令满意。至少，据我们的知识基础，并照顾读者的知识背景，用这种方法解《伤寒论》是最佳选择。这并不是说我们要把公理化方法强加给张仲景，逻辑的本质是什么呢？就是思维规律，它不管思维主体是否意识到，都客观存在。

关于第二问，即当代热病学（甚至当代医学）是否可演绎化或公理化。我相信当前虽然没有，未来是可能的。逻辑学家自笛卡尔开始就想建立普遍数学、普遍语言、普遍科学，此后，近现代逻辑一直向"形式化"（符号化、数学化）方向发展，想把一切推理数学化。恩格斯也曾说过，总有一天人类能用一个复杂的方程来表示生命现象。所以当代热病学有可能演绎化。

至于一千七百多年前的张仲景，他在两个方面得天独厚。一是他生活在中国，生活在一个医学理论和实践十分活跃的时代。二是他具有常人所不及的思维能力和创新精神，对中国古代自然哲学有深刻的理解。一门科学发展至演绎型，必先经过长时期大规模的反复实践，形成过许多理论，有过各种非演绎型的著作。比如，我们不可能想象欧几里得可以闭门造车，一步写成《几何原本》。中国古人对医学的实践与理论探索为任何其他古代民族不能相比拟，这是张仲景创立《伤寒论》体系的客观条件。

应该指出，古代伤寒学家都不自觉地把《伤寒论》放入中医这个大系统中研究，他们当中很少有人有意地使《伤寒论》体系自我完备。他们看到王叔和完备仲景体系失败的一面，于是不再致力于这种尝试（维护旧论的人则不承认仲景体系的不完备）。他们可以从古今各种医籍中采取支持仲景学说的依据，也可以依靠逻辑规律指出今经文中不和谐、不完善、不必要，甚或自相矛盾的条文，但都无意探求仲景怎样建立的这个体系。他们也认识不到把《伤寒论》放入《内经》《本经》这个大体系中，不等于承认其中所有理论都适用于《伤寒论》，他们勉强牵合的结果是伤寒体系更加不和谐。

以下按公理化方法给出《伤寒论》的公理基础。

二、《伤寒论》的自然和生理公理、定理

中医不是现代意义上的自然科学。古代各文明民族在认识自然时都是先形成了自然哲学，那是一种虽然粗疏，但包罗万象的科学，或者说那时哲学与自然科学不可能分开。后来，某些古老的自然科学学科相对独立了，但仍然几乎无例外地要以某些自然哲学理论作为它们的理论基础。中医学必然要以中国古代自然哲学的某些基本概念作为出发点，所以《伤寒论》体系中要有自然公理，亦即自然哲学公理。

公理1：（自然公理）

阴阳者，天地之道也。万物之纲纪，变化之父母，生死之本也。

公理2：（自然公理）

阴阳之变，以平为常。阴阳失平，异变乃生；阴阳离决，生命乃绝（狐阴不生，独阳不长）。

公理3：（自然公理）

阳中有阴，阴中有阳（阴中有阴，阳中有阳）；重阳必阴，重阴必阳。

公理4：（自然公理）

气合而有形，因变而正名。

以上四公理的内容，为学过中医的读者所熟悉，他们会承认这些公理。为便于联系经文，上述公理中附带推出了定理。如公理2中"阴阳失平，异变乃生；阴阳离决，生命乃绝"，就是同时推出了两个定理。笔者暂时将它们附在公理中，读者应不难接受。

可是，一旦把阴阳之道作为公理，本书便遇到难题。

按近年流行的说法，明阳学说有四要点。即①普遍件；②对立依存性；③无限可分性；④消长转化及动态平衡。公理1、2、3照顾经文的提法，也包括了这四要点。可是，至少要点③④为形式逻辑所不容，它们带有明显的多值或辩证逻辑性质。阴可以变阳，阳又可以变阴，阴中有阳，阳中有阴。同一事物或现象，因时间、空间（角度、层次）不同，其阴阳属性便发生变化，甚至同时有两种相反的判断，形式逻辑不允许这种矛盾判断。阴阳不能截然分开，便难为形式逻辑接受。

张仲景大约也看出了这当中的难处，所以他采取了三阴三阳说，使变化莫测的阴阳之道相对固定，从而可用形式逻辑推演。书后附一《阴阳学说的逻辑值》，将帮助读者理解：由一阴一阳到三阴三阳并非仅仅是不得已之举，而是一种特殊的逻辑处理，是将古代辩证逻辑（无穷多值逻辑的一种）变为六值，而后再进行二值处理的一种成功的尝试。

下面继续交代其他公理。

公理5：（生理公理）

水谷入胃，化为谷气、津液，谷之糟粕为屎（谷泛指食物，因中国古人以谷物为主食）。

公理 6：（生理公理）

谷气入血，循行脉中，营养全身（脉循全身，无所不至）。

公理 7：（生理公理）

水化为津液，布于血肉，外泄为汗，内泄为小便、为下利。

公理 5~7 原是一分为三，用一句俗话讲，就是"人活着要吃饭"或"人靠（正常）进食、排泄、运化维持（正常）生命"。这完全无须证明，比几何学公理还直观。上述用语中，只有"谷气入血"不很直观。

公理 8：（六经公设）

阴阳者，数之可十，推之可百，数之可千，推之可万。万之大，不可胜数，然其要一也，所谓三阴三阳是也。三阳者，太阳、阳明、少阳；三阴者，太阴、少阴、厥阴。三阴三阳总称六经。

三阴三阳是不太容易让人接受为直观公理的，故称之为公设。阴阳之道原可推至无穷，阴阳不可胜数的意思有两方面，一是作为概念其外延极广；二是指阴阳的无限可分性，亦即阴阳无穷多值性。详说见附一《阴阳学说的逻辑值》一文。

然而，三阴三阳一旦作为公设，便有了两层意思：自然万物——特别是生命现象，其构造均可分为三阴三阳六部分，其过程均可分为六阶段。因而它既有空间意义，又有时间意义。《伤寒论》本身及多数伤寒学家都确认或默认这一点。

由上述公理可推出以下 8 个定理。

定理 1：人之生理本乎阴阳（据公理 1）。

定理 2：人之病理本乎阴阳（据公理 1）。

定理 3：人之上为阳，下为阴；外为阳，内为阴；背为阳，腹为阴（据公理 1）。

定理 3 的推出并非标准的演绎推理，也不是典型的类比推理，为什么上、外、背属阳，反之属阴，需靠某种意会来理解。《内经》中有大量类似推理或举例，其中包括定理 3。阳的最基本属性包括光明、热烈、活跃、刚强、上升、扩散、雄性等，反之为阴的基本属性。阴阳的基本属性是从太阳与月亮、白昼与黑夜、雄性与雌性的有关属性联想出来的，我们可把这种推理看作准演绎推理或者直接称作联想推理。

定理 4：人之阴平阳秘，生命乃治，阴阳失平，疾病乃生，阴阳离决，生命乃绝（据公理 2）。

定理5：昼为阳，夜为阴，人之阳阳应昼夜。

定理6：（一日三阴三阳定理）一日之三阴三阳，卯正至巳初（辰居中）为少阳，巳正至未初（午居中）为阳明，未正至酉初（申居中）为太阳，酉正至亥初（戌居中）为少阴，亥正至巳初（子居中）为太阴，巳正至卯初（寅居中）为厥阴。

定理6的等价定理：日出阳初盛，应人之少阳；日中阳气隆，应人之阳明；日西阳初衰，应人之太阳；初夜阴初盛，应人之少阴；夜半阴气隆，应人之太阴；凌晨阴初衰，应人之厥阴。

定理7：（三阴三阳定理）头项、胸背、四肢、骨节，人之太阳也；胸胁、膈之外上、两耳，人之少阳也；面口、胃，人之阳明也。腹为太阴，血脉、咽喉为少阴，膈之内下、手足四末为厥阴。

至此，对三阴三阳的实指需进行初步说明。三阴三阳既为人体的六大部分，各部分理应有各自的生理特点。《伤寒论》要求的具体生理就是气血津液（特别是气血）生理，所以我们应知道六经的气血状况。《内经》对此有三处不大一致的说法。《素问·血气形志》说"人之常数，太阳常多血少气，少阳常少血多气，阳明常多血多气，少阴常少血多气，厥阴常多血少气，太阴常多气少血"；《灵枢·五音五味》及《灵枢·九针论》与此说稍异，不再抄。以上似共三种状态：多血少气（太阳、厥阴），少血多气（少阳、少阴、太阴），多血多气（阳明）；如果我们把多血少气与少气多血，少血多气与多气少血理解为程度不同的四种状态，再加上少气少血，便够了六种状态。分别配以三阴三阳，可简示如下：

太阳——多血少气   太阴——多气少血
阳明——多血多气   少阴——少气多血
少阳——少血多气   厥阴——少气少血

这是否可由常识证明呢？古人的针刺工具较粗糙，对人体损伤较大，故可能得到某些近似活体解剖的经验。血可以直观，气虽指谷气，却可由针感判断，再辅以某种逻辑推演，判断过程应如下：

太阳，占体表大部，皮肤较粗厚，刺易见血，而针感不强。

阳明，面口部应多血，气既为水谷所化，胃应多气。

少阳，胸胁较之面口、头项血少，针感则较强，故多气。

太阴，腹部多气少血，不难理解。

少阴，主血脉不应少血，气相对少。

厥阴，居于四末和膈之内下，气血常不足。可解。

定理8：（三阴三阳气血多少定理）人之常数，太阳多血少气，阳明多血多气，少阳少血多气，太阴多气少血，少阴少气多血，厥阴少气少血。

得出这一定理有什么用处呢？读者必知道，所谓六经病的临床表现除因其表里部位不同外，虚实、寒热也各有特点。比如，太阴、少阴病似无实热证，阳明病又少见虚寒证。对这种一般性质判断，本书应该有所依据。

人体的三阴三阳不是平均分配的，一日的三阴三阳也不是平均分配。昼夜长短不等，即三阴与三阳过程不相等。然而这种说法缺乏公理依据，故应补出一公理。

《内经》虽强调阴阳互根，对立依存，阴平阳秘，但二者中，阳更重要。古人观察到，凡生命活动，大多以春夏、白昼为盛。无阳光（天之阳）便无生命，所以相信阳是维持生命活动的主要方面。《素问·生气通天论》说"凡阴阳之道，阳秘乃固"，"阳气者，若天与日，失其所则折寿而不彰，故天道当以日光明"，下面补出这一公理。

公理9：（阴阳主次公理）

天运当以日光明，人命当以阳气生。人体阴阳之要，阳秘乃固。

这个公理的表达形式是一个类比推理，但它从属阴阳之道，故结论不是或然的。人的生命（及一切生命）活动始于阳气出现，这与孤阴不生、孤阳不长并不矛盾，因为阳气出现的同时便有了阴气，这样表达为的是与"无阳光便无生命"这一直觉认识相符。

昼夜阴阳盛衰纯属先后（循环）过程，人体气血运行及生命活动盛衰有无同样的过程呢？应该说是有的，即上文所述人体三阴三阳与昼夜相应的一般规律。这一规律与经络循环规律不一致，经络学说中定型的运行次序为：手太阴→手足阳明→足太阴→手少阴→手足太阳→足少阴→手厥阴→手足少阳→足厥阴→手太阴。

经络学说也讲人体气血每昼夜循行全身一周，但不是先三阳，后三阴，故此说不便与昼夜相应。它的循环次序也不便与伤寒传变规律相联系，所以《伤寒论》不采用经络说的生理和病理。

人体三阴三阳昼夜盛衰的规律在《伤寒论》之前并未说明白和统一，其中以《素问·生气通天论》中的说法稍好："阳气行一日而主外。平旦阳气生，日中而阳气隆，日西而阳气已衰，气门乃闭。"下文却不提夜间变化。总之，经典中无现成的说法解释六经病欲解时的规律，也不能据以推演伤寒病的传变规律。定理5、定理6即为此而设。

总之，不引进三阴三阳公设，《伤寒论》之三阴三阳便无根据。一日之三阴三阳既可由三阴三阳公设推出，亦可借助直觉理解，即阴阳盛衰的六个阶段。但这样分阴阳不等于阴阳离决，也不等于阴阳失常。此中虽有阴阳盛衰，仍要服队阴平阳秘，即仍在阴阳变化的常态范围内，故与公理2不矛盾。阴阳既为变化之父母（原因），则事物的过程（变比）根于阴阳变化，所以阴平阳秘不是指静止的平衡。

不过，关于人体之三阴三阳定理虽由公设推出，理解时也可借助直观。人头向南如蛙状伏于地，光照最明处为阳，光照不及处为阴，阴阳过渡处（胸胁、耳颊）为半阴半阳。人体内是照不到的，仍需再借助定理3分阴阳，如此便可推出定理7，这是人体的三阴三阳模型。只是，无论怎样理解，至少厥阴部位仍需再加说明。

《素问·阴阳离合论》关于三阴三阳的解法接近定理7，可供参考。

定理6纯粹为推出三阴三阳病欲解时的条文而设，这些经文并不重要，而且据此定理也未必能推得很好。若删去此类经文，此定理便无必要。而且，此定理暗合三阴三阳顺序，可能引起矛盾。本书首次探讨，暂予保留。

按严格公理化方法要求，凡公理中出现的概念必须定义，不能定义者要作为初始概念列出。本书至此在公理、定理中出现了许多名词、动词、形容词，按说应予定义。但是有关词语太多，好在大都是直觉不易误解的常识，故暂不予一一定义，这在较原始的公理体系中是允许的。以下公理、定理仿此。

三、《伤寒论》的病理公理、定理

本书讨论伤寒病，似乎可以避开给病——疾病下定义，但上文在讨论自然公理时实际上已经以公理的形式说明什么是疾病。公理2中有"阴阳失平，异变乃生"，对人体而言，阴阳失平，疾病乃生，疾病便是人体的阴阳失平，显然，这种疾病观是自然哲学性的。当代西医病理学将疾病和健康同时讨论，先给出健康的概念，于是，非健康便是疾病。总之，至今仍不易给疾病下一个完美的定义。可是似乎它又是大多数人约定俗成的概念，本书不就此过多讨论。按中医传统分类，以病因为准，病因既有外因、内因、不内外因，则伤寒属于外感病。

《伤寒论》讨论伤寒病，病因既定，随之要定病位，故有太阳病至厥阴病六种，即六经辨病。辨出病属何经，仍不足决定治则，必再辨表里、寒热、虚实、气血、津液等。这一步思维，在仲景叫作辨证，而不再叫辨病。至此已可粗定治则，《伤寒论》的公理体系至此仍相当严谨。更进一步辨证，与具体方剂以及药物加减相联系，因需纳入大量的经验定律甚或零乱的经验，仲景体系开始不太严密，至少，单靠形式逻辑推演便显得烦琐了。

仲景关于病和证的概念比较严格，大体是病之前只用太阳、阳明等六经术语限定，各方名之后只限定证，而不限定病，偶见"阳明少阳证"等说法，其中有省文，细读便知。

什么叫证？与脉并提的证显然指脉象之外的症状。与固定治则和方药相联系的证则是据有关公理、定理对患者自觉症状及医生四诊所得（一群脉象和症状）进行逻辑处理后的结论，是一种较复杂的病理判断。

仲景将脉证并提时，证就是症状，即除脉象之外的一切临床表现。证的这两个概念最好用两个字，否则，如第16条"观其脉证，知犯何逆，随证治之"，其中两个证字含义就会混淆。《伤寒论》六经各篇均名以"辨××病脉证并治"，后世医家临证疏方亦讲"脉因证治"或"证因脉治"将脉证分开，其中的证都指症状。脉与证并提，是因为中医——尤其古代中医特重视脉。它是医生通过直接感触判断气血状况的依据，比患者诉说和望闻更可靠，于是出现了两个证的概念。仲景（中医略同）更重视统于病的（即属于病理判断的）证。笔者相信以上关与证的逻辑分析对多数读者应有好处。

以下列出《伤寒论》的病理公理并视需要做相应的解释。

公理10：（*病因公理*）

风寒中人，使病伤寒。

公理11：（*病因公理*）

寒性收引，风性舒缓。

公理12：（*温病公理*）

太阳病，发热而渴，不恶寒者，为温病（风湿属于温病）。

定理9：伤寒有三，为中风、中寒、温病。

上举公理，尽量照顾了今经文，但仍不能网罗无遗。今经文第174、175条涉及风湿，第259条提及寒湿，似乎湿邪亦应列入伤寒病因。今日看来，暑湿二因应从伤寒体系中剔除。

笔者以为，仲景或仲景的前人，最先构筑伤寒学体系时，曾把风、寒、暑、湿四因并列。今暑、湿、痉病已编入《金匮要略》，但仍常冠有太阳病字样，可知最初认为暑湿等致病亦可遍及六经。后来（可能自仲景开始）发现暑湿痉病，均有特殊症状，不便用六经辨证，即自伤寒中剔除。这样简化伤寒体系，是一种进步。不过，后来仍有人将它们纳入伤寒，如柯琴《伤寒论注》即是。其实，按仲景意，病因仍可再简化：风寒合一，中风不必独立。本书为照顾经文，仍风寒并存。为免歧义，凡狭义伤寒均应改为中寒（今经文第190条有中寒之说），广义伤寒则包括中风、中寒和温病。这样做亦较勉强，比如仲景实际上没有讨论温病治法，故温病公理亦非必须。

读者或认为公理10亦可作为定理，笔者强调其直觉常识性质，仍视为公理。

温病公理不直观，因只有一条经文用它，不再做详细推理。

公理13：（正邪公理）

人之气血津液为正，致病之风寒为邪。

公理14：（虚实公理）

邪盛为实，正夺为虚。

公理15：（传变公理）

邪（病）之所传，其气必虚。

公理16：（发病公理）

邪中（或传）何经，何经发病。

公理17：（合并病公设）

同时受邪为合病，先后受邪为并病。

公理18：（表里内外公设）

太阳主表、主胸中，少阳主表里之间，阳明及三阴主里，内外与表里同义。

定理10：太阳主表，伤寒病多始自太阳，阳明之表限于面口，少阳之表限于胸胁，太阴之表限于腹壁，厥阴之表限于四末，故亦可始发。病传不在此例。

定理11：病之所传，其气必虚。在阳多自太阳至少阳至阳明，在阴多自太阴至厥阴至少阴。亦可由阳传阴，由阴传阳，误治传变略同此例。

定理 12：病传需时不等，大率病传一经以一至六日为期。

至此需对有关公理或定理略做解释。

定理 10 为限定表里，太阳主表，与旧说同。又膈上属太阳，故太阳病可见喘、咳、胸中烦满，此不必以肺主呼吸解，盖膈上胸中司气之出入。喘咳虽为里证，却属于太阳，胸中虽在里，却在膈上，故属阳。又太阳主表，并非体表全属太阳，太阳亦并非仅指皮毛，否则头颈痛、身痛、骨节烦痛，即不可视作太阳证。但太阳占体表之大部，其次为少阳、为太阴、为阳明、为厥阴，唯少阴不系于表（但又无处不至）。旧说伤寒不始自太阳者，为直中，是风寒穿透太阳而太阳不病，于理不通。又少阳之半表半里，其表指胸胁，其里指膈之外上，不宜解作半在太阳半在阳明。或谓其居太阳、阳明之间，自六经实指部位看，可取。少阴不系于表，但血脉无所不至，故少阴病可传自其余五经。以诸经部位论，太阳占躯壳之大部，故伤寒发病多始自太阳，他经相对少见。如此方能符合风寒袭人，由表及里的直观认识。至于发病即可见少阴病，旧说太阳与少阴相表里，太阳之底面即为少阴，故发病可始自少阴。按本书至此做解，少阴主血脉，其直接受邪，必因血脉大虚。虽太阳与少阴合病，可掩盖太阳病。总之，少阴病必属正虚。

此外，以上定理，多见定性推理，又用大多、大率、多见、少见等模态判断，这是欧氏几何中没有的。

公理 19：（病恶公理）

病恶所中（中风恶风，中寒恶寒）。

公理 20：（病形公理）

病如所中（中风如风，中寒如寒）。

公理 21：（寒热证公理）

恶寒喜热为寒证，恶热喜寒为热证。

公理 22：（表里公理）

发热恶寒病在表，无热恶寒病在里，寒热往来病在表里之间。风寒同例（此公理似不必独立）。

公理 23：（风邪公理）

风邪所中，其气必虚。

公理 24：（标本公设）

本者正也，先病也；标者邪也，后病也。急则治标，缓则治本。

公理22由经文第7条改写，公理23由"邪之所凑，其气必虚"改写。《内经》原意，邪即指风邪，即"虚邪贼风"，这样也为中风属表虚提供了理论依据。若伤寒病均因正虚，便不必有实证，这不符合直觉。本书暂保留风为阳邪，其性舒缓的旧说。但风寒仅有程度的不同，实际上风寒略同。寒邪杀厉，虽正气不虚也能中寒。风邪轻微（即微寒），中之者必因正虚。此说可追溯到《灵枢·五变》"人之善病风，厥漉汗者，何以候之？少俞答曰：肉不坚，腠理疏，则善病风"。今已普遍采用此说。

为使病传有公理可循，把"邪之所凑，其气必虚"稍修改，成为传变公理，这不难接受。今经文中对误治传变，已如此解释。非误治之传变，道理应相同。

还应指出，上举公理、定理中，出现了模态判断。形式逻辑允许模态判断，《几何原本》中则没有模态判断。公理体系中可出现模态判断，但这些地方容易引起争论。伤寒体系中是否可消除模态判断，本书不讨论。

在此再强调一下虚实问题。以往伤寒学者对虚实辨证重视不足。笔者以为虚实较之表里、寒热为重要而且难辨，这不仅适用于辨伤寒。以往论虚实约有三种偏差：一是以偏概全，如阳明病似乎都属实热；二是忽视伤寒初起的虚实，比如今天都知道太阳病有表实、表虚之别，何以太阳初起即有表虚呢？关键是未病之前即有虚的基础，这点本来完全按旧说也讲得通。上文已引过《灵枢·五变》的话，如果再联系《素问·痹论》所说的"卫者，水谷之悍气也"（可引者尚多，从略），那么，所谓卫气虚就是水谷之气不足，这足证拙文《桂枝汤新解》无误；三是忽视虚实夹杂的情况，六经病中，此类情况并不少见，所以同属太阳病，治法可汗、可清、可温、可补，甚至攻补温清兼用。其余各经也有类似情况，这种复杂情况给公理体系带来一些困难。

四、《伤寒论》的脉象公理、定理

仲景诊脉为了断病的生死、进退、表里、虚实、寒热（偶涉及特殊症状），有无公理依据呢？上列公理6便是脉诊的主要依据。血行脉中、营养全身、血中所含即水谷之精气（还有先天之气，与伤寒基本无涉，从略），故脉象即是气血之象，诊脉自可判断全身生理、病理状态。脉分尺寸以候上下，浮沉以候表里等，便顺理成章。读者须知，并非六经病各有特殊的脉象，六经病纲领中仅太阳、少阴有脉象。又，今经文中特指出某一部脉象者并不多，同时描述三部脉象的只见第244条，其余大都不分寸关尺。

简言之，脉象基本上对应于八纲辨证。《伤寒论》中有30多种脉象，其诊断意义仍不出表里（及上下）、寒热、虚实这六纲，诊脉直接断阴阳者几乎没有。现将有关内容整理为公理和定理形式如下：

公理25：（三部九候公理）

寸口脉分寸、关、尺三部，浮、中、沉三候。寸以候上，尺以候下；浮以候外、候表，沉以候内、候里。虚实、寒热各自有象。

公理26：（平脉公理）

脉一息四至，三部大小同等，为平脉。

定理13：（死证脉定理）脉绝不还为死。

定理14：（病危脉定理）脉短为病危。

定理15：（难治脉定理）脉结代为难治。

定理16：（浮沉脉定理）脉浮主病在表在上，脉沉主病在里在下。

定理17：（迟数脉定理）脉数主热或虚，脉迟主寒或实。

定理18：（洪大微细脉定理）脉洪大为阳热盛，脉微细为阴虚极。

定理19：（大小脉定理）脉大主阳或实，脉小主阴或虚。

定理20：（缓紧脉定理）脉紧主实、主寒或病进，缓主虚或邪退。

定理21：（滑涩脉定理）脉滑主实或热，脉涩主虚或寒。

定理22：（弦脉定理）脉弦主病在少阳。

定理23：（虚实脉定理）实脉主实，虚脉主虚。

定理24：（促、动、静脉定理）脉促主病不解或欲进，脉动主痛，脉静主热退。

定理25：（芤、弱脉定理）脉芤主亡血失津，脉弱主正夺或邪衰。

关于脉象的形容词，本应有公理或定理限定，本书暂从略。

今经文中共约30种脉象（复合脉象分别计，如浮紧脉算作两种，但滑涩等各为一种）。各种脉象出现次数多少的顺序大致为：浮65，微35，紧25，沉24，数22，弱14，迟13，细11，涩11，大8，弦8，缓7，实4，促4，虚3，以上共15种，其余脉象均出现不超过3次，但本书还是将其中多数作为定理提出。此外，上述脉象中，虚实滑涩等均为复合脉，如涩＝细＋迟。单纯脉亦有重复，如细＝小。笔者以为，基本脉象共有浮、沉、迟、数、大、小、缓、紧、结、代、滑、涩、虚、实计14种（脉象的虚实容易与证的虚实相混——虽然虚脉主虚，实脉主实。改为强弱，则强字为传统脉象所无，改为有力，无力，又略嫌字多）。由它们可以组成所有脉象，本书上述定理暂尊重传统。

五、八纲辨证定理

仲景书中并无"八纲"这个术语，但阴阳、表里、寒热、虚实确实是六经之外维系伤寒逻辑框架的关键构件。

（一）关于阴阳辨证

八纲虽以阴阳为总纲，但多数情况下必知表里、寒热、虚实方能更具体地判断病理性质以确定治则。单别阴阳，尚不足指导治疗，但有时仍须使用这原是六经和八纲之上的概念，对病情做一般性把握。今经文中有以下几种情况。

1. 阴阳自和（第 58 条），指恢复阴平阳秘的情况，有公理为据。

2. 阴阳俱虚竭（第 111 条），阴阳气并竭（第 153 条），指阴阳离决状态，为死证，有公理依据。

3. 此无阳也（第 27 条），有阴无阳故也（第 341 条），无阳则阴独（第 153 条），阳绝于里（第 245 条），其阳则绝（第 246 条），按字面解，这几条也是阴阳离决。查其实指，第 346 条是死证，第 153 条近于死证。第 245、246 条均指津液欲竭，虽危险，仍可望恢复。津液内竭为什么叫阳绝于里呢？因为津液（和谷气）相对于血而言属阳。

4. 亡阳（第 30、38、112、211、216、283、236 条）无例外地指发汗或自汗过多的结果，即阳气受到严重损失，故亡与无字义不同。

5. 阴阳俱虚（第 23 条），意近表里俱虚，但更准确。仲景意，汗多必亡阳，下多必亡阴。伤寒日久，无论是否误治，必有不同程度的阴阳俱虚。

由上举诸条，可知阳相对于阴的重要性。《伤寒论》中没有一条提无阴、阴绝或亡阴，单提阴虚的也只有第 111 条。其余以阴阳辨证者，均突出阳受损失的重要性。

或曰，上文中的阴阳可改为表里，但是将无阳、亡阳改为无表、亡表便不通。或曰，此所谓阳乃三阳之和，此种理解大致正确。拙见以为，理解为三阳或三阴部位的气血津液或更准确。涉及阴阳辨证的条文还有第29、46、48、122、134、342 等条。

单靠阴阳辨证，证型有限。计有①阴阳并竭证（死证）；②阳虚证；③阴虚证；④阴阳俱虚证。据逻辑推，还应有⑤阳盛证；⑥阴盛证；⑦阴阳俱盛证。经文中有阳盛的提法，不提阴盛，更不提阴阳俱盛。笔者以为，仲景用阴阳辨证时，全着眼正气。然而有病而现正气过盛，也因为邪气的侵入而转化，所以驱邪气必然同时要伤正。总之，单靠阴阳辨证，证型贫乏。

（二）关于表里、寒热、虚实

阴阳辨证如上述，因为除盛衰外，对阴阳不能再予其他限定，所以阴阳证型贫乏，于是仲景更重视阴阳之外的其他六纲，它们在逻辑上可以构成许多证型。这是一个排列组合问题，大约有一百余型。如：

（1）表证	（2）里证	（3）寒证
（4）热证	（5）虚证	（6）实证
（7）表寒证	（8）表热证	（9）表实证
（10）表虚证	（11）里寒证	（12）里热证
（13）里虚证	（14）里实证	（15）表寒实证
（16）表寒虚证	（17）表热实证	（18）表热虚证
（19）里寒实证	（20）里寒虚证	（21）里热实证
（22）里热虚证	（23）上证	（24）下证
（25）上寒证	（26）上热证	（27）上虚证
（28）上实证	（29）上寒虚证	（30）上寒实证
（31）上热虚证	（32）上热实证	（33）下寒证
（34）下热证	（35）下虚证	（36）下实证
（37）上下俱寒证	（38）上下俱热证	（39）上下俱虚证
（40）上下俱实证	（41）上热下寒证	（42）上寒下热证
（43）表寒里热证	（44）表热里寒证	（45）表里俱寒证
（46）表里俱热证	（47）表实里虚证	（48）表虚里实证
（49）表里俱实证	（50）表里俱虚证	（51）表热里虚寒证
（52）表热里寒实证	（53）表里俱热实证	（54）表里俱热虚证
（55）表实里虚寒证	（56）表实里虚热证	（57）表里俱实寒证
（58）表里俱虚寒证	（59）表虚寒里实热证	（60）表实热里虚寒证

以上 60 型并未穷尽一切逻辑可能，但似乎不必全部列出。这种逻辑推演与今经义有关证型是否相符呢？浅见以为，实际证型较逻辑推出者更多，因为上述推演全部是定性推理，仲景则同时进行了定量分型。

当然，临床实际辨证时多有简化之处。如太阳中风，习称表虚证，实际应是表寒虚证。太阳中寒，习称表实证，实际应是表寒实证。一般说来，临床辨证时，至少就表里、寒热、虚实这三方面定性判断中得出两方面的结论才有可能定出治则，更多的情况是必须三方面定性判断俱备方足以指导治疗。要于其中再进行定量判断（推理），情况就更复杂了，本书尚不能完全据公理解决这些问题。比如，仲景治表寒实证的方子至少有大青龙、葛根、麻黄汤三方，治里热实证有大承气、小承气、调胃承气、桃仁承气等至少四方，治半表半里（少阳病）至少有大小柴胡二方，等等，其中都有定量判断。不过这种进一步判断，必须先有定性判断为基础。所以，我们把应用最广的代表方作为公理提出，便可以证明出大多数今《伤寒沦》条文。为此，我们首先应提出表里、寒热、虚实证定理。

（三）六纲证定理

表里、寒热、虚实是互相对立的三对概念，那么是否先有一方的概念，另一方便自明呢？并非全部如此（详见书末附二《八纲辨证研究中的逻辑问题》）。而且，六纲与前面提到的概念有重叠处，如所谓"表"大体与太阳等价。虚实已有较抽象的公理，寒热证的"寒"与病因之寒，意义不同，第一节已论及。

定理26：（表证定理）脉浮，头项痛，身疼，恶风寒为表证。

定理27：（半表半里定理）寒热往来，胸胁苦满，心烦喜呕，嘿嘿不欲食为半表半里证。

定理28：（里证定理）非表证，非半表半里证，均属里证。

定理29：（寒证定理）但见恶寒，即有寒证。恶寒不恶热，不发热，脉迟，为纯寒证。

定理30：（热证定理）发热恶热，不恶寒，脉数为热证。

定理31：（虚证定理）脉象、症状主正气夺为虚证。

定理32：（实证定理）脉象、症状主邪气盛为实证。

表证定理与里证定理之间又出现一个半表半里定理，这是经文中已有的概念，本书暂如此处理。

虚实定理中，脉象之虚实已有公理，症状之虚实是否能全凭正气夺、邪气盛推出尚难断言。若改为描述方式，则甚烦琐，暂如此处理。

六、《伤寒论》的治则定理

治则由病理决定，故治则中已无须公理。

定理33：谨调阴阳，以平为期。

定理 34：因势利导，反此为逆。

定理 35：中病即止，过则伤正。

定理 36：缓则治本，急则治标。

定理 37：虚则实（补）之，实则虚（攻、泻）之。

定理 38：热则寒（清）之，寒则热（温）之。

定理 39：实病在表，汗而发之；实病在里，清之、消之。

定理 40：实病在上，因而吐之；实病在下，因而泻之。

定理 41：拘急则缓之，散弛则收之。

定理 42：病在半表半里，内外和解之。

定理 43：先治虚，后治实；先治寒，后治热；先治表，后治里。以次相从，先其所因，此治本之序。诸证相杂，可以同治。急则治标，不拘此例。

以上治则，大体无勉强处，但有三条需稍做解释。

一是标本问题。《伤寒论》中并无标本之说，但有急则治标之法。人死之直接原因为正夺过甚，在外感病中，外邪又加重正夺。治病既以救死为先，故外感病中，外邪轻微而能病，主要因正夺，故缓则治本。反之，急则治标，治标仍为保正气。

二是因势利导与逆从（即正治反治）问题。若错误理解这两原则，便出现矛盾。所谓因势利导，是看人体对病邪的反应势头将达到何种结果。如表症恶寒、脉紧、无汗，势头是动员正气驱邪外出，正常结果应该是（即便不用药）恶寒止、汗出、脉变缓。用药应为促成这一结果，故麻黄汤之精义即是加速动员正气，这叫因势利导。病在上欲吐用吐法，用意尤明显，这都叫从治、顺治，而非逆治。至于寒证用热药，虚证用补药，是否逆治，亦应分析。试思寒证之体必喜热而需温，虚证之体必自救而调动正气，用补药也是因势利导，总之是药性（方剂同）与证相逆而与势相从。即便危急关头，如急下存阴、扶阴救脱，这时人体已基本上失去回归常态能力，正气大虚是肯定的。但有时仍需攻（如少阴急下），关键是邪大盛致正大夺，邪不去则正气恢复根本无望，故破釜沉舟，只是希望不大。

三是施治顺序问题。细研仲景全书，参考笔者经验，得出结论为：缓则治本时，若不能同治或同治无把握，要先虚后实，先寒后热，先表后里，依次施治。伤寒第一法用桂枝汤便是先治虚，并非偶然。

以上定理中已涉及八法治则，以下略说几句八法。

《伤寒论》中没有"八法"这个名词，经文明训的治法有汗、吐、下、温、和五法，清、补、消三法仅有方剂体现。八法与八纲有何关系呢？大约表证（含病在上）用汗法、吐法，热证用清法，寒证用温法，虚证用补法，实证用吐、下消法。里证是负概念，无固定治法。和法治少阳病，与其他七法不同，暂不深究，阴阳辨证一般不与治法相联系。

七、《伤寒论》的治法和方药公理或定律

方药的功用是古人长期反复试验、观察所得的知识，不是自明的，也不全由推理来，故不宜将有关知识视为公理或定理，而宜视为定律。《伤寒论》一涉及方药便与《几何原本》体系有了区别，因为从此要联系大量的经验事实，体系开始显得松散。然而，我们不能为追求逻辑上的简明严整而删去这些经验事实。诊病是为了治疗，方药知识在某种意义上来说比生理病理、治则等更有用。不过，到基本方剂这一步，仲景体系仍相当严整。为行文方便，以下方药定律仍称作公理。

（一）关于方剂公理

徐大椿归纳《伤寒论类方》为12类，其中主方11类。主方中有桂枝、麻黄、葛根、三类治太阳病（表证），以汗为主；柴胡类治少阳病（半表半里证），以和解为主；承气类以下为主；理中汤、四逆汤以温为主；白虎汤、栀子汤、泻心汤类以治热为主；五苓散类以布津为主。此11类主方中无吐法，徐氏将瓜蒂散归入杂方。若不以桂枝汤为补剂，此11类主方中竟无无补法。本书参考伤寒主方与八法提出方药公理。

徐氏的类方是有道理的，我们且由各方适应证条文看其重要性。

桂枝汤证：共18条（不含霍乱篇1条）。

（有人统计桂枝汤证为25条或更多，是将属于桂枝证但未指明用此方或讨论桂枝方证的条文都计入。本书不这样统计，以下各方准此。）

麻黄汤证：共8条。

小柴胡汤证：共17条。

大柴胡汤证：共4条。

栀子豉汤证：共6条。

大承气汤证：共20条。

小承气汤证：共7条。

调胃承气汤证：共8条。

泻心汤类证：共5方6条。

白虎汤证：共3条。

白虎加人参汤证：共5条。

五苓散证：共7条。

四逆汤证：共10条。

葛根汤证：共3条。

以上各方，将两柴胡汤归为一类，三承气汤归为一类，两白虎汤归为一类，即徐大椿将伤寒方归为11类的10类主方。理中类因主方见于霍乱篇，本书暂不取。

总之，上述方剂为《伤寒论》中出现概率最多者，其中又以大承气汤最多，其余依次是桂枝、柴胡、四逆、麻黄、五苓、栀子、白虎、葛根、泻心等，它们共涉及约120条经文（中有交叉，故不足120条），足示这些方剂的重要性。

以下结合八法及上述分析，选出作为公理（定律）的方剂。这些公理大体均有经文为据，因涉及经文较多，不再一一标出所据条文编号。

公理27：（发表出汗公理）

麻黄汤发表出汗，治表实（组方略，下同）。

公理28：（建中固表公理）

桂枝汤建中固表，治表虚。

公理29：（吐法公理）

瓜蒂散催吐，治膈上胸中寒实。

以上为治太阳病三主方公理。麻桂二方见第三章有关新解，此处稍论吐法。仲景吐法仅一方，适应证仅三条（第166、324、355条）。白散可吐可下暂不论，但仲景提及误吐的条文竟有近20条，故吐法确曾是一大法。亦有人以为栀子豉汤是吐法，今人多不这样看，问题是吐法何以能治伤寒初起。

以西医理解，吐法是为了吐出异常的胃内容物，这真的是治"胃家实"。然而，仲景的吐法是治胸中寒邪，胸中的东西怎么会吐出来呢？当代西医亦承认胃与胸有关系，如不少祛痰药便是由刺激胃而促进痰液分泌。第166条用吐法治气上冲咽喉不得息，应理解为因吐而祛痰止喘。吐法的另一功用应是吐出胃、食道、气道内的黏液，消除炎症，为糜粥静养（吐后不再呕）创造条件。

公理 30：（和解表里公理）

柴胡汤和解表里，治病半在表半在里，但见一证便是，不必悉具。

但见一证便是，见经文第 101 条。柴胡汤有大小，但见一证便用，主要指小柴胡。

小柴胡治表热里虚，大柴胡治表热里实。这些内容似应列入公理，那样此公理应稍改写。关于柴胡汤，有专文新解，见第三章第四节。

公理 31：（通里攻下公理）

承气汤通里攻下，治胃家实、胃家热。

承气汤有四种，对看柴胡、青龙各有两种，可知仲景于下法讲究较细（汗法讲究最细，见麻黄汤新解）。承气之意应是通气。其余有关下法的浅见，见太阳、阳明病新解，以及第五章"中西医热病治疗原则比较"。

公理 32：（清热公理）

白虎汤清表里大热，治表里热盛实证。

今人改白虎汤之适应证为大热、大汗、大渴，脉洪大，此四大证在仲景应用白虎加人参汤。白虎汤之主药为石膏、知母，近代人最善用石膏者为张锡纯。张氏以为，石膏可解表，热病初起即可用之，每见奇效，其法大非《伤寒论》所能容。故无论仲景体系是否解得通，仍需肯定学术必有待实验而后发展。

公理 33：（清热泻痞公理）

泻心汤清里热，泻心下痞。

今泻心证均见于太阳篇，但痞证实非病在太阳，详说见太阳篇新解。

公理 34：（清膈上热除虚烦公理）

栀子豉汤清膈上热、除虚烦，治汗、吐、下后热不清，心中懊恼，舌上苔。

典型栀子豉汤证仍属太阳病，详说见太阳篇新解。

公理 35：（温里扶阳公理）

四逆汤温里以扶阳，治里寒重证。

四逆汤温里之说见经文第 323、324、372 条，温里即可以扶阳。温里以干姜为主，扶阳以附子为主，详见第三章"四逆汤新解"。

公理 36：（输布水气公理）

五苓散助津液输布，治汗或下后口渴、胃中干、小便不利。

旧说五苓散治停饮，大误，拙论见第三章"五苓散新解"。

上述作为公理的方剂有的单看方名即知其治法，如承气汤、四逆汤、泻心汤等。除上述公理外，还有些方名已限定其治法，亦可视为准公理。计有：

1. 小建中汤补中气、温里、缓急，治里虚寒轻证。

2. 四逆散治里虚气滞四逆轻证。

3. 大陷胸丸治结胸重证。

4. 大陷胸汤治结胸急证。

5. 小陷胸汤治热结心下重证。

6. 复脉汤（炙甘草汤），补气血、复脉，治脉结代。

7. 通脉四逆汤治里寒虚甚，下利，脉微欲绝或利止脉不出。

8. 理中丸温里补气，治里虚寒，吐利，霍乱。

此类方还有蜜煎导、猪胆汁等，均不大重要。青龙、真武之方名含义不确切，暂不论。

另有一方只治一证，但系重证者，亦可视为公理。如桃仁承气汤、抵当汤、抵当丸等，读者学过伤寒一般不致忘记，此处暂不列出。

还有经文中明训过治法的方剂。如黄芩汤见于第 172 条，却在第 333 条指出其功用为清热。其余在有关经文中或加减法、煎服法中已有说明者，认真学过《伤寒论》者自知，下一节解有关经文时会提到。

（二）药物主治公理或定律

药物主治在古人为经验事实，有反复观察基础，故亦可视为公理（实为定律）。仲景并未明确指出大多数药物的主治，我们仅可从经文的零散论述中得知部分药物的主治或功用。或曰，我们可以据《本经》查出仲景方所有药物的功用。但读过该书的人均知，其中记载的药物主治颇多，我们不能肯定仲景用其中的何种功能。除非不得已，本书不惜助《本经》记载。提出公理前，我们先统计一下仲景使用诸药次数，以便粗略归纳出诸药的重要性。

1. 伤寒方诸药使用次数统计

统计今伤寒本论诸方，各种药物出现的次数如下：

甘草 70　桂枝 43　大枣 40　生姜 39　芍药 33　干姜 24　附子 23　人参 22　半夏 18　黄芩 16　茯苓 15　麻黄 14　大黄 14　黄连 12　白术 10　杏仁 10　栀子 8　柴胡 7　石膏 7　枳实 7　细辛 6　芒硝 6　厚朴 6　蜂蜜 6　香豉 5　当归 4　葛根 4　粳米 4　栝蒌根 4。

出现 3 次的为泽泻、龙骨、阿胶、桃仁、甘遂、知母、黄柏、五味子、桔梗、葱白，出现 2 次的为猪苓、通草、蜀漆、吴茱萸、虻虫、水蛭、赤小豆、麦门冬、苦酒、栝蒌实、麻子仁、葶苈、猪胆汁、酒，其余 36 种均只出现一次（其中甘澜水、潦水等，严格而言非药物）。这一统计很有意思，前五种出现次数最多的药物恰可组成桂枝汤，故桂枝汤为伤寒第一方并非偶然。再联系服此方须臾要服粥，说明古人发明药物与饮食密切相关。这几味药应该最为人们熟悉，适应证又比较多。补中益气不过是饮食消化的特化，是人类后天第一功能的强化，对桂枝汤不必做玄妙的解释。

进行下一步推论之前，顺便说一个问题。今《伤寒论》中有青龙汤、白虎汤、真武汤，这是以四象命名的方子，应属于五行学说的遗迹，但现有方义中已看不出五行说理论如何指导这些方剂。而且，四象中缺朱雀（按五行相对应还缺一个与土相应的方子，或云小柴胡为黄龙汤），后人或称十枣汤为朱雀，看来这四个方子都较峻烈，仲景之前或有以此四方为主方的热病方剂体系。但在仲景书中，这四方只有白虎汤还作为一类主方的代表，而且适应证不多，足见仲景学说距五行理论指导的热病体系已相去甚远。

2. 药物主治公理或定律

以下药物主治公理，共涉及 23 味药的部分功用，主要由小青龙、小柴胡、桂枝附子、真武、通脉四逆汤及四逆散各方的加减提示中推出。此推理极简，在逻辑学上叫归纳法的求异法。所举的功用有些是或然的，加之为使本书公理体系尽量简化，各药物不再作为公理编号，仅列述如下（括号注明所据经文号）。

厚朴、杏子（仁）治喘（18）。

干姜、五味子、细辛止咳（96、316、318）。

芍药治腹中痛（91、141）。

生姜止呕（76、316）。

栝蒌根止渴（40）。

茯苓治小便不利、少腹满（28、40、96、316）。

甘草补气（76）。

人参止渴生脉（96、317）。

附子治汗漏不止、四肢微急（20）。

薤白治泻利下重（318）。

附子治腹中痛（318）。

葱白治面色赤，脉不出（317）。

麻黄治喘用小量（40）。

附子治噎（40）。

桂枝治心悸（318）。

桔梗、甘草治咽痛（311）。

附子、白术逐皮内水气（174）。

牡蛎治胁下痞满（96）。

栝蒌实治胸中烦满（96）。

胸中烦满忌用人参、半夏、芍药（96、21）。

口渴忌用半夏（40）。

下利、噎、小便不利，忌用麻黄（40）。

心下悸、小便不利、腹中痛忌用黄芩（90）。

吴茱萸温里寒（352）。

胁下痞硬忌用大枣（96）。

下利忌用芍药（316）。

呕者忌用附子（316）。

以上内容可在下文推演证明经文时作为准公理参考使用，但这些内容颇感不足，以下将在《伤寒论》方中出现 4 次以上的药物主治和药性作为假说提出。读者或说自己学过中药，其中"肯定"的药物功用远比这些所谓假说多。但笔者不欲将历代本草知识都假设仲景已知道，这些假说大部分从仲景方法中推论来，当然要包括上文列出的准公理。以出现次数多少为序计有：

1. 甘草性温，补气、和中、止咳、调和诸药。

2. 桂枝性温，补益中气。

3. 大枣性平，补气安中，制峻下药毒性，忌用于中满。

4. 生姜性温，止呕。

5. 芍药性平，缓急、止腹痛、益气，忌用于胸腹胀满。

6. 干姜性热，温里散寒。

7. 附子性温，主扶阳温里。

8. 人参性温，补气、生津止渴、复脉。

9. 半夏性温，温胃止呕，忌用于口渴、胸腹胀满。

10. 黄芩性寒，主清里热。

11. 茯苓性平，主益气利水，通小便。

12. 麻黄性温，主发汗，止喘咳，虚人忌用。

13. 大黄性寒，主泻下除实，清里热。

14. 黄连性寒，主清里热，除心下痞。

15. 白术性温，补中气、利水。

16. 杏仁性温，止喘咳。

17. 栀子性凉，清隔上热。

18. 柴胡性微寒，解表里热。

19. 石膏性寒，清里热。

20. 枳实性平，下气。

21. 细辛性温，温散里寒。

22. 芒硝性寒，下里热燥屎。

23. 厚朴性温，下气、止喘。

24. 蜜性温，补中益气。

25. 香豉性凉，除膈上烦热。

26. 当归性温，补血，止腹中痛。

27. 葛根性平，发汗解表，止项背强几几。

28. 粳米性平，补谷气。

29. 栝蒌根性寒，止渴，泻心下痞。

至此《伤寒论》的公理体系基础基本完成，现在可以按新的"伤寒例"推演证明经文了。详见下一章"伤寒论基本概念及六经各篇新解"。

前乎仲景，有法无方，后乎仲景，有方无法，方法具备，惟仲景此书。然则此书者，尽斯道体用之全，得圣人之经而时出者……呜呼！仲景圣当时而祖百代，其神功妙用，闻而不得见。………诚能心仲景之心，志仲景之志以求之，则道在是也。

——方有执

《伤寒论条辨·跋》

一个从事自然现象研究的科学家应当具备的第一个条件，就是建立在哲学怀疑态度上的保持完全精神上的自由。但是又绝不应当是怀疑论，应当相信科学，也就是说，相信决定论，相信事物之间的绝对而必然的关系，对于生物界的现象如此，对于其他的观象也如此。

任何人的意见，无论形成理论或其他方式，都不能当作代表科学的全部真理。它是一个向导，是一线光明，但不是一个绝对权威。实验方法在科学上所完成了的革命就在于用一种科学的标准以代替个人的权威。

——贝尔纳

《实验医学研究导论》第 38、43 页

第二章 《伤寒论》基本概念与六经各篇新解

本书读者大都学过《伤寒论》，有的已是专家。对专家来说，他们有条件也有能力按本书的思维方式——逻辑，去理解（推演、证明）《伤寒论》的理法方药体系。一般同道至此还不大可能，也无条件弄清大多数具体问题。本书的初衷之一是帮助当代青年懂得《伤寒论》，所以，本章把《伤寒论》比较全面地证明一遍。有的问题在上文中已经证明或初步证明，本章为求完整会再提出。本书的新见解比较多，为加深印象，适当重复是必要的，这样做的目的是使多数读者读过本书后便可运用于临床。

又，为求行文简明。以下各节（上文亦然）引用仲景原文时常只引条文号，或节略引原文，多数读者可能须随时核对原文斟酌拙见。但是，不少读者未必手头就有《伤寒论》原文全文（即白文），为便于他们随时翻检对照本书的提法，故将六经各篇及霍乱、阴阳易、差后劳复病，即397或398法、113方白文附于书后。此白文以新辑宋本《伤寒论》（1956年重庆市中医学会编注，重庆人民出版社出版）为蓝本，每条标明两种文号。中文号在每条前，为宋本条文号，阿拉伯字号在每条末，为《伤寒论讲义》（1964年成都中医学院主编，中医学院试用教材重订本，上海科学技术出版社山版）条文号。

本书引用经文及标出的经文号，均用阿拉伯字码，但所指是宋本条文号，即白文每条前的中文号。

> 发明科学概念，并在这些概念上面建立起理论，这是人类精神的一种伟大的创造性。
>
> ——爱因斯坦
>
> 《爱因斯坦文集》，第 1 卷，第 628 页

第一节　伤寒杂病新解

伤寒与杂病均见于《内经》，杂病且是《灵枢》中的一篇。但是，将伤寒的概念限定，把非伤寒称作杂病，始自北宋政府组织校正并颁行《伤寒论》和《金匮要略》，这样就决定了杂病的外延不可能明确。

一、伤寒概念演变

伤寒的概念有过几次较大的变化。《内经》说："今夫热病者，皆伤寒之类也。"什么是热病？"人之伤于寒也，则为病热。"以上均见《素问·热论》篇。这两句话，不是循环定义。换成不易误解的现代语言，上述概念的定义即是："热病是人体受寒发生的，以发热为主要症状的疾病。"热病是病名，寒是病因，热病的主要症状是发热，这一概念的内涵与外延都

明确。中医最早关于热病的概念是狭义热病概念，即认为伤寒后只见发热或热证，不见发热恶寒的寒证或热证，更不见无发热的寒证。后来将因为果，伤寒变成病名，而且居于热病之上，这应该是仲景关于伤寒的概念。若用现代语言定义仲景所谓伤寒，应该是：伤寒是人体受寒发生的，以寒热为主要症状，既有热证又有寒证的疾病。

读者须注意，笔者用现代语言定义伤寒时，将其主要症状限定为"寒热"，而不仅为发热。伤寒不仅有热证，而且有寒证，这样便将伤寒的外延扩大。伤寒不仅见发热或发热恶寒，还有的见无热恶寒。仲景取伤寒而不取热病名书，用意即在此。温、暑等热病不在《伤寒论》中讨论，是合乎逻辑的。但是，仲景之后，伤寒概念被进一步扩大，伤寒的病因不再限于寒。

《难经》说："伤寒有五，有中风，有伤寒，有湿温，有热病，有温病。"这个广义伤寒概念，受《素问》"冬伤于寒，春必病温"以及"风论""疟论"的影响。但《内经》无湿温之说，《难经》提出这一概念应从《素问·生气通天论》"因于湿，首如裹，湿热不攘"一句中来。这一广义伤寒概念，在认识热病方面有进步意义。因为湿、暑致病同样可发热，而且常比伤于寒即病者还要严重，但对伤寒概念的精确不利。

伤寒的病因到底是什么？《难经》中比较明确的是风、寒、湿三因。但是，热病、温病的病因却未说清楚，而且其中没有暑病。后来，《伤寒例》重提《内经》伏邪说，称冬伤于寒，中而即病者，名曰伤寒。不即病者，至春变为温病，至夏变为暑病。然而暑病后来又发生歧义，中医对暑病的认识始终不清楚，至少从未明确西医关于中暑的概念。温病在仲景那里是否属于伤寒，不很明确。《伤寒例》的说法，是一种理论解释，但它肯定温病属于伤寒。

自两晋至两宋初，广义伤寒的外延继续扩大，《肘后方》把时行、温疫也归入伤寒。《诸病源候论》将伤寒与时气、热病、温病并列，热病的病因与温病重复。其间的总趋势是广义伤寒外延渐广，而狭义热病已不可分出。《千金》《外台》，均略同此说。

宋人朱肱著《活人书》，将伤寒之外延扩大至十六种病，但不包括中暑及瘴疟。

金元时代，河间学派以六气分外感病为六类或六门，说六气皆从火化，不承认伤寒有阴寒之证，无论狭义或广义伤寒均以火热概之。简言之，外感均属热证，伤寒自然是热病，故伤寒、热病混称，由来已久。

明清时代，温病学说形成，除中风、伤寒外，原广义伤寒中的其他病种均归入温病。于是，外感热病分两类，伤寒与温病相对，温病概念明确，伤寒反而比较模糊。

近数十年来，论温病强调其传染性，温病一变而成为有传染性的外感病，无传染性者便是伤寒，因而伤寒的概念实际上又发生变化。

那么，仲景所谓伤寒，其实际所指是否包括后世一直至今日所谓的温病呢？显然，仲景所指的伤寒既有热证，也有寒证，而且有明显的传染性，否则不会大批死人，故应该包括温病。不过，我们仍无法说明为什么仲景没有明言温病的治法。

二、杂病与负概念

伤寒概念之演变，受多种因素影响。从逻辑角度看，伤寒与杂病之分，温病与伤寒之分，均因使用概念划分的二分法所致。伤寒与温病均曾作为正概念，其外延相对明确。杂病一直是负概念，非伤寒、非温病就是杂病。

我们是否可以试将杂病改作为正概念呢？

单看宋以后杂病概念的来路，我们无法给它一个正概念，因为《金匮要略》论杂病的成说至今不废，所以，我们不必也不可能从正面讨论其概念。

或许有人认为，陈无择的三因说给正面限定杂病概念提供了可能，实则不然。陈氏之说确是一大进步，尽管其病因分类仍属自然哲学性的。其说将疾病分作两大类——外感和内伤（不内外因仍不出外因）。它们既不相容，又各自外延清楚。伤寒与杂病则不然，它们虽不相容，却只有前者外延清楚，所以，内伤外感之分和伤寒杂病之分是两回事。

中医分病概念不清，还与其病因理论过略有关。如风寒暑湿既可使人患伤寒，也可使人患杂病，这样一来，伤寒与杂病竟然无法从病因上区别，无怪吴又可把能够传经看作伤寒的特点。笔者以为，中医不吸取西医的病因学说，就永远不可能正面说清杂病。

很多学者至今不明白，伤寒杂病之分所涉及的病因学问题和逻辑问题，他们想从正面限定杂病。如有人说，杂病是慢性病，那么，伤寒杂病之别主要是急慢之分了。读者试看《金匮要略》中的霍乱（今编入伤寒）、痉、湿、暍、中风（西医脑卒中）、疟病、奔豚、胸痹等均属急性病，而且有急于伤寒者，故其书大半论急性病，即卒病。

今教材说杂病主要包括内科慢性病或内科杂病，似乎杂病有内、外、妇、儿之分。中医有内科之说始自明代，教材的说法恐怕受西医影响，此且毋论。若杂病是内科病，《金匮》中的妇人、小儿、口齿病当如何解释？况且，有内科杂病便应有外科杂病，实际上没有外科杂病之说，因为没有外科伤寒或外科温病（妇人和小儿杂病可通，因为有妇人或小儿伤寒）。

还有人将杂病略同于内伤，有内伤杂病的含混说法，其实，也有外感杂病。

总之，关于杂病有各种错误理解，其中，一些学者将杂病略同于慢性病更是不应有的逻辑混乱。伤寒显然均属急性病，慢性病均应归入杂病，但不等于杂病都是慢性病，此种逻辑混乱还与一件难以确考的医史疑案有关。

三、关于杂卒疑案

仲景书曾经（今天也有时）叫《伤寒卒病论》。什么是卒病呢？今本《金匮要略》中，卒病与痼疾相对，即急性病。那么，书名中的卒病是指伤寒呢？还是指其他急性病？此事难以确考。

宋代校书专家，径直认为"卒"字乃"杂"字之讹。仲景书原叫《伤寒杂病论》，是抄书者图省事，将杂字的繁写省笔，写成卒字。不信请看今《伤寒论》仲景自序中明明写着"为《伤寒杂病论》合十六卷"。于是，随着校书颁行，《伤寒论》＋《金匮要略》＝《伤寒杂病论》成为定谳。《伤寒论》论伤寒，《金匮要略》论杂病，自无疑义。

宋代校书专家的这种认识，不见于他们的校正说明，大约他们认为这是不言而喻的问题。当时的认识分歧，只在郭雍所著《伤寒补亡论》中稍有记载。

总之，按宋代校书专家的逻辑，杂病等于非伤寒，即伤寒之外的一切疾病。

那么，关于杂病是否再无可说了呢？换言之，字讹说是否完全无可争议？不是。我们先从"杂"字的含义说起。在仲景时代，该字便有以下三义：①颜色不纯。这是杂字的本义，见《说文解字》。《淮南子·说山训》："貂裘而杂，不若狐裘而粹。"引申为驳杂、不纯粹。②混合、掺杂。《国语·郑语》："以土与金木水火杂，以成百物。"③都、共同。"愚公移山"（《列子·汤问》）中有"杂然相许"。

第 1、3 两义又引申为各种各样、多种多样，第 1、2 两义又引申为零乱、非正统、非主要、不入流、其他等义，显然，杂病之杂，在《内经》中表示不入流之义。刘勰著《文心雕龙》中有"杂文"一篇，便与《灵枢》有"杂病"属同一逻辑，这两个杂字取义相同。为文非经、非史、非子，不属于诗词歌赋，无以名之，称为杂文。为病非风、非寒、非温、非热，不属于疟痹痿厥，无以名之，称为杂病，这便是《灵枢》"杂病"专篇之取义。

然而，今本《金匮要略》远非仅载不入流的病，其中疟、风、痹、痿等，在《内经》中远较伤寒论述多而成熟，故可断言，《金匮要略》所论之病大多纯而不杂。

杂病外延大扩张的现象如何解释呢？这里不避考证之嫌，简介一下六朝隋唐大量出现杂医书的情况。

医书而冠以杂字，至隋代达到高潮。《隋书·经籍志》所载之医经中有《杂针经》，本草中有《杂本草》，医方中，书名带杂字的有近二十种，如《杂药方》《杂散方》《体疗杂病疾源》《疗脚弱杂方》《杂戎狄方》《疗百病杂丸方》《梁武帝所服杂药方》等，胎产书中有《杂产书》等，养生书中有《杂仙饵方》《杂酒食要法》等，神仙书中有《杂神仙黄白法》，等等。

唐代杂医书仍大体如上。这些书名中的杂字，大多仍取义各种各样、多种多样，与"诸""众"之义区别极小，少数取义不入流、零散。我们虽不敢肯定其中有主要论伤寒、热病者，但讨论范围无疑已等于或超过今本《金匮要略》。再看《宋史·艺文志》，医书类大增，偏偏一本带杂字的书也找不到，这只能说是仲景一杂百杂皆归之故。

所以，笔者以为，翰林学士王洙所见的那些蠹简，至少不全是仲景当年所论杂病方，而更可能是六朝隋唐各种"杂医书"，《金匮要略》是对这些杂医书的整理和校正。宋代之后，几乎再未出现新的杂医书，与宋政府校医书，杂病不再出《金匮要略》的范围大有关系。

杂病演变过程，在逻辑上有进步意义，上文已予说明。不过，明显带有重伤寒、轻杂病的倾向，可知当时伤寒对人类健康威胁之大。

以上花了较大篇幅讲杂病，仲景所说的伤寒概念的外延如何呢？按今本《伤寒论》分析，其外延即中风与伤寒。经文中仅第 6 条提到温病，却无治法。痉湿暍等自唐代即不在六经各篇，仲景亦可能不视为伤寒。经过逻辑处理，本书将风统一于寒，伤寒不包括风、湿、暑等外因所致热病。

四、伤寒与温病

怎样理解仲景时代伤寒为害如此严重呢？显然，那时某些伤寒有明显传染性，所以，后世将伤寒外延逐渐扩大（即分出了一些病种）是认识上的必然过程。这种认识过程到一定程度，就要再用二分法。吴有性首先把某些急性传染病——温疫，自伤寒分出，后人又将仲景所说的温病分出，强调温病初起即以热证为主且多易传染，于是狭义伤寒只剩下风寒。

读者至此必然致疑，问仲景以风寒为病因建立的体系，能否治疗当时已存在的温病？仲景是否讨论过温病治法，今已不可确考（洪钧按：拙作《中西医结合二十讲》第十六讲，参考柴中元先生的见解，指出仲景有温病治法，这里不再修改，但目前拙见，应以第十六讲为是）。不过，仲景关于伤寒的辨证论治体系，大部可用于治温病。要而言之，寒温理法之别有二：第一是初起治法不同，即伤寒解表以辛温，温病解表以辛凉（笔者以为，部分温病初起用桂枝汤仍不属误治）。第二是伤寒治法重在扶正，温病治法重在攻邪。实际上，温病一旦不在表或由卫转气，便可照用伤寒里热、里实治法。温病下不厌早，可急下、数下，以及数日之法一日用之等说，在仲景法亦均可解。总之，伤寒六经辨证体系，为中医外感学说，提出一理论模式。后人创立的其他外感辨证体系，虽各有成就，若拿它们和六经体系对比，便很容易发现，它们都远不能容下六经体系，反之，六经体系能包含其他体系的主要内容。

伤寒、温病、杂病之分，还涉及疮疡等外科病的归属问题。疮疡既可因外因引起，也可因内因发生。当代西医也不以为其病因全赖病菌，有时，人体抵抗力低下是主因，看来，杂病的判断与病因无关。换言之，三因皆可致杂病，广义的伤寒——伤寒加温病，仍不能穷尽外感，于是，宋人整理《金匮要略》把疮疡痈肿、妇人病、小儿病、口齿病、自缢、中毒等都归入杂病，温病学成熟后（以吴有性提出"戾气说"为标志）多数疮疡归入温病。至于中医专科出现后，杂病愈分愈细，这是学术发展的必然，但杂病作为负概念仍有理论意义。

在古代，无论中外，热病均是人类健康面临的第一大敌，所以，中医学术进步一直以热病——即广义伤寒学为主干，其他方面的进步无不得益于伤寒学。曾经包治百病的针法渐渐衰落，成为一科，即与药物相辅的一种疗法。

五、小结

1. 伤寒有广义与狭义之分。广义伤寒包括狭义伤寒与狭义温病，病因涉及六淫。狭义伤寒即仲景所论中风与中寒，病因只有风寒。伤寒与温病可统称热病，但狭义热病不属于狭义伤寒。热病在河间学派那里曾等同于广义伤寒，伤寒无论广义与狭义均属正概念。本书认为，风应统于寒，伤寒就是寒冷刺激引起的以寒热为主要症状的疾病。至于仲景所谓伤寒是否真的都是寒冷所致，是实验才能解决的问题—现在已证实是病原微生物的作用。对《伤寒论》进行逻辑处理，只能说伤寒的病因是寒邪。关于温病的病因，虽有吴有性划时代的"戾气说"，也只是假说。当代西医已经基本上完成了有关病因的实验证实，如何中西医结合看伤寒和温病病因，见第四章第一节。

2. 杂病最初指不重要、不入流的疾病，晋唐时期渐变为多种疾病的意思。宋代官方校正医书后，杂病一变为与伤寒相对的各种疾病，即非伤寒的意思，从此，杂病成为负概念，沿用至今。

> 如果最初是把理论想象为对实在客体的描述，那么，在较晚的时期，理论就被认为仅仅是自然界发生的过程的一种"模型"。

——爱因斯坦

《爱因斯坦文集》，第1卷，第309页

第二节　六经新解
——人体的一种理论模型

"六经"是伤寒学的重要理论，却是近千年来学者们争论不已的问题。

按说，把六经理解为人体的一种理论模型，问题就应该解决了。但是，很多人的思想还是把理论看作对实在客体的描述。当"模型"不能直观地描述客体时，人们就会以自己了解的客体为依据，对模型发生争论。假如，还有关于同一客体的其他"模型"，争论就会更大。所有重要的中医和中西医理论分歧，都可以归结为"模型"争论，也可以上升为"模式"争论。如果我们把"模型"与实在客体之间的一致程度作为判断"模

"型"正确与否的唯一标准，那么，就意味着要在"摸型"或"模式"之间进行抉择。这样做的后果是很清楚的，假如承认与客体不完全符合的"模型"会各有长短，问题就不仅仅是单纯地进行抉择了。笔者以为，这至少是"结合"的一种含义。

旧作《伤寒论新解》（马堪温、赵洪钧，中国中医药出版社1996年第1版）第二章第二节标题即为"六经新解"，本讲的正文照用了旧作原文。

为了更好地说清这个问题，这里再做一点考证和补充说明。

《伤寒论》本身并无"六经"这个术语，不过，六经之说根子很深。

今《内经》中"六经"凡12见，含义全部指经脉。

按顺序引其第1、2、6、11处如下：

"六经为川，肠胃为海，九窍为水注之气。"（《素问·阴阳应象大论第五》）"愿闻六经脉之厥状病能也。"（《素问·厥论第四十五》）

"经脉十二者，伏行分肉之间，深而不见；其常见者，足太阴过于外踝之上，无所隐故也。诸脉之浮而常见者，皆络脉也。六经络手阳明少阳之大络，起于五指间，上合肘中。"（《灵枢·经脉第十》）

"是故虚邪之中人也，始于皮肤，皮肤缓则腠理开，开则邪从毛发入，入则抵深，深则毛发立，毛发立则淅然，故皮肤痛。留而不去，则传舍于络脉，在络之时，痛于肌肉，其痛之时息，大经乃代。留而不去，传舍于经，在经之时，洒淅喜惊。留而不去，传舍于输，在输之时，六经不通四肢，则肢节痛，腰脊乃强。留而不去，传舍于伏冲之脉，在伏冲之时，体重身痛。留而不去，传舍于肠胃，在肠胃之时，贲响腹胀，多寒则肠鸣飧泄，食不化，多热则溏出糜。留而不去，传舍于肠胃之外，募原之间，留着于脉，稽留而不去，息而成积。或着孙脉，或着络脉，或着经脉，或着输脉，或着于伏冲之脉，或着于膂筋，或着于肠胃之膜原，上连于缓筋，邪气淫泆，不可胜论。"（《灵枢·百病始生第六十六》）

引《素问》的2条是为了证明"六经"所指确系经脉。

引《灵枢·经脉》中也有"六经"字样，是推测确应有过六经之说，而且曾经很流行，古人没有删去这些痕迹。

引《灵枢·百病始生》是为了说明确曾用六经解释外感——特别是中风。

所以，《灵枢·百病始生》这一大段文字，应该是相当早的外感病理，和《素问·热论》对看，显然这里很不严密。不过，中医关于热病基本思想，特别是伤寒表证的概念，已经有了。

但显然又不是按照自太阳至厥阴顺序讲的——实际上没有涉及一条具体经脉。其中说得最清楚的是"伏冲脉"，查看下文可知，"伏冲"就是西医所谓股动脉。

该篇说："邪气淫泆，不可胜论。"

《素问·风论》说："风者百病之长也，至其变化，乃为他病也，无常方。"

据此，早期论风致病的传变没有规律。

到《素问·热论》，推论出严密的规律，即严格自巨阳至厥阴每天一传变，可是，偏偏其中没有六经字样。十二经之说倒是有，于是，只能理解为伤寒一日手足巨阳同病，以此类推。据此，伤寒传足不传手之说，没有经典依据。

那么《伤寒论》的太阳至厥阴，是否完全没有经脉的意思呢？

显然不能这样说。除外序言，今《伤寒论》中共有19个"经"字。

经文第143、144、145条三次出现妇人"经水"之说，即今所谓"月经"，此三经字，与经脉基本无关。

其余16个经字，都是经脉之经。

如第8条说：太阳病，头痛至七日已上自愈者，以行其经尽故也。若欲作再经者，针足阳明，使经不传则愈。

这是今《伤寒论》第一次出现"经"的条文，而且一下子出现3个，经字的含义，也完全应该是经脉。

"过经"连写的见于第103、105、123、217、384等条，此外还有"到经"（第114条）"到后经""至阴经"（第384条）等，总之，单就伤寒本论而言，除了指月经的三处外，"经"字全部是经脉之经。

然而，按经文第8条所说："若欲作再经者，针足阳明，使经不传则愈。"照此办理不能防止传变，于是古人也认为仲景所谓太阳至厥阴，有经脉之名，无经脉之实。

于是，必须给"六经"（即三阴三阳）以合理的解释。

六经是什么本来可以一言而决一它是由一阴一阳推出的哲学定理，生命现象都可分三阴三阳，六经并非人体特有。人体之构造和生理病理过程自可分六经，若分十二经便非六经。仲景只讲六经，不讲十二经，六经之经非经脉之经。

爱因斯坦说："如果最初是把理论想象为对实在客体的描述，那么，在较晚的时期，理论就被认为仅仅是自然界发生的过程的一种'模型'。"（《爱因斯坦文集》，第一卷，第 309 页）

古今医家都承认，六经是关于人体的理论，那么，按爱因斯坦的说法，六经是人体的一种理论模型。

然而，长时期来，学者们对六经实质争论不已。

上一节已经对三阴三阳生理定理进行了说明，读者可能还有疑惑。本节就以往学者集中争论的几个问题，全面结合《伤寒论》经文，再做进一步说明。

正式说明前，先声明一下。今《伤寒论》中肯定有后人附入的见解，其中用经脉和藏府说解释六经的内容，至少一部分是后人附入的，但本书不做考证。

一、三阴三阳不是指经脉或经络

三阴三阳最容易使人与经脉说相联系，加之《素问·热论》篇确实是按经脉说推演的伤寒病理，更使人认为三阴三阳应该是经脉。况且，《伤寒论》中有许多"经"字，甚至有"经脉"字样。不过，古今学者也认识到仲景的三阴三阳——六经说与《内经》的经脉说之间有许多矛盾。

首先，经脉说虽然同样有太阳到厥阴六个名词，但经脉的主体为十二条，再加上冲、任、督、带等，共有二十多条，实在难与六经合拍。为弥缝这一矛盾，学者们便说，伤寒传足不传手。何以传足不传手？因为足经长，手经短，这种理解之不可靠一望而知。

这样说并不完全否认六经与经脉有关，今《伤寒论》经文中仍未完全清除经脉说，简述如下。

1. 第 160 条中有"经脉动惕"之说，《伤寒论》中，经脉二字连写的仅此一处。经脉何以会动惕？怎样动惕？讲不通。这里的"经"字很可能是"筋"字，故完全可以将该二字删除（动惕实指应为局部肌肉抖动，略同瞤动和筋惕——见第 38、82 条）。其余脉字无例外地指脉象之脉，可切之脉，只有第 86 条"额上陷脉急紧"似乎是静脉。

2. 今经文中有针刺治法，理应遵经脉说。有关条文号为第 8、16、24、29、108、109、117、118、119、142、143、153、171、216、221、231、267、340 等共 18 条。其中第 16、29、117、118、119、153、221、267 共 8 条系指明烧针的不良作用。仲景不赞成烧针，也不以经脉说解释

烧针的原理。第 108、109、142、143、221 计五条只讲刺期门，因其疗效不可靠，古人已淘汰之。第 8 条在理论和实践上均不可通，第 340 条讲病位时涉及膀胱、关元，只有第 24 条至今尚偶或用之。总之，针刺法完全可以而且应该从《伤寒论》中清除，如曰不然，试看古今伤寒学者，极少报道针刺治疗验案，可知针刺治伤寒效不佳。经脉学说不能应用于伤寒体系，并非仅为理论需要。

3. 今经文中有灸法，见第 115、116、292、325、343、349、362 共 7 条。其中第 292 条明言"灸少阴七壮"，第 343 条明言"灸厥阴"。伤寒病在阳，不用灸法，如第 115、116、条所示。在阴而且属虚寒者可灸，古今均有验案。所以，如何把有关条文纳入伤寒体系，尚有待解决。

前人一见三阴三阳便联想到经脉，是由于人们只知道经脉曾与三阴三阳相联系，以为只有经脉可分三阴三阳，而不知道三阴三阳作为公理可以规范一切生命现象。六经（即三阴三阳）不是经脉说的专用术语，更不是其附属物，而是比经脉更高级、更有普遍意义的概念。详说见书末附一《阴阳学说的逻辑值》。

其实，《内经》中已有关于三阴三阳的朴素说明。

《素问·阴阳离合论》说："今三阴三阳，不应阴阳，其故何也？岐伯对曰：阴阳者，数之可十，推之可百，数之可千，推之可万，万之大不可胜数，然其要一也。"

"帝曰：愿闻阴阳之三也何谓？岐伯曰：气有多少，异用也。"（《素问·至真要大论》）

"帝曰：何谓气有多少，形有盛衰？鬼臾区曰：阴阳之气各有多少，故曰三阴三阳也。"（《素问·天元纪大论》）

现在的问题是，人们对十二经络中的三阴三阳术语印象很深，看见"经"字就联想到经络，无法理解仲景用三阴三阳说，规范的人体生理病理与十二经脉生理之间发生了矛盾（笔者认为有过六经脉说）。如何解决这一矛盾呢？同在中医体系中，它们互相统一自然好。笔者以为，有可能做到这一点，本书暂不讨论。

二、三阴三阳与脏腑学说基本无关

经脉说与藏府说不可截然分开，但藏府说相对独立。持三阴三阳即经脉说者，认为伤寒病可在"经"，也可在"府"，有所谓"经证""府证"之说。然而只限于太阳、阳明病有此分界。至于藏证，仅厥阴篇一见藏厥。可见，经证、腑证之说，只是随手拈来。

五藏是否可感风寒呢？请读《金匮要略·五藏风寒积聚》篇。诸藏病分中风、中寒、着三种。但脾无中寒；肾无中风，亦无中寒；心、脾、肺又无着。其中又涉及三焦、大肠、小肠，均极粗略。总之，仲景时代，曾有人欲以藏府为本建立外感学说体系，而终于失败，现有条文多不实用。今《伤寒论》体系与藏府学说基本无关。

遍查经文，可知《伤寒论》提到的人体构造基本上不涉及五藏六府意义上的藏府，其中常见的名词有头、面、颈项、额、胸、胁、腹、脐、膈、四肢、手足、皮肤、骨髓、眼、耳、鼻、舌、咽喉、心下、少腹等。除用以判定三阴三阳外，仲景并不考虑各器官的特殊功用。仲景常提到的藏府是"胃"，这个胃的功用近似藏府学说中脾、胃、大小肠功用之和。《伤寒论》其他提及藏府的条文如下。

1. 第54、277、338条见泛指的"藏"字。

2. 第108、109条提及肝、肺、脾，用以说明"纵""横"两种病。这些概念均非伤寒所必须。

3. 第106、293、340条提到膀胱。

4. 第157条方解中提到"泻肝"。

5. 第124、159、282条提到中焦、下焦。

6. 第143、144、145条提到血室。

7. 第179、247条提到脾约。

8. 第230、243条提到上中二焦。

9. 第128、129、130、167条提到藏结。

10. 第386条提到"肾气"。

11. 第97条出现"藏府"。

以上各条涉及五种特定的病，即纵、横、脾约、藏结和热入血室。它们亦属用藏府说建立热病体系的遗迹，可以从今伤寒体系中剔除。

读者或习惯于旧说，那么，试看经文中完全不见心包、胆、大小肠的字样，便知仲景实无须藏府说推演伤寒。经文中"心"字甚多见，但无一条暗含藏神主血脉者，最多见的是为指明正上腹—心下这个部位。其次是用以描述"心悸"或"心动悸"这一症状——轻者属患者自觉，重者可以观察到。

五藏六府意义上的府说与仲景所指三阴三阳基本无关，说明如上，即仲景论伤寒不需藏府说。相反，《伤寒论》却突出了不属于五藏六府的

"膈"，因为它与六经关系密切。今经文中提及膈字的有第 122、134、141、221、324、338 条，第 122 条且有膈气虚之说。膈与胃相邻，但膈在六经学说中的地位远超过胃。膈是人体上下表里的分界，本身又分为少阳、厥阴两经（详见三阴三阳定理，在第一章第三节）。病在阳，但见胸胁胀满便属少阳——即膈之外上受邪；病在阴，但见心中疼热、气上撞心、厥而时烦、四肢厥逆，便属厥阴—即膈之内下受邪。拙见以膈之外上为少阳，膈之内下为厥阴，不仅使六经全部落实于人体，而且使以往很难说清的少阳和厥阴病（尤其后者）含义大明。

三、三阴三阳病不是症候群或综合征

按仲景原意，六经病是病，不是证，更不是症候群或综合征。比如，太阳病就是指人体太阳部位受寒，引起太阳功能紊乱。生理上的三阴三阳，在形态上将人体分为六个不同而又相关的部分，这些部分的气血盛衰有六种状态，各有其特殊功用，它们受邪后自然各有特殊病理表现。总之，自中医说来，六经病是典型的病的概念而非症候群。西医所谓症候群或综合征，乃意指一种原因尚不明了的疾病，如席汉氏综合征（又名希恩综合征）后来被证明是垂体功能低下，美尼尔氏（综合）征后来被证明是耳前庭半规管受损。伤寒既已知道病因，又已知三阴三阳病位，不存在症候群或综合征问题。

如果说，症候群意指六经病各有一组相对固定的症候，称作症候群为强调症候间的关系，那么这与中西医关于病甚至中医证的概念仍无本质区别。西医诊断某病，同样要靠一组症候，所以，症候群说不是使六经（纲领）概念更清楚，而是使之更模糊，综合征则相去更远。

可能有人会反驳，说中医重整体观念，为什么太阳病只出现太阳部位的症状呢？这不是曲解中医吗？笔者在上文中已说明，这是仲景将阴阳辨证逻辑的无穷多值固定为六值的一种成功的尝试。若只将阴阳做二值处理，疾病便只有五种状态，无法进一步研究。若笼统地讲阴阳无穷多值，则更加无处下手分析，况且，六经病纲领经得起临床验证。

持症候群看法者，完全忽视了"证"与人体部位的关系。以六经纲领而言，阳明病胃家实、少阳病胸胁胀满、太阳病头项疼、太阴病腹疼下利、厥阴病心中疼热及气上冲心，等等，均明确了病位。即便发热这一全身症状（自西医看），在仲景看来，也因病位不同而各有特点。如太阳之发热恶寒、少阳之寒热往来、阳明之发热恶热不恶寒等均非单靠症候群

（脱离六经生理）所能解释。至于脉象见浮属表，沉属里，微细属少阴病等，均从六经部位的生理和病理推出。

症候群说之不可通，还由于它仅有证的概念（假如有的话），而无病的概念，因而无法进一步辨证。比如，以六经为纲，太阳病之下可统率表实与表虚，表实证又分麻黄汤证、葛根汤证及青龙汤证等。若统以症候群视之，诸证均属平行概念，伤寒病就失去了统系。

六经病与症候群含义不同还由于它为判断伤寒传变提供了依据，比如，太阳病误下，见心下痞即传至阳明、见胸胁胀满即传至少阳、见腹疼下利即传至太阴，随之便有相应的治法。若统视作症候群，便无法掌握这些规律，即便将113方所主症候群都记熟，还是没有掌握伤寒理论体系。

总之，仲景之前有人以三阴三阳（六经）规范经脉，又因经脉内联藏府，故藏府也分三阴三阳，但均与仲景分人体为三阴三阳六部分出入较大。无论以经脉说视六经、以藏府说视六经，还是以症候群说视六经，均将失去伤寒辨证的客观标准，无法理出头绪。

风者，百病之长也，至其变化乃为他病，无常方。

——《素问·风论》

善治者治皮毛，其次治肌肤，其次治筋脉，其次治六府，其次治五藏。治五藏者，半死半生也。

——《素问·阴阳应象大论》

第三节　传经新解

感冒风寒之后，病症可发生变化，人体不同部位受寒，发病多不相同，这是事实，甚至是常识。多数伤寒病不必治疗，往往经过数日便自愈，也是常识。但是想弄清为什么发病以及为什么发生病情变化，便非常识能够解决，因而伤寒家有传经、直中之说。

一、关于传经、直中

仲景原有"为传""为不传""使经不传"等用语，后人把病证变化称作传经，不失仲景原意。"直中"之说则由传经推理而来，以解释起病不一定始于太阳这一事实，逻辑亦严密。

仲景原之前，人们即想弄清有关规律。《素问·热论》说：

"今夫热病者，皆以伤寒之类也，或愈或死。其死皆以六七日之间，其愈皆以十日以上者何也？不知其解，愿闻其故。"

该篇下文用经络藏府病理及是否巨阳与少阳同病对上述问题做了相当严密的解释，可惜这种解释与事实不符。

《素问·风论》篇对不同部位和不同病因的风病做出了解释，大约分为"风气藏于皮肤之间""风气与阳明入胃""风气与太阳俱入""风寒客于脉"以及"风中五藏六府之俞"。该篇认为"风者百病之长也，至其变化乃为他病，无常方，"，即没有规律。

仲景讲病传又有由表入里，由阳入阴的一般规律，这也是继承了前人的思想。《素问·阴阳应象大论》说："善治者治皮毛，其次治肌肤，其次治筋脉，其次治六府，其次治五藏。治五藏者，半死半生也。"便暗含病由表入里依次加重的几个阶段。《内经》有多处类似思想，以该篇分层次最细。这种思想符合直觉，但未必符合实际。

《伤寒论》怎样解决这些问题呢？仲景认为：

1. 伤寒可传可不传。病之所传，其气必虚。是否已传，以脉证为据，见今经文第4、5条，这两条可由本书已给出的公理和定理证明。

2. 伤寒之初即可见阳明证（见第183、184条）、少阳病（见第97条）、三阳合病（第219、268条）、二阳合病（第32、33、36、172、256条）、少阴病（第302、303、304等条）、厥阴病（第335条）。故伤寒初起不必自太阳，这也可由已知定理证明，但不知何以未明言初起亦多见太阴病。经验告诉我们这仅次于太阳，今人俗语所说"肚子着凉了"就是太阴病，故太阴篇应加入新经文（即定理）。

3. 太阳病不传变者，应在7~12日左右自愈，见第7、10条。由于当代人不能接受"阳数七阴数六"这一公理，所以，我们不能由推理证明该两条——正如我们无法推出为什么外科无菌切口第七天左右拆线而不在第三四天拆线一样，我们只能尊重这一事实。古人则用六七天为万事万物变化一周期的原理来解释——仍然来自六经说。

4. 病发于阳七日愈，发于阴六日愈，见第7条。这里借助象数说推理，失之穿凿。但以今日常识判断，多数热病仍在六七天左右恢复，十日以上仍不愈，病情便较复杂，远少见。

5. 伤寒传变由阳入阴，日传一经，故前三日在阳，后三日入阴，见第

5、16、104、105、186、270、271 条，这些内容纯属思辨残余。

二、关于系在、转属

有人说仲景用"系在"二字，意指发病不属太阳，但又先兼见轻微太阳证者，如第 187、278 条为系在太阴。可是此类条文甚少，莫如解为太阳太阴合病。转属之说亦仅见于第 181、185、188 等条，明显指太阳病汗下伤津，属误治传变。

三、再说直中

旧说太阳主一身之表，那么，风寒欲直中，必先穿过太阳，这样凡直中必同时见太阳病方为直觉可解。否则，若太阳虚，何能不受邪？若太阳不虚，何能让风寒乘隙而入？故按旧说，凡直中均应为太阳与直中之经合病。此说可解释大部分有关经文，如第 32、33、36 条，明言系太阳阳明合病，第 183 条虽无明训亦属二阳合病，第 268 条三阳合病，第 274 条太阴中风而四肢烦痛，第 276 条太阴病脉浮桂枝证，第 290 条少阴中风脉阳微阴浮，第 327 条厥阴中风脉浮等，均可比较方便地以旧说直中解之。

假如在里之病剧，亦可掩盖太阳病，如第 301、302、304、305 条，均应视作直中少阴，虽太阳同病，而不见脉浮。

但亦有据旧说不能解通者，如第 256 条阳明少阳合病，全无太阳病证，即甚难解。

拙论暂取六经中除少阴外各有其表之说，大体是太阳占体表之大部。头项、腰背、四肢（手足除外）之表均属太阳，面口属阳明，胸胁之表属少阳，腹壁之表属太阴，手足属厥阴。这样，直中之病即可不经太阳，无表证，或有亦甚轻微，其余太阳兼证明显者均以合病视之。至于少阴，因其主血脉，无所不至，自然可与太阳同病或自太阳直中。

> 六经纲领是六经病各证的统帅，它们是纲，各证是目。由纲到目，是演绎过程。
>
> ——作者

第四节　六经纲领新解

六经纲领是什么？按旧说，它们是六经病各证的统帅，它们是纲，各证是目，由纲到目是演绎过程。按新说，它们各是一个已被证明的全称肯定性质判断，是一个定理。不能被这些定理证明的证，不属于相应的病。证明属于各该经的证，才能再进一步根据有关定理推演。

以下试证明太阳病纲领。

求证：太阳之为病，脉浮，头项强痛而恶寒。

证明：因为太阳居人体外表之大部，又病在表则脉浮。

所以太阳病脉浮。

因为头项为太阳主要部位，又风寒中人可致疼痛。

所以太阳病头项强痛。

因为病恶所中。

所以太阳中寒即恶寒。

故：太阳之为病，脉浮，头项强痛而恶寒。

上述证明尚不很细致严密，却可看出这种几何式的证明很烦琐。举此例是为说明经文可以得到严密的逻辑证明，其中用的公理上一节已经给出，有关定理也在上一节证明过。

关于太阳病纲领，还有前人未曾重点说明的问题，即太阳病可见喘咳。太阳不仅主表，还主膈上胸中。胸中受邪，即应见喘咳。不过，喘咳不能视为太阳病的必要条件，这不仅因为它经病和杂病可见喘咳（仲景对喘咳定义不严，胸中受邪之喘，用"外感痰喘"限定更好，今日有西医听诊，不难鉴别），还由于太阳之喘必见脉浮、头痛、恶寒等，故喘不入太阳病纲领。与喘并见的咳嗽以及西医所谓上呼吸道感染常见的鼻塞、流涕、咽炎、喉炎、气管炎等不能入纲，与喘不能入纲属同一逻辑。它们都是太阳病的或见症。因此，太阳虽主表，也有里证。除膈上热证外，胸中受寒而喘，也属太阳病。

为免枯燥，以下不再采取上述证明方式，先将新的六经纲领列出（各附注对应经文编号），再做重点说明。

1. 太阳之为病，脉浮，头项强痛而恶寒（1）。

2. 阳明之为病，发热，汗出，不恶寒，胃不和（180）。

3. 少阳之为病，胸胁满痛，寒热往来，心烦喜呕，嘿嘿不欲食（264）。

4. 太阴之为病，腹满而吐，食不下、自利益甚，时腹自痛（273）。

5. 少阴之为病，脉微细，但欲寐（281）。

6. 厥阴之为病，心中痛热，气上撞心，厥而时烦，手足厥冷（326）。

上述新纲领与今经文之间出入较大。

首先，阳明病不专指胃家实。因为经文所谓胃家实，必有大便硬，所以它仅能统率大小承气汤证，连调胃承气汤证也不能证明，且莫说栀子汤证、白虎汤证，更不能包括吴茱萸汤证及其他胃虚寒证。不过，读者须明白，胃不和（含胃家实）已构成诊断阳明病的充要条件，发热、汗出、不恶寒三者也构成诊断阳明病的充要条件。少阳、太明、厥阴纲领中也有这种情况，柴胡证但见一证便是，就是说"胸胁满痛"等四证，但见其一便可诊为少阳病。关于阳明病，见本章"阳明篇新解"。

其次，少阳病纲领径取柴胡证，这已为当代伤寒学者承认。

最后，厥阴病纲领变动易引起异议，此条实不可不变。现厥阴篇经文共 54 条（不计第 326 条），其中有手足厥冷（含厥、厥冷、厥逆、指头寒或微寒）症状者计 31 条，而旧纲领中所谓消渴、气上撞心、饥而不欲食等一条也不见。食则吐蛔只见于第 338 条，故手足厥冷势在必加。又，前人不明厥阴部位，旧纲领尤难理解，篇中经文亦较散乱。今修改纲领，明确厥阴部位，解厥阴篇时便大觉通顺。

人体何以会厥呢？经有明文，因阴阳气不相顺接之故，故厥阴病应系人体阴阳交会处受邪，查人体阴阳交会处，最直观者为四末，最重要者为膈，厥而属阴，病必在膈之内下。如此指实厥阴部位，不唯旧纲领大多可通，新纲领尤有所据。详见本章"厥阴篇新解"。

与旧纲领相比，新纲领中已无一条纯属性质判断，旧纲领之胃家实，则纯属抽象的病理判断，而不用描述。我们是否可以把六经纲领均改作病理性质判断呢？文字上并无困难，理论上也可通。比如说"太阳病者，风寒在表或胸中也"。这并无错误，但这是仲景所谓太阳病的原意，虽不需证明，学者却不能由此明白风寒在表的脉症。后人不知此意，视六经纲领为症候群，遂使伤寒学失去解剖、生理及病理基础。

此外，尚需指出，六经纲领的句法与其他经文不同，其句式为"××之为病，××……"该句式在古文中不很常用，是一种比较郑重的判断句。我们既可视之为概念，也可视之为定义，但全面研究伤寒逻辑原理时，它们首先是重要的定理。

> 风寒二因，实为一邪，和风无寒，不为邪风。
>
> ——作者

第五节　中风 伤寒新解

按旧说，辨风寒是与辨六经平行的大问题，前者辨病因，后者辨病位。其实，风寒之辨远不如六经重要，不仅如此，风寒之分反而给仲景体系带来矛盾。第五章还会专论此问题，本节先略做说明。仲景可能原想将风寒二因贯彻六经始终，因推理中遇到困难，只好中途放弃，尽管如此，仍导致逻辑混乱。上文已说明，太阳中风为表虚，中寒为表实。太阳虚实竟取决于外邪，而与正气无关，可见，一开始便与"邪盛为实，正夺为虚"的公理相矛盾。我们总不能说正虚者不能中寒，即便中寒，必见表实。实际情况是，虚人见微寒即病，病后见微风即恶寒，或本无风而自觉若有凉风（即啬啬恶风，淅淅恶寒），这种恶风寒得热辄止；正不虚者，冒风寒重者方病，恶风寒的感觉与风无关，见热不即止，把这种微妙的病理反应理解为病因不同是错误的。因而，即使在"中风"二字出现最多（共计11次）的太阳篇中，也发生了风寒混淆（太阳中风而有大青龙证便不妥）或不得不径称太阳病而不分风寒。

中风、伤寒的实质虽然是虚实，但病在表尚可以有汗无汗、恶风恶寒以及脉紧脉缓等相鉴别。一旦病入里或不始于太阳，便无法鉴别。太阳篇之外尚有七条经文有中风之说，它们是阳明篇第189、190、231条，少阳篇第264条，太阴篇第274条，少阴篇第290条，厥阴篇第327条。以阳明而论，若能食，名中风；不能食，名中寒（第190条）。显然，中风不因胃家虚，也不造成胃家虚；中寒倒造成胃家虚寒。这便与在表之风寒病理发生了矛盾。第189条实则三阳合病轻证，第231条偏重少阳。总之，第190条应删，第189、231条中不必有中风字样。少阳篇之后的四条尤无关紧要，留则删除中风字样，否则全文删去。

那么，太阳篇第2、3条如何处理呢？应改如下：

太阳病，发热，汗出，恶风，脉缓者，为表虚。

太阳病，或已发热，或未发热，必恶寒，体痛，呕逆，脉尺寸俱紧者，为表实。

可是，本书上一章已给出了风寒病因病理公理、定理。究竟如何处理好？笔者以为，若为尽量保持经文现状，以上有关公理、定理自然需要，但仍需适当修改经文，不使风寒混淆，至少，与中风相对的伤寒均应改为

"中寒",以免概念混乱,同时,在少阳及三阴篇也加入判断中风、中寒的定理。不过,最好的办法仍然是将有关中风的公理、定理及经文全部修改,病因方面风统于寒,病理方面强调虚实。

读者久已习惯外感六淫说,其实,六淫中不仅风是多余的,暑与火也应合并为热。所谓风、寒、暑、湿、燥、火实际只是寒热燥湿四因,即温度和湿度异常。中医之外因中不考虑微生物,环境气候影响于人体者只有温度和湿度。温度异常即寒和热,湿度异常即燥和湿。《伤寒论》主要讨论温度异常——特别是温度下降——寒对人体的损害。

风几乎与寒并列有其深远的历史认识原因。气候因素中,除阴晴雨雪外,最便于耳目感知的便是风,而且比阴晴雨雪还要常见,因而风曾被视为最重要的病因。以当代高度认识风使人病,不过是因其使空气流动而使人感到凉爽或寒冷(对湿度亦有影响),实际上还是寒——环境或人体局部温度突然降低,导致人体机能紊乱。

古人很难说清这一点,仲景大约已经认识到风不宜与寒并列,但不很彻底。寒热燥湿(过度或突变)均能使人得病,其中因寒得病最多。仲景作《伤寒论》,用意很清楚。其中亦偶或涉及热(火、喝——即暑、温病等)、湿,或一提即过(如温病),或不归入六经(如痉、湿、喝仅见太阳病)。干燥致病,确实最少且不致命,故仲景不论。

如果按拙见理解风寒,无论自中医看还是自西医看都一通百通。

太阳之为病,脉浮,头项强痛而恶寒。

——张仲景

第六节　太阳篇新解

《伤寒论》太阳篇经文最多,共计 178 条,约占全书篇幅二分之一。这些条文大致分这样几类:(1)太阳原发之病;(2)太阳与他经合病或并病;(3)少阳病及少阴病;(4)太阳病失治变证;(5)太阳病误治变证;(6)有关疑似证;(7)推理条文;(8)应属于阳明的泻心证。八类经文中,太阳原发之病不过 20 多条,而以误治变证最多。总之,多数经文讨论的并非原发太阳病,这是由于伤寒开头起手辨证论治很重要,仲景时代误治、失治的情况很多,故太阳篇要讨论各种兼变证,其中贯彻了《伤寒论》的主要思维规律。因此，学好太阳篇是读懂《伤寒论》的关键。

面对头绪如此纷繁的经文应首先抓住哪些公理或定理呢？笔者以为首先还是要弄清太阳病病理，故先作太阳病新解。

一、太阳病新解

第一，太阳在表，在膈上，虽属阳而多血少气，其生理功能是保护他经不受邪，是人体的屏障。太阳受邪之后，正邪斗争的趋势是驱邪外出。此时施治，因势利导，亦为驱邪外出，故多用汗法，偶用吐法，其余治法均属误治。

第二，太阳受邪多因正虚，少见邪盛，故病初即应先辨虚实。实证之因势利导，单发汗即可（邪在膈上而属实需吐，然仲景少用）。虚证则不然，其有汗而邪不去，是正气不足以抗邪入里，施治必先扶正，正气固，邪自去。

第三，发汗即所以攻表，催吐即所以动膈，故汗、吐太过亦属误治。即非过，一经发汗、催吐，便已有表虚、膈虚，是以仲景无一用再用发汗、催吐（麻黄汤、瓜蒂散之类）法，但桂枝汤可一用再用。且汗、吐、下、火、烧针后，表不解均可用桂枝而不可用麻黄。古时汤炭、烧针、热熨逼汗及噀水退热之法甚盛行，仲景一律否定，此不可不知。仲景又慎用吐法，今经文中太阳病正治法唯第166条为吐法。至于表病误下，是人为的里虚，多致邪气深入，变证多端。

第四，伤寒初起于太阳，并无热证，无论虚实，均属表寒。假如初起即有热无寒，便是温病，仲景不论温病治法。

第五，太阳又主膈上胸中，故太阳病可见喘，但不可见喘即断为太阳病。素无喘者，病在太阳且见喘，可照用麻黄汤。喘家（素有喘）患太阳病，用麻黄须慎重。

二、表（寒）虚证新解

表虚证的含义是表受寒，正气虚。单纯且原发性（此非笔者首创，尤怡《伤寒贯珠集》中即有"太阳原发之证及正治之法"的说法）表虚证患者，病前体质较虚，但仍属正常人。唯彼等易受寒，并表现虚证。若平时即常自汗出，便属病态，同样可按原发表虚证或继发表虚证施治。复杂性表虚证或继发性表虚证，不一定从原发性表虚证来。

表虚条文号	原发性	单纯性：10、12、13、42、44、53、54、95。
		复杂性：14、17、18、102、177、240、276、372、387。
	继发性	单纯性：45、56、57。
		复杂性：15、20、22、24、25、28、34、43、48、60、62、64、65、66、67、68、110~119、163、164、174、175、177。

以上所列条文，包括了太阳篇之外的几条经文，理由见上。

（一）原发单纯表虚证

鉴于仲景用桂枝汤治太阳病初起表虚证，故原发单纯表虚证，便是指未经误治、失治，无其他合并证、兼变证的桂枝汤证。表中所列各条中，以第12条脉证方药最详，故以此条为代表新解之。

代表经文：太阳中风，阳浮而阴弱。阳浮者，热自发；阴弱者，汗自出。啬啬恶寒，淅淅恶风，翕翕发热。鼻鸣干呕者，桂枝汤主之。（12）

新解：经文中"太阳中风"宜改为"太阳病"，以便使病因统一于寒。阳浮而阴弱与脉浮缓同义（倘以为此处之阴阳非指脉象，亦可解通，从略）。缓与紧相对，紧主实，缓主虚。弱与虚相近，不需详证。脉浮主病在表，应见发热恶寒。经文说"阳浮者，热自发；阴弱者，汗自出"，这一解释颇重要，读者须知脉浮时患者方自觉发热。恶寒重时，脉即不浮而紧，患者必无汗，脉浮而弱示病在表而正虚，故汗自出。今日常见患者主诉："好像脊梁沟里浇凉水儿""老觉得被窝儿里刮凉风儿"，便如经文中形容的恶风寒症状。鼻鸣是常人皆知的感冒症状，但仲景不视为必备的表证。干呕不必人人皆有，若有即示患者胃气（略同中气或膈气）偏虚，将欲受邪，而传变为阳明或少阳病。此证再无其他症状，正该用桂枝汤。桂枝汤之功用一遵第三章"桂枝汤新解"。

其余原发单纯表虚证经文，不烦一一证明。此证必备之脉证为：头痛、恶寒、有汗、脉浮而无紧象。各条中有未指明脉缓者（第13、95条），应知表证有汗脉必缓；有末指明恶寒者，应知凡提太阳病，必有头项痛，发热恶寒，而恶风如上文所说不过是虚人太阳病恶寒的表现。第53、54条为平时自汗者，前已述及。诸条中关于营卫说、解肌去风说均不可取。上表所列八条中，第12、13、42、44、95条应合为一条，第53、54条应合为一条，因为它们是等价定理不必重出。今经文中重出，因作者欲反复致意，或当时归纳的需要，但亦因此详此略彼，或生歧义。

（二）继发单纯表虚证

指失治、误治后的桂枝汤证，现以第45条为代表新解之。

代表经文：太阳病，先发汗，不解，而复下之，脉浮者不愈。浮为在外，而反下之，故令不愈。今脉浮；故知在外。当须解外则愈，宜桂枝汤（45）。

新解：经文本身已有很好的解释（即证明）。太阳病，先发汗是正确的（按经文旧说，麻黄、桂枝均属汗法，但笔者不以桂枝为汗法。此处暂从旧说）。但发汗后，表证不必解，表不解应再发汗解表（外与表同义）。此时，已经汗下，不能按表实治，既无其他兼变证，表虚当用桂枝汤。

第57条为汗解后，又见浮数脉，宜桂枝汤理甚明。第56条为表证误下，误下之由，因有不大便六七日，误以为里实，而忽略了头痛。那么，何以"小便清者，知不在里，仍在表"呢？这一推理在仲景法是或然的，但大致可靠。因伤寒已六七日，假若里热燥实，属津液不足，小便当短赤。复经攻下，小便尤不应清。今小便清，知津液不亏，加之有头痛，故应在表。其实，关键是下之前有头痛，而头痛为阳明病所不应有（或谓三阳均可有头痛，不确）。关于衄，在表实证中解。

（三）原发复杂表虚证

指未经失治、误治，而有其他兼变证的表虚证，其中有的仍可或先或后用桂枝汤。新解如下。

第14条，为表虚证兼项背强几几。葛根治项背强几几，故治以桂枝加葛根汤；此方当遵林亿校正说明，不应有麻黄。

第17条，酒客（嗜酒者）病表虚证，不可与桂枝场，得之则呕，以酒客不喜甘故也。嗜酒者多不喜甘，但亦有喜甘者，故上一节未设此公理。旧说以酒客多蕴湿热，亦非完全可通。仲景亦未明言当与何汤，故此条存疑。

第18条，喘家作桂枝汤加厚朴、杏子佳。有公理直解。

第102条，伤寒二三日，心中悸而烦者，小建中汤主之。此条可从治法逆推，小建中汤主补中，心中悸而烦（今白话为心慌不稳）属中气大虚。患者必脉数或兼大而无根，证应见汗或汗多而食少。小建中汤为桂枝汤倍芍药加胶饴，适可补中、缓急、速给谷气。说见"桂枝汤新解"。或指此证为脾虚，不确，亦不必要。

第177条，主证为"脉结代，心动悸"，治用炙甘草汤（一名复脉汤）。看来，炙甘草汤复脉可视作公理。考其组方，内含桂枝汤去芍药，加人参、阿胶、麦冬、麻仁，而生地黄（即鲜地黄）用至一斤，为仲景伤寒方中特复杂者。此系古人经验方，不能仅仅据逻辑强解。若参考西医，脉结代参见于三种情况：一为原有慢性器质性心脏病，二为急性心肌炎，三为高龄患者。此三类人患伤寒，多危重，故仲景谓其难治。

第240条，旧说疑此条为阳明胃家实，不甚确。以脉象断之，浮虚为表末尽解，宜桂枝汤。此所谓发汗宜桂枝汤，非为重虚其表，而为实其表也。

第276条，为太阳太阴合病，按先表后里治则定理，当光治表虚，用桂枝汤。

第387条，吐利止而身痛不休。已经吐利为正已夺，故身痛虽为表实症状之一，而不能按表实治，自然宜用桂枝汤。

第372条，证为"下利腹胀满，身体疼痛"，治法为先温其里，乃攻其表。此条若解攻表为发汗解表实，必不通。然而，先温其里，仍与先表后里之定理相背，故需推断表里虚何者为剧。查其温里用四逆汤，则里不但虚甚而且寒重，是以先温其里而后补中以解表。此条应与第91条对看，彼系误下，而结果与此条同，故治法亦同。

（四）继发复杂表虚证

指失治、误治所致有各种变证的表虚证，多较危重。条文甚多，分以下六组。

1. 奔豚证及类奔豚证，条文号为117、65、67、15、386。

第117条，为烧针发汗，引发奔豚。其症状为"针处被寒，核起而赤""气从少腹上冲心"，治法为"灸其核上各一壮，与桂枝加桂汤"。用灸是针对针处被寒，用药之方解云，加桂能泄奔豚气，如此则奔豚属实证。此不可信，因桂枝加桂汤适为强化补中固表作用。详说见第三章"续申桂枝汤新解"。

第65条，为发汗后欲作奔豚，治用茯苓桂枝甘草大枣汤。此条无定理可确证，但其方非为攻实，乃为补虚应无疑义。

第67条，为吐下后变证，与65条相近而尤剧，放治法亦接近。

第15条，为下后其气上冲，治用桂枝汤。对看第117条，尤可证桂枝汤可补中固表降虚气上逆。

第386条方解中亦涉及脐上筑和脐下悸，属类奔豚证，治则与上述各条略同。

今《金匮要略》有奔豚气病专篇，经文第117、65条重出，但论病因为惊恐，由伤寒经文来看，并非均因惊恐。近代以来，极少见奔豚病报道，此颇费解。浅见以为，自西医来看，奔豚证病因约有：（1）惊恐——致神经官能症；（2）汗下后致轻度低血糖；（3）麻黄素轻度中毒等。故奔豚证实病因不同，症状各异，但病理均属里虚无疑。

2. 过汗或误汗阳虚，条文号为20、62、64、68。

第20条，太阳病，发汗，遂漏不止，其人恶风，小便难，四肢微急，难以屈伸者，桂枝加附子汤主之。此条无脉象，但症状甚全。古今学者皆以为是表阳大虚之候，不须详解。此证危重，且不甚少见，应予重视。中西药发汗，均可见此证，故学者需切记，发汗不可太过。表虚不可发汗（用麻黄法）。万一见此证，应知用附子。读者由此应相信桂枝非发汗方，否则，大汗不止岂可再用之！发汗方加一味附子不能一变而为止汗方也。试与麻黄附子甘草汤对比，尤其明白。

第62条，发汗后，身疼痛，脉沉迟，治用新加汤。此方是桂枝加味诸方中唯一加人参的方子，可知其虚甚重，上一条漏汗失治的结果之一便是此证。此不仅亡阳气，而且亡阴血，故脉一变而沉迟。上条急治可望覆杯而愈，此证则只可缓图，不可再用附子、干姜，否则阳气骤复，将呈火热、血溢之势。

第64条，发汗过多、其人叉手自冒心，心下悸，欲得按者，桂枝甘草汤主之。此证只用桂枝、甘草两味，故桂枝辛甘发散之说不可从。旧说此证为心阳虚，则桂枝甘草补心阳，乃补中益气之一端。心下悸、欲得按者，实胃气大动。此方于桂枝诸方中组方最简，量亦不大，厥功曰补中，是可知凡桂枝汤类无不以补中为要义。

第68条，发汗后，病不解，反恶寒。经文明指为虚，可确诊，且不仅表虚，治用芍药、甘草、附子。古人怀疑非仲景方，大约因经文太简略。若恶寒因表不解，当再解表，不宜用附子，故应系表里俱虚，不可确证。

第70条重申发汗后恶寒为虚，不恶寒，但热者为实，可确证。病已属阳明，故以调胃承气汤和胃气。

3. 连进桂枝汤证，条文号为24、25。

第12条桂枝汤法法中即明言，桂枝场可连服至三剂，麻黄汤服法无此说，故读者须牢记桂枝汤之"发汗"与麻黄汤大不同。又，麻黄汤见微汗即止服，桂枝汤则不然。见下条。

第25条，服桂枝汤，大汗出，脉洪大者，再服桂枝汤。今日治此证，以白虎加人参汤为好，但仲景法不如此说。

第24条，服桂枝汤反烦不解者，先刺风池、风府，却与桂枝汤则愈。此条提及至今沿用的针刺治热病法，仲景首肯的针法，约仅见此条。

中西医结合观之，"烦不解"与"大汗出，脉洪大"均因高热所致。汗已出者为热将退，何以再服桂枝汤呢？只能说桂枝汤可补中固表，止虚人大汗，预防大汗亡阳。反观第20条漏汗不止，用桂枝加附子汤，应是第25条的进一步恶化。

4. 二阳并病，条文号为34、48、163、21、66。

第48条，经文颇长，内有不少推理。其一，发汗不彻，转属阳明。按仲景法，发汗不可太过，亦不可不遍身，不遍身即不彻。余邪传阳明，即微汗出，不恶寒。其二，太阳证不罢，下之为逆。已有里虚，再解表，当用桂枝汤。其三，见面色正赤，为阳气郁于表，此应系误治后又失治，乃当汗不汗，日久所致，且烦躁、短气。此时，气津两虚，再发汗宜用桂枝二麻黄一汤（轻剂也）。其四，这时脉涩，仲景以为汗出不彻之故。一般而言，此非初病一汗不彻，因一汗不彻不至于脉涩也。或曰，脉涩因阳气壅遏，臆说也。中西医结合观之，面通红而不能出汗热解，必因热久致高渗脱水、酸中毒，见脉涩已属危重。

第34条桂枝证误下，利不止，脉促。如此误治，表必不解且加里证。此证与第32条略同，一为原发，一为继发，但治法大不同。据理推，误下者虚更甚。学者对治法理解不一。因经文过略，不便确证，可参考与该条极相近的第163条理解。

第163条外证未除而数下，遂协热而利，利不止，心下痞硬，表里不解，治以桂枝人参汤。此汤较理中丸仅多桂枝，方义应相近，为温中补气，故第34条用葛根芩连汤应不妥。

第21条，太阳病误下，脉促、胸满，治以桂枝去芍药汤。此条误下未致利不止，较以上两条均轻。此种胸满不属里实，且表必不解。芍药功用之一为缓急，故能治腹中急痛。此证胸满为弛张大过，故不宜用芍药。

第66条，汗后腹胀满，治用厚朴生姜半夏人参汤。误下多致痞，误汗及过汗致阳虚。非误汗而现腹胀满，可证患者原有里虚。此症不同于上述三条，是汗后胀满且无下利，故用人参补虚，厚朴除胀（下气）。

以上五条二阳并病——太阳与阳明并病，有四条是太阳病误下所致。误下则病易传里，但不一定传阳明。今各条中均无典型阳明脉证，故难以确证。

5. 火逆证，条文号为 110～119。

第 117 条已经解过。综看此十条，可知仲景甚恶用火法（含烧针、灸、熨、熏等）。盖火迫劫汗，为掠夺式发汗也，无不贲事。表虚而逼汗，尤危险。救火逆之法，不出桂枝汤加减。今日已少见用火法者，但读者可从桂枝法加减以救火逆，体会桂枝汤功用。或问：火法何害？曰：耗气、夺津、迫血、伤阴也。是以第 111 条云："小便利者，其人可治。"小便利，津未脱，属火逆尚轻，故可治。

6. 风湿证，条文号为 174、175，解法从略。

三、表（寒）实证新解

表实证的含义是表受寒，邪气盛，正气未夺。此类患者，未病前体质不虚，因寒邪太重才发病。正邪相持不下，故出现脉紧、无汗之象。

按逻辑推理，表实证不能由表虚证来，故不应有继发者，现列表显示有关条文如下。

表条 ┌ 单纯性：35、37、46、47、51、52、55。
实文 ┤
证号 └ 复杂性：31、32、33、36、38、39、232、235。

（一）单纯性表实证

鉴于仲景用麻黄汤治伤寒初起表实证，故单纯表实证即指无兼证变证的麻黄汤证。上表所列七条经文中，第 35、46 两条合看，方足代表表实证，故一并解之。

代表经文：太阳病，头痛发热，身疼腰痛，骨节疼痛，恶风，无汗而喘者，麻黄汤主之（35）。

太阳病，脉浮紧，无汗，发热，身疼痛，八九日不解，表证仍在，此当发其汗。服药已，微除，其人发烦，剧者必衄，衄乃解（46）。

新解：《伤寒论》第 3 条指明，表实证必备"恶寒，体痛，呕逆，脉阴阳俱紧"。结合第 1 条，尚应具备"脉浮，头项强痛"。如此说来，表实证竟不一定无汗。倘参看代表经文，则无汗不可少。或云，脉紧与无汗是因果关系，亦为见道之言，上引两条均可由表证、实证定理证明。呕逆属或见证，表实、表虚均可见，预示病将传里。喘（初受寒即喘，不是喘家）为太阳或见证，因太阳主表，又主胸中。胸受寒，呼吸不畅，不必解为肺为寒邪所束。表实与表虚之喘，应有缓急之别，与有汗无汗同一机理。呕逆、干呕为邪欲动隔之表现，不必解为胃受寒。胃受寒即为阳明病，将膈上之实寒吐出，效果便如发汗解表。仲景法：见喘即用杏仁，故麻黄汤应能治喘。自现代药理看，治喘主要靠麻黄。或问，麻黄汤内何以用桂枝？此岂非与桂枝补中益气相左？浅见以为，桂枝佐麻黄，以免发散太过，此说不为强词夺理。

本书将麻黄汤发汗作为公理，原不必再解此方何以能发汗。然而，倘读者以为麻黄汤发汗与汤炭（即火法）逼汗同一原理则大误，故略说几句。逼汗之法是强责汗出，无论患者有无汗出之势，烤之既久，非出汗不可（惊狂、痉、出血等且勿论）。此系常识，不必详解。麻黄汤发汗并非如此，治疗量之麻黄汤，用于常人并不发汗，服药后的反应以兴奋（心跳加快、失眠、尿多、长精神）——加快新陈代谢为主。若见汗多，便达中毒量（中毒见汗多不仅麻黄）。读者若能从现代高度把握麻黄汤功用，尤能深得仲景心法。（详见第三章"麻黄汤新解"）。表实证原有汗出之势，用麻黄汤加速新陈代谢，调动正气与邪气争，便加速汗出，邪气亦随之而消（不等于一汗必病愈）。因此，只有正气未夺者方可用麻黄汤，但也不能发散太过。表虚者正气不足，已有汗出，此时用麻黄汤便是犯虚虚之戒，所以要用桂枝汤，而且要啜粥。

可是第46条为发病后八九日，病已久，应消耗了正气，何以仍为表实呢？此证一直在表，说明六经均无正气夺，故邪不得传里。正气可能不如病初，但正邪仍呈相持状态，故仍可用麻黄汤。同理，第37条（部分），虽病十日以上，亦可用麻黄汤。

单纯表实证其他条文，也存在不必重出或述证过略，易生歧义的问题，故凡等价定理本书即不再详解。

第46、47、55、56（该条系表虚证）等条，均提到衄，而且都标志病愈。为什么见衄即病愈？第46条中解释说"阳气重故也"。阳气重即过盛的意思，血自上出（衄）是盛阳随血而泄，效果同汗解。不知读者有无热病（包括感冒）鼻衄，随之痊愈的经验。笔者阅历所及，知其大致正确。但应注意，衄并非用药使之然，尤不可以为见衄应速用麻黄汤。对此旧注大都无误，仲景有下瘀血法，无催吐血、衄血法，第86条更明确衄家不可发汗。

（二）复杂性表实证

指兼证、合病及失治、误治后有变证的表实证。

第31条，当与第14条对看，便知此为麻黄汤证兼项背强几几，葛根汤中当有麻黄，而桂枝加葛根汤中不当有麻黄。

第32条，为太阳阳明合病兼下利，此证有主用葛根汤及葛根芩连汤两种意见。笔者以为，按仲景法，当再参看其他脉证。若表实不解，当先解表。若太阳病已为阳明病掩盖，则可用葛根芩连汤。上文解第34、163条时已联系此条，可回头参看。

第33条为第32条兼呕，仲景法，见呕用生姜半夏，故葛根加半夏汤主之。

第36条，二阳合病，喘而胸满。喘为太阳病重要或见证，见上文。胸满亦因胸有寒邪，故当先用麻黄汤治喘，而不可先下。

第38、39条，同为大青龙汤证，而脉证大异，故将经文录下。

太阳中风，脉浮紧，发热恶寒，身疼痛，不汗出而烦躁者，大青龙汤主之。若脉微弱，汗出恶风者，不可服之。服之则厥逆，筋惕肉瞤，此为逆也（38）。

伤寒、脉浮缓，身不疼，但重，乍有轻时，无少阴证者，大青龙汤发之（39）。

大青龙汤为麻桂合用再加石膏，旧说此证为风寒两伤营卫，今教材以为是"表寒里热，表里俱实"或"表实兼里热"，据此，大青龙证已非单纯太阳病。此种解法的关键是因为方中加了石膏，似乎石膏只可用以清里热，此说似不妥。细查经文，此两证中只有第38条见烦躁为太阳表证所不必有，而亦可见。如第48条"当汗不汗，其人烦躁"，故表证同样可以见烦躁。今难解者，第39条无一脉证暗示有里证，何以仍用大青龙汤呢？又，经文中方解及古今注家均以大青龙为发汗重剂，则大青龙证当为表实重证。惜乎第39条脉证竟不足以示其为表实，故此条颇费解。古人如柯琴解此条，以为"脉浮缓下，当有发热，恶寒，烦躁等证"，此种解法亦颇牵强。笔者以为，第38条之烦躁为虚象。第39条脉缓固非实象，"身不疼，但重，乍有轻时"，亦属虚，又特指出"无少阴证"，为排除虚重。然而，经文言之凿凿，要用大青龙汤，当作何解？浅见以为，今日医家见此两证，即便如第38条，亦未必用大青龙汤，而极可能用河间派或温病家方，如防风通圣散、凉膈散、银翘散等。即便用经方，也更可能用人参白虎汤。那么，据仲景法，此条究竟如何解呢？读者细查经文，可知该两条均肯定无汗。按仲景法，解表以见汗为知，故用发汗法，那么为什么不用麻黄汤而用大青龙呢？关键在于，大青龙乃麻桂合剂，此方乃补中法与发汗法同用，较麻黄汤更为稳妥。既可用于实人无汗，亦可用于虚人无汗。然虚人用之，毕竟有顾虑，是以特指出见汗即停服，再服必亡阳，遂虚而烦躁等。

总之，应把大青龙证看作典型的麻黄证与桂枝证的中间状态，故用麻桂合剂。至少对第 39 条应该这样看，其中加石膏，则因已有或将有表热。

第 232 条，为二阳或三阳合病之危证，依仲景法，用麻黄汤，但预后不良。

第 235 条，为二阳合病，无汗而喘，用麻黄汤发汗定喘为正治。汗出喘定后，续治当再辨证。

四、表虚邪衰证新解

桂枝麻黄（轻剂）合用证，为表虚邪衰证，见第 23、25、27 条。新解如下。

23 条前半为太阳病近愈，其人不呕是未传少阳，清便自可是未传阳明，且无阴证，故仍在表。但病已八九日，邪衰正亦虚。此本可自愈。既诊之，有寒热应疏方。用麻桂各半轻剂，以得小汗。后半云脉微而恶寒，为阴阳俱虚，末欲解，此病仍在表，正虚邪衰而相持，正虚较前半为甚。虽经文明言不可汗、吐、下，用麻桂各半汤仍为得小汗。身痒因病久，汗欲出而不得之故，笔者有此经验。面有热色，亦为汗欲出而不得之候，或以表郁解之，郁因虚也。

第 25 条后半，服桂枝汤后形似疟，一日再发。形似疟指有严重寒热往来，甚或战栗，一日再发证明不是疟。此证原服桂枝汤不为误治，服药后正气已较充实，虽不为表实，已不可认为纯属表虚，介于麻桂证之间，属正稍夺而邪稍盛，故用桂枝二麻黄一汤。或问，此证有寒热往来，可否用柴胡汤？拙见以为，用小柴胡亦可。唯仲景法，病在表，无里证不用柴胡，此证尚应有其他太阳病证。读者应由此体会到，凡寒热如疟状属邪盛而正稍夺，可参看第 87、94、110、149 条理解。振栗者，均有自行汗解之势，这时不可用麻黄汤原方发汗或桂枝汤原方补中固表，吐下法尤不可用。再伤正气则不能振栗，而出现肢厥，成厥阴或少阴病。再峻发汗，直可大汗亡阳，亦可见厥逆等变证。无把握时，宁可静观以待变。有把握，即用补中攻表轻剂，以助其势。

第27条之关键为"热多寒少，脉微弱"。热多故用石膏，脉微弱、无阳（即表虚）故用桂枝二麻黄一轻剂。或谓此方系辛凉解表，未为尽当。盖仲景意，用药之寒热不相抵，稍恶寒，故用麻桂，热多，故用石膏。脉微弱，故用桂枝二分。

又，仲景清里热用黄芩（第333条）、黄连、大黄（见泻心证）、栀子（见栀子汤证），清表里热均可用石膏，调胃承气法清阳明热最效，其余清热法见有关方解。

以上三条，施治均为得汗，而经文却明言不可发汗。是可知，仲景所谓发汗，用药（仲景不喜火法）即指麻黄汤、大青龙汤和葛根汤。果系麻黄证或大青龙证，服药而效，结果不应是遍身微似有汗，而应较多。汗很少，必不彻而病不解，实际上亦难以做到遍身微似有汗。战栗后汗出，常身如洗，此时应嘱稍去衣被。以上三条及桂枝证，均为求得小汗，身如洗即发汗大过。

五、结胸证新解（附脏结）

按仲景心法（本书预设之公理定理同），人之太阳为头、项、胸、背、四肢及骨节。据字面而言，结胸证属病在太阳，此时病在上而不在表。细查经文，则结胸证非单纯太阳受邪，病亦不仅在膈上。

或问：胸居膈上，为心肺之宅窟，仲景应知此事实，结胸岂非心肺之疾？曰非然。第二节已述及，仲景分三阴三阳，自头颈腰背始，至面口胃为止为三阳，自腹壁始至血脉为三阴。由上至下，人体分为三段，膈上属阳，膈下属阴。膈自为一段，其外上为少阳，内下为厥阴。膈受邪既可由胸胁得自表，亦可由上至下或由下至上得自里。其外上受邪，见少阳病；内下受邪，见厥阴病。总之，仲景论伤寒六经并不详究此中涉及何种藏府。若必以经络藏府说立论，必使伤寒体系混乱，又不能融进经验知识。六经与经络、藏府基本无关，上文已述及。《伤寒论》不需要经络说与藏府说，第五章还有说明。

或问，膈不过一薄层肌肉，何以自成一段？其实，仔细理解今解剖所谓膈，其中实包括心脏、上下腔静脉、主动脉、横膈肌与肝胆脾等附膈器官，不仅指膈肌。仲景所调膈，应包括今解剖所见膈上下及体表紧相连之部分。大结胸证先不论，试观小结胸证，为正在心下，即今所谓剑突下或正上腹，其病不在胸腔，然此时患者自觉以胸满或痛最甚，仲景时代即称之为结胸。自然，以今解剖知识测之，结胸亦果有在膈上者（读者须知，仲景时代，常人亦多知结胸，第340条，患者言"我不结胸"可为证。故结胸最初应是古人的一种主诉，后来才用作证名）。

倘再问：既然膈上属阳，膈下属阴，仲景应知胃在膈下，何以胃属阳明？此仍因读者以今日解剖理解之故。试思，若胃果系解剖之胃，拟或主容纳之胃，何以"胃家实"竟为屎干硬的同义语！今学者多承认，仲景所谓胃，乃胃、小肠、大肠之总称，此种理解亦不甚准确。盖阳明上自面口，下至整个消化管。此种人体模式，阳明居太阳少阳之间，胃外之腹腔、腹壁及膈下面即属太阴或厥阴。

或又问：以上所解未及少阴，少阴当作何解？曰：少阴主血脉、咽喉，在人体实属最在里。故血脉受邪，若自他经来，必全体大虚；若系直中，必因血脉大虚，故少阴病之的证为"脉微细"，"但欲寐"尚非的证，因亦可见烦躁。少阴病无实证，伤寒起病无热证。

至于藏结，仲景并不视为伤寒，与伤寒并论，为鉴别诊断起见。前人或谓伤寒入藏则死，入府则生。持此说者大约不知《金匮》有"五藏风寒"篇。试观经文中所谓藏结，实无可死之脉证，仲景未给治法，与温病同例，不属伤寒也。若以为，此乃寒入于藏，必死，不必治。试观"五藏风寒"篇，竟无死证。其实，邪气中人，无所不至。三阴三阳六部分（即六经）中，自有经络、藏府，唯 伤寒病不可以藏府经络为说。

以下试解有关经文。

第128～135条多方陈述大结胸之病因、症状、脉象及治法，第138条单论小结胸证。综看各条，大结胸之的证为：寸脉浮、关脉沉或脉沉而紧，颈强，心下按之硬痛。小结胸证即如第138条所述，致病均因下之太早（属误下）或应汗而以水潠。经文已将结胸明确分类为（1）结胸热实（第131、134、135、137、149条）；（2）水结胸胁（第136条）；（3）寒实结胸（第141条）；（4）宿寒结胸（第139条）；（5）小结胸（第138条）。各条或兼及非结胸证，均略去不论。

第131条为大结胸重证，治用大陷胸丸，一日内取下为效。

第134、135、136、137、149条为大结胸急证，用大陷胸汤，必期得快利。

第141条为寒实结胸，无热证，说见下文。

第138条为小结胸热实，治用小陷胸汤。

查各条治法，无不属攻下。此证原属下之太早，已有里证，何以再下？因邪在里而盛也。读者切记，大结胸证属急下危重证，急下乃破釜沉舟、背水一战之法，若已不可下（第132、133条）必死。下而不效，必死。下后病不大减，告危。唯小结胸证虽邪稍盛而正夺不甚，不必过虑。

第141条待商，既属寒实结陶，用小陷胸汤不妥，宜用白散。然白散服法中有病在膈上必吐，在膈下必利之说。由此可知，大结胸证不必尽属膈上病，而多见膈上下（含膈）俱实，实属三阳、太阴、厥阴同病。加之邪盛正夺，其危重固不待言，第141条"从心下至少腹硬满而痛不可近"最为典型。

仲景论结胸诊断要点及治法可谓明确，但今日实少见大结胸证，时下之中医尤少见此证，故提醒读者，参考西医理论理解之。简言之，大结胸证诸条，除第139条，均有典型急性腹膜炎症状。第135条有西医所谓"板状腹"，径可诊为上消化道穿孔或急性重证胰腺炎。今日治急腹症，可中西医结合保守观察，一旦效不佳，即需手术。读者切莫以为急腹症与伤寒无关，西医亦承认多种热病可并发急腹症。仲景指出结胸因下之过早，亦大半正确。

第139条所指结胸与其他各条不同，其中至少有部分患者属胸膜炎，胸腔积液较多致呼吸困难或心包炎心包积液所致心衰，实属病在膈上（纵隔内），"不能卧，但欲起"，是典型表现。三日后再用下法，于仲景时代为可取，今日则应以西医治疗为主。

或问：结胸证有无原发者？以今西医观点看，应该有。今外科常处理的急腹症，如上消化道穿孔、急性重证胰腺炎多突然发病，呈典型大结胸证而不一定有受寒诱因及太阳病样前驱期症状，故与失治、误治无关，其治法在仲景时代与其他大结胸证无区别。今日中西医结合治此类证，仍采用中医之峻攻法。其余急腹症，凡有严重腹膜炎者，亦均属大结胸证，但可有类似热病的前驱期。

再问：以西医看藏结究竟系何种病？曰：其中多数应系结核性腹膜炎。此属慢性病，半个世纪前，西医亦无治法，大多病死，其存活期约数月至二年，仲景认此证颇准确。试看第129条，脉证均无死法，亦非危重，仲景却断言难治，实阅历之谈也。今西医简称此病为"结腹"，颇近仲景之说。第167条之藏结应非"结胸"，或谓系嵌顿疝，可备一说，即非疝，亦是一种腹部外科疾病，除非手术必死者。

六、膈上郁热证新解

指栀子豉汤证及类似证：见第 76～81、221、228、375、393 条。

此证无原发者，而有单纯及复杂之别。凡径用栀子汤者属单纯性，其余均兼他证，经文多对照讨论，以下按栀子汤类七方新解。

（一）单纯性栀子豉汤证

见第 76、77、78、221、228、375 条。各条分别见于太阳篇、阳明篇及厥阴篇，可知此证不仅可从太阳表证来，其代表经文为第 76 条。主要症状为虚烦不得眠，甚至反复颠倒、心中懊憹、烦热、胸中窒、心中结痛、手足温、不结胸、饥不能食、按之心下濡（不硬）。诸多症状既有他人可见者，亦有纯系自我感觉者，而以后者为多，各条均无脉象。病中均曾汗下（或二者居一），又无大热大实之象，故此证不属邪大盛。病理唯第 221 条云"胃中空虚，客气动膈"，患者均感胸中不适，故病在膈上胸中，属太阳病。其中虽非各条均言及发热，但无一条言及恶寒，故此证属热而不属寒。旧说此证为"胸中郁热"甚通，不烦新解。

或问：此证是否误治所致？曰：大多非是。试与结胸证对看，此证乃伤寒之一种较好转归。以理推，病既在胸中（上），应见（寸？）脉浮而弱，故有虚烦。可能属误治者，仅第 221 条太阳阳明合（并？）病，先下为不得法。但此条亦不可汗，正治当用何法，仲景未明言，浅见以为当用白虎汤或加人参。

以西医解之，原发栀子豉证不必病在肠上，实为多种热病中期均可出现的消化系功能障碍，温病家必断其病在气分。栀子豉汤实可抗菌，又可改善消化机能。

服此汤有得吐止后服的明文，后人或以其为吐法。按仲景法，病在上，可吐，吐法说不为无据。但栀子用十四枚分两次服，应不致吐，况且见呕即用栀子生姜豉汤，可知栀子豉志在必用，故不可以为此汤用至吐为效。又，用吐法后，需糜粥静养，栀子豉汤无此说，故原意非为致吐。但果然吐重，即需停服，此为胸热已清，阳明将虚。同理，便溏者不可服栀子汤，因阳明虚寒也。

（二）复杂性栀子豉汤证

各条实为栀子豉汤证加减，少气加甘草补气（第 76 条），呕吐加生姜（第 77 条），腹满加厚朴、枳实（第 79 条，已兼太阴病），微烦者加干姜（第 80 条，不可确证，或系性寒之丸药大下之故）。读者应由栀子与干姜并用，再次确认寒热药同用其性不相抵消。第 393 条经文过略，难以确证。但既选作差后劳复第一方，便非峻剂，因劳复少见重证。

七、泻心汤证新解

泻心者何义？攻心下痞也。何谓痞？满胀不适也。或有形，或无形，不必在心下，但以心下居多。

仲景泻心并非为泻心火，与后世之导赤散等用意不同。痞而需攻，似纯属实证，非尽然也。药用三黄，似纯热证，亦非尽然。心下属何部位？胃属阳明，胃外属阴也。经文云"胃中不和"（第 157 条）、"胃中虚"（第 158 条）、"胃中有邪气"（第 173 条），故泻心证多属阳明病也。何由得泻心证？下后而得，非必属误治。此证亦有单纯、复杂之分，新解如下。

（一）单纯性泻心汤证

或称正泻心汤证，见第 154、164 条。前者云"心下痞，按之濡，其脉关上浮者，大黄黄连泻心汤主之"。此证心下濡，关上脉浮，属病在上，为泻心证中病最在上而且纯属热者。单纯痞，满而不痛，按之不硬，若硬，即较复杂。此种硬，较结胸之硬为软，且不痛，故不是腹膜炎。此条无表证，脉浮在此主病在上，因里热，可有身热，但经文未明言。大黄黄连泻心汤不属下法，而为清热法。服前仅用开水浸药须臾，制法颇特殊。或谓方中有黄芩，可信。以西医看此方，为苦味健胃并有抗菌作用，中医谓之清胃热。西医苦味健胃只用小量（数十年前，多用颉草制剂，今则有大黄苏打片等），与本方用意同。苦味清热，胃热清，中自和。三黄均可抗菌，大黄、黄连均可健胃（小量黄连健胃，大量则伤胃阳，甚至呕吐不能食。凡苦寒药——包括各种抗菌西药，均无例外）今已证实。可见，中西医理法原可通。

（二）复杂性泻心汤证

第 155 条难确证，既恶寒汗出，应有表证，按 161 条当先治表，而非泻心。若恶寒属虚，尤不宜用泻心法。

第 157 条之特点为"干噫食臭，胁下有水气，腹中雷鸣，下利"，以西医看为典型的消化不良，病在肠胃。按仲景法为阳明太阴并病，经文已指出胃不和。此方名系后人（宋之前）所改，其中寒热并用，各不相碍。中西医结合看此方，为抗菌消炎、苦味健胃，补中益气之方。

第 158 条为误下再误下，致"胃中虚"，属阳明虚证夹热，病理与上条酷似，治法亦极相近。

第 159 条，有理中焦、理下焦之说，且云此利在下焦。又云服理中汤后利益甚，不可确证。赤石脂禹余粮方纯属对证疗法，古时西医亦有类似方药，今则常用次硝酸铋（即碱式硝酸铋）之类。此证为泻心汤诸中病最在下者。

第 162 条纯属无热之虚痞，故降下药与补气药同用而不用芩连。第 66 条与此相近，唯胀满在腹，故理气、补气药兼用。

第 172 条为太少合病而下利，肯定有热，不必有痞，归入泻心证似不妥。见呕加半夏生姜，为仲景治阳证定法。

第 173 条云"胸中有热，胃中有邪气，腹中痛，欲呕"，应属三阳及太阴并病，其证虚实寒热夹杂，治法颇近似第 157、158 条。

泻心各证均非危重，以西医看均属细菌毒素所致胃肠功能紊乱。仲景辨证之细微差别，难用公理证明。各证以第 154 条病最在上，第 159 条最在下。第 161 条最虚，第 157 条最实（兼虚）。第 157 条最热，第 158 条最寒，但均非大实、大虚、大寒、大热，除 154、159、161 条外，均有虚实寒热夹杂。治此类证宜求稳，宁可治不轻或静观其变，而不可骤用峻法，铸成大错。

读者试对看结胸证、栀子汤证、泻心证便知有从急到缓、从实到虚、从重到轻之别，后二者则有虚实寒热夹杂。仲景用苦寒药甚慎重，用黄连、黄芩尤慎重。

八、表证误治并发或转属阴证新解

表证误治可并发或转属阴证，此时以阴证为急，应先治阴证，再另行辨证，有关条文新解如下。

第 29 条，经文颇长，涉及五法，系讨论一病之连续变化。其中二证属阴，第一句为桂枝汤证兼心烦、脚挛急，经云用桂枝汤是误治。据仲景法，不为大误，加芍药或附子即无误。然亦不能必其不出现厥、咽干、烦躁吐逆，病情变化并非均属误治结果。读者莫以为表证治疗如法，病必一剂而愈。第二句，厥且烦躁吐逆，必有脉沉，更应多见沉紧、沉微或脉停，病属厥阴或少阴。用甘草、干姜去里寒、补里虚以扶阳，厥浅多可自还。仲景不用四逆，为审慎，以免矫枉过正，厥还脉亦还，再用芍药甘草缓急补虚。此时见谵语，属阳明实热，若无燥屎，用调胃承气汤。再发汗加烧针，实为大误，必出现少阴或厥阴病重证，故用四逆。

第 30 条为古人讨论第 29 条的问答语，应非仲景原文，其说大致可通。

可参看上文理解。

第61条，下之后复发汗，昼日烦躁不得眠，夜而安静，不呕，不渴，无表证，脉沉微，身无大热者，干姜附子汤主之。经言无表证，病不在太阳，不呕是无少阳证，不渴、身无大热是不属阳明。其脉沉微，倘非昼日烦躁，已属典型少阴病，虽然如此，仍属少阴。

或问：少阴病纲领有但欲寐而无烦躁，见烦躁即为死证，此证何以属少阴而不死？曰：此证夜间安静，虽昼日烦躁，但无吐利，故非死证。由此应知，少阴病亦可见烦躁而不死，但欲寐并非少阴病的证。

第69条"发汗，若下之，病仍不解，烦躁者，茯苓四逆汤主之"，此条经文过简，不便确证。若与上条（第61条）对看，变证之由酷似，脉证亦应接近，故治法接近。

第82条，为真武汤证，旧说属阳虚水泛，治以温阳利水，亦承认有少阴阳虚。水泛利水之说大误，关键在如何认识"心下悸，头眩，身瞤动，振振欲擗地"。此时不能站立，立则欲仆倒，与其余诸证同一原因，乃过汗气津大虚之故，必兼见脉大无根等虚脉象。不能直立，因血压偏低，直立加重脑缺血，以水气凌心、阳虚水泛解之，属水多。试问，发汗后，水何从来？故真武汤为温补阳气而不为利水。或曰，茯苓主利水，请试观第三章"五苓散新解"。亦可对看第69条，其中用茯苓不为利水。或问：此证属阳虚夺津，真武汤可凭空复津液乎？曰：真武汤温阳补气，为水谷入胃及津液重新分布创造条件。

太阳病误治而见阴证，尚有第34条表虚并太阴虚、第92条表虚并里虚寒、第163条表虚并太阴虚寒等，均在"继发性复杂表虚证"中解过，不再解。

> 阳明多血多气，易热难寒，易实难虚。其为病也，发热汗出，不恶寒，胃不和。
>
> ——作者

第七节 阳明篇新解

六经各篇，以阳明篇开头理论探讨最多。自第179至第184，除180条外，均设问设答。这些极可能不是仲景原文，而是后人补入。该五条之问答，行文与第128、129条相同，而与第30条不同，应非一次补入。笔者以为阳明篇应以第180条开篇为纲，如此方与他篇体例一致。

一、阳明病新解

阳明多血多气，为六经中气血最充盛者，故易热难寒，易实难虚。所谓易热难寒，指其受寒后化热较他经为快，而且多见，不化热而现寒证者较他经为少。所谓易实难虚，指其受邪后多见邪盛，少见正夺，而且为伤寒病唯一多见有形实邪的部位。

读者或谓，太阳病有少腹急结桃仁承气汤证（第106条），少腹满抵当汤证（第124、125、126条），亦可见有形实邪。拙见以为，上两证用下法时即已属阳明病胃家实。经文中虽有"热结膀胱"（第106条），"太阳随经瘀热在里"（第124条），"热在下焦"之说，均非逻辑上所必须。引进三焦说反致混乱，如第106条"热结膀胱……外解已，但少腹急者，乃可攻之"。用桃仁承气汤时，已无表证，此时亦非只有少腹急结，必有发热、汗出、恶热不恶寒。经云，血自下者愈。若不自下，攻之，所下应是何物？必既有硬屎，又有脓血也。读者试对看西医所谓盆腔脓肿，便知此证所指。即以经文而论，少腹急结何以必属"热结膀胱"？热结膀胱何以不尿血而下血？均不可通。

第125条将蓄血证理论化，谓之"太阳随经瘀热在里"。此系经络说之解法，历来似无异议。然而，太阳随经之热，何以必瘀于膀胱？既瘀于膀胱，何以不用利尿、清热法？况且，既瘀在里又用攻下法，解作病在阳明之胃何等便当！或谓胃属中焦，不当见少腹满。那么，第126条未指明是太阳而或阳明病，而且小便利，唯有发热少腹满，何以仍用下法（抵当汤）？再看第340条，在厥阴篇，以冷在膀胱关元解之，却无治法。此冷结循何经而来？总之，引入经络藏府说则矛盾百出。以上各条中，在经、在府、三焦、膀胱之说，不必考其为仲景原文抑或后人补入，均宜清除，以免混乱。凡腹部满硬急痛，无论在上在下均属胃家实，应归入阳明病。

或问：桃仁承气证、抵当汤证与结胸证有何不同？曰：结胸在膈上者，仍纯属太阳病。但结胸证多急，每同时波及膈上下，不以太阳病为主，见前文"结胸证新解"。单少腹急硬，不易上传。倘误治，当作别论。

或问：太阳篇第166条，用吐法，应系吐出实邪。此不可否认，然此种实邪并非宿食，不可触知，吐出者应是散在胸中之寒气。此证甚危急，吐法是否有效，笔者无经验。仲景颇慎用，后人亦少用。当今中医治此病，必多用射干麻黄汤或小青龙汤等，以温散寒邪。

阳明虽多血多气，亦有虚寒证。经文以胃家实为纲领，虽持之有故，而不足以统率全篇。那么，究竟如何表述阳明病定理呢？

现经文第179条，分阳明病为三种，终于不离胃家实，而胃家实几乎是大便硬而难的同义语。因而所谓"脾约"——见第179、247条——亦非必须。此且勿论，问题关键在于，仲景是否承认，阳明病有胃家虚寒证（可有偏虚偏寒之别）。若有，则胃家实不足当阳明纲领。显然，至少第191条是原发胃家虚寒证。

阳明病又有中风、中寒之分，以能食、不能食鉴别之，相当于太阳病之有汗、无汗，此说亦每导致矛盾。浅见以为，莫如一遵太阳篇解法，中风乃正夺，伤寒乃邪盛，不必分风寒。如此不但逻辑通顺，而且符合事实。

阳明病纲领（定理）如下。

阳明之为病，发热，汗出，恶热不恶寒，胃不和。

阳明篇主要经文分类如下。

1. 胃家虚寒证

（1）原发者：第191、194、195等条。

（2）继发者：第196、197、198等条。

（3）不明原发继发者：第225、226、243等条。

2. 胃家（实）热证

（1）原发者：第222条。

（2）继发者：第207、228、248、249等条。

3. 胃家（热）实证

（1）原发者：第202；207、208、209、215、247等条。

（2）继发者：第211、212、213、214、216、217、218、219、220等条。

以上分类，专门列出胃家虚寒证，而且置于胃家实热证之前，许多读者可能不解，故特提醒读者读一下《伤寒论》白文。今《伤寒论》阳明篇，第179～190条为综合讨论，可视为阳明篇总论。自第19I条进入各论，此后至198条，基本上是胃家虚寒证。第207条首次出现调胃承气证，方开始讨论胃家热实证，总之，经文本身便是先讨论阳明虚寒证。专家也可能认为，第207条之前，均属阳明病总论。此亦无妨，因为总不可否认第 191、194、195、196 条为胃家虚寒证（或有偏虚偏寒之别）。

全面看阳明篇，热实证条文远多于虚寒证，所以，经文旧提纲并非完全错误，但不满足严密的逻辑体系要求。

以下按上述分类新解阳明病。

二、胃家虚寒证新解

胃家虚寒证属里虚寒。读者或认为，既属里虚寒，不当有发热，汗出，恶热，不恶寒。实则不然，此种里虚寒虽在里而病属阳，所以，无表证之发热恶寒，无阴证之无热恶寒，亦无少阳之寒热往来，必然发热汗出，恶热不恶寒。临床用心观察患者，便知伤寒在阳明，即便属虚寒，亦可发热、汗出、不恶寒。病久不愈，虚甚者可能无汗，但仍无恶寒，且仍有汗出之势。第 196 条云"其身如虫行皮中状者，此以久虚故也"便是此意。太阳篇亦有类似条文，久虚汗欲出而不得，皮肤有痒感，见第 23 条。

胃家虚寒证，或偏于寒或偏于虚，有原发继发之别。

原发者与太阳表虚证病理相同，患者原本胃家虚，故寒邪直中阳明。此类患者亦可有短暂之恶寒，如第 183 条所述。阳明直中，在理论上应无实证，因阳明居里，且气血多，苟非本虚，邪气不能直中，今阳明篇亦无直中寒实经文。联系太阳篇结胸证及厥阴篇第 340 条冷结少腹，亦不能认为阳明直中有实证。

继发者又分两种，一种自太阳表虚证传来，一种自太阳表实证传来。来自表虚者，可因失治或误治；可呈二阳并病，亦可呈单纯阳明病。此时病较轻，可以太阳篇第 48 条、阳明篇第 192 条分别理解之。表实证传来者必有误治，如太阳篇第 120～123 条，因过汗或吐下不当致胃虚寒。栀子汤、泻心汤清热太过，亦可致胃虚寒。二阳或三阳合病，太阳篇新解中已解过数条。未解者，见下文。

胃家虚寒证之治法，经文中有二，即第 243 条吴茱萸汤、第 225 条四逆汤。前者治上部虚寒，后者治下部虚寒。

第 225 条在解第 91 条时已附带解过，现仅解第 243 条。

经云："食谷欲呕，属阳明也，吴茱萸汤主之；得汤反剧者，属上焦也。"

经文颇简略，而且前半句与后半句既重复又矛盾。笔者不采三焦之说，即使采之，胃上口便属上焦，不应得汤反剧。或云胸中属上焦，莫如以太阳解之为顺。欲解此条，必须同时参看第 190、191、194 条。阳明中寒不能食，食欲呕，证属虚寒，故用吴茱萸去寒，人参补气，生姜止呕，大枣补中，如此解便无滞碍。或曰解此条当联系邻近经文，然第242条与此条不连贯。若与第244条联系，插入"此以医下之也"之后，亦颇勉强，故此条在此出现颇突兀，宜前移至194条之后。

第226条，饮水则哕，虚寒尤甚，治法仍宜吴茱萸汤，若不能服药，便属危重，仲景时代，极可能不治，今日宜中西医结合治之。

胃家虚寒证其余各条不再一一证明。读者但知此证不可汗，不可吐，不可下，不可攻瘀，不可清热，亦不可服五苓散，便不致大误。

三、胃家热（实）证新解

此证指阳明病邪热盛、无燥屎及大便难者。计有泻心汤证（见太阳篇新解）、白虎汤证（第219、228条）及调胃承气汤证（第29、30、70、94、108、123、207、248、249条）。泻心汤证已在太阳篇解过，不再解。白虎汤证非仅见于阳明病，将专题讨论，见下文（五），此处仅解调胃承气汤证。

读者由上举条文号可知，调胃承气汤证有六条在太阳篇（第248条亦冠以太阳病），太阳篇各条多已解过。在此须指出，第29、30条（实为一证）、70、207条中已明确调胃承气汤之功用正如方名所示为（调）和胃气。此足以反证，本书以胃家不和，作为阳明病纲领组成部分，实属有据。

调胃承气法属下法（见第94条），但与大承气汤不同。此种下法不为下有形之结粪，而为下无形实热。它与泻心法亦不同，泻心汤清阳明上部之热，此汤则泻全胃之热，服药后以见小泻利为效。在承气汤中，此方最温和，但较之泻心、栀子为峻。上举各条中，除第94和123条外，均为典型之胃家（实）热，读者一看便知，不必详解。第123条不甚典型，亦大致可通，唯第94条，太阳病未解，且无急下指征，先下为不妥。

四、胃家实（热）证新解

此证指阳明病热不盛，而大便难，有结粪燥屎者，可分为小承气汤证及大承气汤证。

（一）小承气汤证

小承气汤之功用亦为和胃气，见第208、209、250、251等条。此法虽可下结粪，而攻下力较小，用之不致大泻。仲景常用于大承气汤之前，以确诊是否有燥屎。可知，虽大便硬、大便难，倘无燥屎，以用小承气为妥。

三承气均可止谵语，谵语止即停服。调胃承气证之谵语，因邪热过盛，大承气之谵语因燥屎，小承气证介乎二者之间。

（二）大承气汤证

见第 208、209、212、215、217、220、238、240、241、251、256、320、322 条及第 56 条。

典型之大承气证，除必备阳明病纲领外，必再具备大便硬，大便难（亦属胃不和），若再见潮热、谵语，便确凿无疑。此时大多有燥屎，非用攻下竣法不效。读者可能怀疑，何以病愈晚，愈重；用攻下法愈峻？岂不顾及过下伤正气？此需从伤寒下不厌迟说起。古人总结的这一要诀，道理很简单，就是为了避免过早用下法而克伐正气。正气能不断补充，首赖阳明之运化功能正常。一用大承气大泻下，阳明之运化功能便受损，而致正气夺，故仲景戒误下的经文相当多。伤寒至大承气证，确实正气已夺，但此时邪气亦衰。所谓胃家实，仅指邪气已化为胃内结粪，而非指正邪相争处于激烈状态。倘与调胃承气证对比，则一为邪盛正未夺，激烈相持，呈大热且功能亢进之象；一为正夺邪亦衰，温和相持，呈潮热（有波动且不高）而功能低下之象。

细读《伤寒论》，可体会到，仲景颇希望达到大承气证的结局，其治法亦颇有把握。不过，这不等于当下不下。下之过迟，正气已无力运药或已不可下，仍系死证，见第 210、211、212 条。

今日之医家，已少见伤寒大承气证，或见，亦多不用大承气汤。但笔者在此仍欲提醒读者，凡热病慎用下法，即或未用下法而见下利（自利），亦多于病愈不利。温病学家虽有急证急攻，下不厌早，可痛下数十行之法，但临证时颇少用。热病自利而热不衰，应视为重病。下之过早，即便热衰，亦每致病情迁延。倘导致结胸或热深厥深，尤难挽回。

温病学家或持河间学派（特别是张从正）之说，以攻下为攻邪而非伐正。此仅适用于少数温病——持续呈调胃承气汤证——如西医所谓"乙脑"。即便此类病，反复攻下而邪衰，亦同时见正气大夺。热退后，患者甚衰弱，恢复期颇长，故需强调，凡攻法无不同时损伤正气，其中尤以下法为甚。说攻法只有邪当之，攻邪只是攻病，与正气无碍，邪去正自安，是错误的，《伤寒论》更重视保护正气、调动正气，河间学派及部分温病学家则更重视驱逐邪气，伤寒学与温病学的重要区别之一在于此。另一区别在初起治法不同，前已言及。

今阳明篇中，尚有约二十条经文，反复阐述下法的应用原则，此处不再一一解释。仅略说几句急下证。

急下属急则治标（即不顾正夺，峻猛攻邪）之法。阳明急下证的唯一指征是腹大满实痛，临床上较好掌握。少阴急下证（第320、321、322条），倘无西医知识对照，颇难掌握。今有专家认为，此仍属阳明（府？）实证，非阅历见道之谈，亦不合仲景心法。浅见以为六急下证——尤其少阴急下证，今日亦属危重证，仲景时代，急下是唯一可能奏效之法。急下无显效，便是死证，其危险程度甚或超过大结胸证。

五、白虎汤证新解

今《伤寒论》中，白虎汤证及白虎加人参证共八条。计太阳篇五条（第26、168、169、170、176条），阳明篇二条（第219、222条），厥阴篇一条（第350条）。经文对此证的病理解释为"热结在里，表里俱热"（见第168条），其典型脉证为大热、大汗出、大烦渴、脉洪大或滑。

或问，此证到底如何掌握？按仲景法有五要点：（1）表寒已解，出现表热；（2）里热较盛（即使有厥或手足逆冷——如第350条——亦必有高热，今日可以测体温）；（3）脉洪大或滑（即脉有实象、热象，故应兼数）；（4）渴欲饮水且能饮；（5）有汗，不一定大汗出，但汗多更确。

上述五要点中较难掌握的是表热，此前解太阳病时从未涉及表热。怎样理解白虎汤证有表证呢？读者须知，洪大之脉，必有浮象，或见滑脉，亦应兼浮（如第176条）。它如第168条有"时时恶风"，第169条有"背微恶寒"，第219条有"身重"，均系表证。

今可一言以蔽之，白虎汤证乃二阳或三阳合病而属热者。然而，第350条厥阴病何以也用白虎汤？经文说，里有热也。读者须知，白虎汤证均有里热，但不是里有热就用白虎汤。浅见以为，用白虎汤仍以二阳或三阳合并病为最确当。

或问，此证是否纯属实热？并非尽然。白虎加人参便为照顾气津已伤，此时用人参并非直对口渴，盖生津实有赖补气。试思，大热大汗出，岂能不伤气伤津而致口渴。方中用粳米，更为补充谷气。

再问，白虎汤证与调胃承气汤证有何不同？答：二者区别极明显。后者基本不具备上述白虎汤证要点3、4。调胃承气汤证对有蒸蒸发热，但仲景不用大热形容。至于脉象，后者非但不洪大，反有脉微、脉停或脉厥，渴从不见于后者。关于谵语，在调胃承气证为常见，白虎汤证为偶见。再联系白虎汤治三阳合病，便知其意与调胃承气大不同，后者仅适用于典型阳明病里热证，三阳或二阳合病均不宜用。白虎汤虽同样针对热盛，目的却为使热从外解，调胃承气则为使热从下出。

该两法亦不出因势利导原则，盖白虎汤证一派热象外发之势，调胃承气证之热则将传厥阴或与屎结而留于胃中。

白虎汤证为伤寒发热较剧者。仲景法，病在阳且属热，以病从外解为顺。若不能外解，以止于阳明为顺。病发于阳而变为阴证，多较危险。

然而仲景用白虎汤颇慎重，第 168 条方后特别注云，该方仅可用于立夏后、立秋前，若违此戒，则呕利而腹痛。亡血家、虚家亦不可服，否则腹痛下利。当代医家虽不必谨遵时令之戒，亦须知白虎汤可致里寒泻下。何以调胃承气证不得用白虎（反之亦然），亦可由此附注明白。因前者为达泻下目的，白虎汤则不会出现泻下效果。

近代名医张锡纯最善用石膏——特别是以石膏为君药的白虎汤和白虎加人参汤。他扩大了生石膏及白虎汤的应用范围，热病初起即可用生石膏。读者可参看《医学衷中参西录》，加深对仲景心法的理解。

> 血弱气尽，腠理开，邪气因入，与正气相搏，结于胁下，正邪纷争，往来寒热，休作有时，嘿嘿不欲食，藏府相连，其痛必下，邪高痛下，故使呕也。
>
> ——张仲景

第八节 少阳篇新解

今《伤寒论》少阳篇较短，经文共十条，所述症状有：口苦、咽干、目眩、两耳无所闻、胸中满而烦、头痛、发热、胁下硬满、干呕不能食，脉象有弦细、沉紧，治法明确不可吐下、不可发汗，方剂以柴胡汤为主。本篇兼论三阳合病一条，少阳坏病一条，最后三条论伤寒不传少阳及少阳欲解时。总之，单就本篇讨论，难得少阳病要领。

一、少阳病新解

今伤寒学家均已承认，柴胡证为少阳病代表证。伤寒教材且将柴胡证编入少阳篇，显然，少阳病旧纲领——第 263 条，已不适用，新纲领当取柴胡证。

何谓柴胡证？请看第96、97两条。

第96条所述应是继发性少阳病，由太阳病传来。主要症状为（1）寒热往来；（2）胸胁苦满；（3）心烦喜呕；（4）嘿嘿不欲食。其他尚有七八种或见证。

第97条所述应是原发性少阳病，主要症状与第96条相同，但此条有病机阐述，谓"血弱气尽，腠里开，邪气因入，与正气相搏，结于胁下"，其中明确点出了病因、病位。下文又对症状做出病理解释，"寒热往来"由于"正邪纷争"，"心烦喜呕"由于"邪高痛下"，"胸胁苦满"似无明证，但邪气与正气结于胁下（少阳部位），自应胸胁不适。既胸满又喜呕，自然嘿嘿不欲食。

学者或以为第97条是解释第96条，若如此理解，只能说第96条是伤寒五六天之后再中风，应视为太少并病，此种理解颇勉强。对看第266条，可知太阳病不解便可转入少阳，而见少阳病。

单从逻辑推理，少阳受邪自可直中，伤寒数日后再直中少阳亦非不可能。但此说烦琐，我们不必对此多纠缠。

今经文第148条又指出，少阳病"为半在里，半在外也"。对此当作何解？假如理解为半在太阳、半在阳明，则少阳病是太阳阳明合病之一种，或仅为自太阳至阳明的过渡状态。于是，少阳病不必独立，而且无法解释第96、97、266条等柴胡证。

为统一解释少阳病各条，必须承认，少阳之病位即膈及两胁。该部位无论从外向内看，抑或自上向下看，均既有表，又有里。更确切说，膈之外部（连同两胁之表）、上部属少阳。少阳受邪，既可自两胁直中，亦可由太阳自外至内或自上至下传变而得。胃上口贯膈，少阳与阳明关系密切。故少阳病不但可有心烦喜呕——解为膈受邪或胃上口受邪均可，而且可有阳明、少阳合病（见第256条）。总之，少阳病之"半在里，半在外"应理解为膈及两胁受邪。

少阳病的典型症状，亦可用"半在里，半在外"（表里辨证）来解释。

"寒热往来"，即寒热交替。寒时发热恶寒，为表寒证的特点；热时发热恶热，为典型里热证的特点。

"心烦喜呕"为里证，但喜呕不是频繁呕吐，有呕出物也不多。

"嘿嘿不欲食"，指能食而不多，是有里证而不重。

以上是少阳病表里之辨。关于虚实寒热之辨，须结合柴胡汤新解。

二、小柴胡汤新解

小柴胡汤功用为何？首为"解外"，见第104、146、231条；次为"和胃"，见第230条。观仲景意，"解外"与"解表"颇接近，故常混用。那么，小柴胡解外与麻桂解表有何异同呢？欲明此意须先知小柴胡证之虚实。伤寒病见柴胡证，无论系传经或直中，必已有表虚（即正气夺）。试观小柴胡证诸条之脉象，均不见洪、大、滑、实，则正夺无疑，况且，正不夺则邪气不能越太阳而传至少阳或直中少阳，故小柴胡汤不但用姜枣甘草，更用人参以扶正。于是，服小柴胡后可蒸蒸而振（见第101条），麻桂解表无此说。蒸蒸而振之病机为何？正气复得以奋起发热也。

再查第100条，阳脉涩、阴脉弦，腹中急痛，先用小建中汤不差，却用小柴胡，则小柴胡亦有补中功用。但小柴胡不同于桂枝或建中汤纯以补虚为用，病至少阳，已不可冀其正气复邪自去，故同时用柴胡、黄芩解郁清热。

至于和胃，在小柴胡为附带作用。少阳病解，邪不传阳明，胃气自和。果系单纯阳明病，或少阳阳明合并病，已见阳明实热，不可用小柴胡和胃。

经文第101条云："伤寒中风，有柴胡证，但见一证便是，不必悉具。"此为用小柴胡汤提纲挈领之法。那么，何谓柴胡证？即前述第96、97条所说四症状，其中以寒热往来、胸胁苦满为最要。若胸胁苦满较重或满而痛，即需用大柴胡。

小柴胡证，虽正夺而邪不甚盛，病在少阳而属热，此时用小柴胡仍为使病从外解。读者能把握小柴胡上述要点，则有关小柴胡之近20条经文均不难解，临证时亦不致心中无数。详说见第三章"柴胡汤新解"。

三、大柴胡汤新解

大柴胡汤功用为何？主下里实，清里热也，见第103、136条。故大柴胡为一种兼具解外的下法，或谓大柴胡当用大黄，颇有理。

或问，如此解大柴胡汤功用，何以与承气诸法相区别？读者可回头对看承气证新解。大小承气证必有大便硬、大便难，多见谵语，大柴胡证则无。大柴胡的寒热往来则为承气证所无，至于胸胁胀满与腹部大满的区别尤其明显。

旧说柴胡汤之功用为调和表里，细究之，实为里外分消之法，使少阳之邪外自汗解，里从胃消，大小柴胡汤各偏重一端。

四、柴胡类方新解

大小柴胡汤之外，柴胡类方尚有柴胡桂枝汤（第 146 条）、柴胡加芒硝汤（第 104 条）、柴胡桂枝干姜汤（第 147 条）和柴胡加龙骨牡蛎汤（第 107 条）。

读者细察柴胡汤类方，应能体会到柴胡桂枝汤系小柴胡、桂枝汤各取其半，故治太阳少阳合并病，柴胡加芒硝汤证系少阳阳明合并病，柴胡加龙骨牡蛎汤证在柴胡方类证中最重，颇近三阳合病。以上四方，或治合并病，或不出小柴胡加减例。详说见第三章"柴胡汤新解"。

> 太阴居腹内又在胃外，少血多气，阴气最盛。受寒后无热证。
>
> ——作者

第九节　太阴篇新解

太阴篇共八条经文，在六经各篇中最略，其中涉及桂枝汤、桂枝加芍药汤和桂枝加大黄汤三方。

一、太阴病病理

何为太阴病？经文旧纲领仍适用，故第 273 条不废。

按本书定理，太阴病为太阴部位受邪。太阴居腹部又在胃外，少血多气，阴气最盛，故受寒后无热证。其本病为腹满时痛，至呕吐下利时，则已波及胃家，致胃家寒。或谓太阴病即脾胃虚寒。此种理解，在《伤寒论》为不必要。

太阴病多系轻浅之证，以西医视之，属轻证急性胃肠炎，倘将息得当，吐泻自止，每可不药而愈。

此种病理，可由太阴部位之生理获得满意解释。

太阴虽阴气盛，但阳明多血多气，阳气盛，此所以无病时两家阴平阳秘，相安无事。太阴受寒，阴寒重，阳明一时受挫，故可腹满而吐，食不下，自利益甚，时腹自痛。吐利既止，胃家阳气来复，胃外无形寒邪消散，便达到新的阴平阳秘，诸证悉退，此系太阴病的典型过程。其轻者，仅见腹满或时痛，不必见吐利即可自行缓解。

倘吐利重且不止，便与霍乱无异。此时，寒邪自太阴至阳明、至少阴或厥阴，即不再属太阴病。

或问：太阴病虚实如何？曰：伤寒三阴病，无不有正气夺，太阳病以虚（而且寒）为主。

二、大阴病治法

仲景治太阴病以桂枝汤为主，足见桂枝汤治里虚寒。以下解有关方法各条，或与太阳篇略有重复。

第 274 条，太阴病见四肢烦痛，脉阳微阴涩而长。旧说系由阴返阳，故欲愈，实则太阳太阴合并病，虽有寒象，但脉长为里虚不甚，故可必其阳气自复。

第 276 条，太阴病，脉浮，可发汗，宜桂枝汤。此证亦可解作太阳、太阴合并病，若不视为合并病，须说明太阴病何以见浮脉。按本书定理，以六经占人体表面多少排序，依次为太阳、太阴、少阳、阳明、厥阴（唯少阴不系于表），故太阴病可见表脉。至于此时用桂枝汤为发汗，则不可从。服汤后可见汗是事实，但此种治法非为去表寒，而为建中去里寒。温覆得汗不过是里寒去、正气复、表里和的结果。

第 279 条甩桂枝汤加味二方，属桂枝汤随证加减，无需详解。可参看"桂枝汤新解"。

第 278 条经文有病理解释，以为是"脾家实，腐秽当去"。据此说，太阴即是脾。浅见以为，不必如此解，且脾后有家字，为仲景全书所仅见，解作胃家实或更通。此证脉浮而缓，手足自温而小便利，无阴寒之证，亦无虚象，谓其在太阴颇不通。不过，此处胃家实，不呈大便干硬，而呈暴烦下利，乃胃家自将腐秽排出。

少阴一病，六经皆虚，故少阴病在六经病中最为危重。

——作者

第十节　少阴篇新解

少阴病在六经病中最危重，读者或未闻此说，故先道其所以。

一、少阴病新解

按本书定理，少阴病为血脉或咽喉受邪。咽喉为人体之要害部位，血脉为人体之最里，邪犯要塞部位或至最里，病必重，此少阴所以危重之一；人体全身无不靠血脉运行谷气及律液营养，故少阴一病则六经皆无足够之血气管养，而致全身大虚，此所以危重之二；倘少阴病为继发，它经（以阳明为最多见）有实邪末去，则正气大虚，复有邪盛，其危可立至，此所以危重之三；即使它经无实邪，因全身大虚，胃家化水谷及运药无力，甚或呕、利不能化水谷且不能服药，血脉不能得谷气补充，如此恶性循环，病情急转直下，此所以危重之四；仲景明言伤寒死证共21条，少阴篇占7条，厥阴篇死证8条大半已传至少阴，故伤寒病大半死于少阴，此少阴病所以危重之五。故医家治伤寒热病，但见少阴病，即需高度重视，积极而又谨慎地处理。

刘河间力主伤寒无阴寒之证，吴又可谓伤寒仅占热病百分之一，伤寒中阴证又百不一见，此均非阅历见道之谈。少阴病固不若三阳病及太阴、厥阴多见，但即使今日，亦非仅占热病不足万一，况彼所谓阴寒证尚包括太阴病及部分厥阴病。古时之阴证应更多见，切不可以一时一己之见无视仲景学说。

少明病虽无不正气大虚，但亦可化热。唯化热者少，不化热（旧称寒化）者多。化热至手足温而止为顺，其病易治。若见心烦不得卧（虚甚故也）为重，施治较难。化热至身热而厥逆，即已兼顾阴病。其不化热者，若无吐利，或吐利止而能运药，施治较易，反之难治，此系就仲景法论少阴病或就中医论少阴病之要点。

读者倘熟知西医病理，今可一言以蔽之：凡少阴病，在西医即属热病休克期或休克前期。其理论谓此时全身有效血液循环不足，进一步发展，即致死亡。故休克为危急证，需抢救，可见中西医理颇相通。

今以拙见，将少阴篇关于少阴病之经文分类如下：

（一）少阴病病理条文（第281至第300条）

1. 少阴纲领及诊断；

2. 少阻病预后；

3. 少阴死证。

（二）无吐利无咽痛各证

1. 宜发汗证（第301、302条）；

2. 宜温或/和补证（第304、305、323、324条）；

3. 黄连阿胶汤证（第303条）；

4. 急下证（第 320、322 条）。

（三）有吐利无咽痛证

1. 急温证（第 306、307 条）；

2. 急温补证（第 309、314～318 条）；

3. 急下证（第 321 条）；

4. 宜刺证（第 308 条）；

5. 宜吐证（第 324 条）。

（四）下利且咽痛证（第 317、310 条）；

（五）有咽痛无吐利证（第 311、312、313 条）。

上述分类与旧说不同，今教材分少阴病为少阴本证及少阴兼变证，本证中又分寒化证及热化证，亦属有据，但学者不易理解何证易寒化，何证易热化，以及何以发生寒化、热化，尤不便于同西医知识对照。今以吐、利、咽痛三证结合治法将少阴病分类，有助于克服旧分类法之缺点。以下逐类新解。

二、寒化、热化新解

今教材以第 281 条为少阴寒化证纲领，可见少阴病之的证（即纲领或确诊标准）仅脉微细一证。为便于学者掌握，浅见以为，加上"但欲寐或烦躁"更好。

或曰，少阴病见烦躁为死证，此指寒化证由但欲寐发展至烦躁而言。倘属热化证，原可见烦躁，第 303 条有"心中烦，不得卧"，第 319 条有心烦不得眠可证，而且，少阴病见但欲寐亦并非必属寒化证。第 303 条"心中烦，不得卧"出现在病二三日后，此前即呈但欲寐。

何以六经病中唯少阴病有寒化、热化之说呢？其实，寒邪中人均先见寒证，唯在三阳者多数迅速化热，不化热者较少。若化热未尽，又传至三阴，当作别论。三阴经中寒邪后，太阴病不化热，因太阴部位阴气最盛而阳气最微，至少在理论上最难化热。其寒邪之消散端赖阳明之温煦，见太阴篇新解。少阴伤寒而能直中必先有血脉（其中之气血）大虚，否则有其他五经维护之少阴部位（即血脉）不致受邪，如前所述。此时全身正气大虚，正气难得与邪争。寒邪能化热，必须消耗正气以助阳，故少阴病少见热化者，即或热化亦断不得呈大热。今经文中唯第 317 条可能化热较甚，浅见以为此条宜归入厥阴病（厥阴篇有说）。目前除传统脉证外，还可参以体温指标，判断寒化、热化已不甚难。大体凡寒化证，体温多数正常或偏低，少数有低热，热化证则多见低热或中等热，是为中西医结合理解少阴寒化、热化之要点。

笔者以为，寒邪中人，不宜再有寒化之说。证现寒象，正是寒邪本色，非化而后成，受寒而现热象，方为化而后成。此说可通解六经，并非仅少阴可热化。寒化之说，在逻辑为多余。

热化与否既与正气有关，则关乎正气消长的症状，有助于判断其变化倾向。凡少阴病吐利重者，必不能热化，因其正气已虚，复因吐利而消耗也，况且吐利重者不能进食补充谷气。无吐利者，患者可进食和水，可望正气稍恢复，故此类患者可能化热。咽痛患者若不兼吐利，化热应较易，若参以西医则此类患者有咽喉感染，原应有热。至于咽痛与吐利同见者，则病益重，是否热化尚在两可。

何以少明病如此多见咽痛呢（六经病 11 条咽疼证少阴居其 7）？读者已知仲景论伤寒不甚重视上呼吸道症状，唯少阴篇例外，此种咽疼应是当时较常见的一类特殊疾病。考今日仍偶见之白喉，病后每脉微细、但欲寐，其他最常见的咽疼病如扁桃体炎、咽峡炎、猩红热等极少见休克，故仲景时代白喉应较多见。此说非确考，读者可自行观察。倘果系白喉，则少阴病咽痛证，实属危重。

诊断少明病的另一个依据是小便色白（清长之义）。第 282 条云："小便色白者，少阴病形悉具。"这种小便白，出现在"五六日后利而渴"，患者引水自救之后，特有诊断意义，窃以为此系未化热的诊断要点之一。经文云小便色白因下焦虚寒不能制水，此说可商。按西医理论，此恰证明患者饮水后吸收输布较好，而且肾功能正常，足以制水排尿，故饮水后尿即多（清长）。或谓中医之肾非西医之肾，然而，即使自中医看，此证亦非因下焦虚寒。这种少阴病乃低渗脱水（因自利）造成的轻度休克，可望自愈。

第 283 条脉阴阳俱紧，反汗出，经文指为亡阳，因咽疼而复吐利所致，故亡阳不必因过汗，吐利过多亦可亡阳，至此病已极重。

第 284 条，为被火出现少阳病，足见火法之害。或曰是少阴病被火，则尤属误治。少阴病兼表（必见热化）或可用药微发汗，但无用火之理，其危险甚于火法治太阳病。

第 285 条，脉沉细数，病为在里，不可发汗，似不必解，读者应与第 301、302 条对看。彼可发汗，此不可发汗，差别仅由于一有发热，一无发热，一有脉数，一无脉数。凡少阴寒化证因其病在里而且大虚，无发汗之理，第 286 条略同。

三、无吐利无咽痛证新解

（一）宜发汗证

第 301 条用麻黄附子细辛汤，第 302 条用麻黄附子甘草汤，均不可详证。后者明言为微发汗，可证前者亦为微发汗。后者除少阴本证外，无其他特殊脉证，可见无吐利无咽痛之少阴病，便可用麻黄附子甘草场，见脉沉便可加细辛，此两条为少阴病中较轻者。

以上两方何以能发汗？少阴病何以可汗？按仲景法及本书前述公理、定理均不可解。旧说此二证兼表，但无可取证。若谓第 304、305 条兼表，尚可通，故该两条仅能以少阴直中重证解之，可对看传经直中新解。欲明此理，尤需参看现代药理。此两方共有之麻黄有兴奋、升压、强心、加速心跳等作用，附子之强心作用大而持久，但可减缓心律，故二者结合，可抗休克、强心，而不致出现心动过速。由此逆推，仲景用此方时，应属少阴阳虚重，而阴液尚无损，阳一回（即休克纠正）可见小汗。故二方之用并非为发汗，而可见小汗，用此两方时不应有吐、利、咽痛。少阴病吐利者即不化热，且里虚寒均重，无汗可发，无正气可消耗，读者参看第三章"麻黄汤新解""四逆汤新解"应能体会以上两方之奥义。少阴病兼咽痛，即易热化，不可用辛燥大热药，以免化成燎原之势而不可收拾。

（二）宜温或宜补证

少阴寒化证既属里证大虚大寒，据理宜大温大补，故柯琴以为四逆汤中应有人参。查仲景治少阴病，唯附子汤用人参，见第 304、305 条。该两条均兼表证，何以反不用麻桂而用参附术芍等？盖不化热又分虚重与寒重，此由附子汤中有人参而无干姜可知。若寒重即用四逆汤，见第 323、324 条。但 323 条经文甚简，不可确证，总之仲景治少阴证用人参颇慎重。

（三）黄连阿胶汤证

此方为《伤寒论》中最具特色者。少阴病化热，即里热，用黄连、黄芩、芍药可解，用鸡子黄、阿胶无公理为据。古人得此经验，实为难能。温病家照用此方，并由此化裁而成大小定风珠，可知伤寒温病并无二理。仲景用鸡子黄仅此一方，用阿胶者另有炙甘草汤、猪苓汤。前者治脉结代，后者亦治少阴热化证，此提示阿胶可直入血脉之阴。鸡子黄温服功用应近乎阿胶，但其他用阿胶处何以不用鸡子黄仍不可解，此有待实验回答。

或问，黄连阿胶汤中可否加附子？曰：不可。查仲景用附子者其 23 方，计太阳篇 9 方，太阴篇 1 方（四逆辈），少阴篇 9 方，厥阴篇 3 方（不计重复者），霍乱篇 1 方，诸方用附子无一不为扶阳。黄连阿胶汤证固亦有阳虚，但阴虚更甚，不可扶阳。

（四）急下证

三急下证（第 320、321、322 条）均为少阴阳明合病。急下之指征有三：为口干咽燥；为自利清水，色纯青；为六七日腹胀不大便。三者居一，即应急下，而第 321 条居其二。此种急下均属破釜沉舟之法，临证时颇难掌握，应参考后世温病家治法。若能中西医结合，则不如此窘迫。

第 320 条，病后二三日，无吐泻、大汗、大热，何以会口燥咽干？若谓系少阴之阴（即血）原虚甚，病后迅即出现阴亏津竭，则急下法并非最佳选择，应峻补其阴血、津液为是。温病家治中焦温病有增液汤，治下焦温病有复脉汤及定风珠可参酌。按仲景法，此证用黄连阿胶汤亦较急下为佳。倘以为必已合并阳明病，则以急下为是。

第 322 条显然合并阳明病，仍宜参考后世伤寒家及温病家之下法。

第 321 条，旧说系热结旁流，果如此，自应急下。但拙见以为此证自利清水，色纯青，非透明无色之水，乃黑水。经验所及，此证最多见于重证细菌性痢疾，以热结旁流论其病理，并非尽当，不过，急下之法不误。今日中西医结合治疗亦可用急下法，笔者有此经验。

读者或疑惑，少阴病，正气大虚，自西医看已休克，治以急下，岂非犯虚虚之戒？大下后，休克岂不更甚？今以第 322 条说明之。少阴病，六七日不大便，腹胀，是合并胃家实。不除此实，患者必不能食或食甚少，亦不可用温里补虚之药。不急下，病情将急转直下。故急则治标，实邪去方可议如何温里补虚。

今日西医治此证，不一定急下，因可输液补血补气。若有腹膜炎，仍以急下为佳。即使非腹膜炎，若输液后腹胀不减，大便不通，仍应攻下。

四、有吐利无咽痛证新解

凡少阴病有吐利，尤其吐利并见者，便无热化之可能，此时，病传少阴即因吐利过多。少阴既病，六经皆虚，水谷益不得入，吐利复不止，正气即一虚再虚，无力与邪争。是以此类证之治法，唯有急温里扶阳补虚，第 314～318 条均属此类。其间或有偏虚、偏寒，兼水气、兼阳微之殊，而大法相通。第 308 条可刺，第 325 条之灸，亦属温补法。

第 306、307 条证近重复，虽见便脓血，不可以后世血多热重解之。仲景凡称下利，均非热利。热利下重，属白头翁汤证，与桃花汤证寒热虚实大异。

第 309 条与霍乱无异。读者须知，凡霍乱吐利重者，必见少阴病，本书不另解霍乱篇。此条用人参吴茱萸而不用附子，应系胃家上部寒重之故，第 314~317 条均用姜附。本书已预设姜附温里助阳之准公理，故姜附为治少阴吐利寒化证之主药。诸方加减大体均可由第 316 条真武汤、317 条通脉四逆汤加减法中推出，白通加猪胆汁汤中用人尿、猪胆汁，今久废，不必解。

或主张四逆辈中宜加人参。按第 317 条加减原则，利止脉不出时方加人参。对看附子汤证可知，仲景见吐利不轻用人参。

第 324 条，少阴病，胸中实，用吐法。此与急下证同，属急则治标法。胸中（太阳）实邪去，少阴虚仍在，即另图治法。

五、下利且咽痛证新解

第 317 条可兼有咽痛，倘兼之，病益重，不再解。

第 310 条，用猪肤汤纯属补虚。此证下利不重且有咽痛，仍有热化之可能，故不用姜附。猪肤之用应近乎阿胶，此种推测，有待实验，但此汤为一种甚可口的高级补品应无疑问。

六、有咽痛无吐利证新解

见第 311、312、313、314 条。其方属杂治法，为古人之零散经验方，不可详解。

白喉可以无特殊痛苦而见休克和心律紊乱，此病是否可用麻黄、附子，笔者无经验。按仲景法，少阴病有咽痛，便无用麻黄、附子、人参、细辛之法。按西医观察白喉，一旦出现心动过速，大多不久即见传导阻滞，最后因心衰或心跳骤停而死亡。白喉也可见便血、尿血、呕吐等，但不多见，且均为心衰、休克掩盖。

我们可以推断，仲景所谓少阴病，有西医所谓之白喉。

今日之中医，已少见少阴病。凡休克患者，无论伤寒少阴病或温热下焦复脉汤证，多求治于西医，或中西医同治。西医治少阴病——热病休克，方法有（1）抗休克药（功用近似麻黄加附子）；（2）补液（峻补津液及血容）；（3）补充能量（峻补谷气）；（4）祛除病因。但是，即使此四法均运用得当，仍有疗效不佳者。读者倘能深得中西两家治少阴病之真谛，恰当结合，必能取得满意效果。

热病致休克，原因大致为二端。一为吐泻脱水，二为感染中毒。本书以吐利、咽痛将少阴病分类，原因在此。有吐利者，休克主要因脱水；有咽痛者，休克主要因感染中毒。二者并见，休克即较复杂。读者参考拙见，对看中西医书，必能临症不惑。

七、少阴病预后及死证新解

综看第287、288、289三条可知，少阴寒化证但见手足转温或由恶寒转恶热，即为向愈。其理甚明：寒化自止也，阳气自复也，虽脉有虚象，已不足为虑。若脉一变而滑，必见厥热往复，反为凶兆。少阴热化证，并非热愈重愈好。倘见热重，多属热厥。寒化不止，或厥热不复，均为死证，故少阴病死证最多。

仲景论伤寒死证共21条，计太阳篇2条，阳明篇4条，少阴篇7条，厥阴篇8条。少阳和太阴篇无死证，六经之外的霍乱、明阳易两篇亦无死证。此21条死证，第133条为结胸，167条为藏结，第333条为除中。结胸、藏结之解法见太阳篇。除中之义为中气大坏，患者表现为不应能食反能食。临床确有此证，浅见不敢妄断自西医当如何解。藏结和结胸至死，必兼有少阴病。其余18条，有15条自西医看死因亦为休克。故可知凡热病死证，十分之九直接死因为休克，即少阴病。厥阴篇虽有8条死证，其中多数需传至少阴方死，故本书以少阴病为最重者。关于伤寒死证，详见第三章"伤寒死证新解"。

仲景断生死，或可在少阴证出现之前，此系古人经验。凡死证，即不再治，治之无功。西医至今仍以抢救至最后一息（常呼吸、心跳停止后仍救治一番）为医家之职责，近年在讨论安乐死，而实施者甚少。但西医亦有死证之说，如癌症晚期，严重心肝脑肾衰竭，等等。中医亦有类似病证，但中西医最相通者即对休克之认识，西医所谓"不可逆休克"即中医所谓少阴病死证。当然，仲景断为死证的少阴病（及其他尚未见少阴病的死证），今日中西医结合治疗仍部分可不死，大部可预防。今日所谓"不可逆休克"，将来医学进步，又有可逆者。目前治休克或少阴病（包括中西医各自诊为死证者）应中西结合处理。

几厥者，阴阳气不相顺接，便为厥。厥者，手足逆冷是也。

——张仲景

第十一节 厥阴篇新解

厥阴病之解法，历来为伤寒家一难题。若主经脉说，手足厥阴脉"是动病及所生病"（见《灵枢·经脉第十一》）与《伤寒论》不合；若主藏府说，心包及肝病与今经文基本无涉。或云厥阴风木属肝，则厥阴病便是肝病，而且以肝风为主，不可通。或云厥阴与少阳相表里，那么，厥阴病即少阳病一转而偏于阴者。此说较有理，但此少阳必非经脉说藏府说之少阳。少阳及厥阴究竟在何部位？主六经即人体经界（地面）说者，也难以指实，因而少阴病及厥阴病解法均较难。其中厥阴尤难，因少阳病经有明文，属邪半在表、半在里，厥阴则无明训。

一、厥阴病新解

本书以膈之内下及四末为厥阴部位，此种指实，虽不敢说一通百通，确足以解通厥阴病之基本病理。

按直观分人体阴阳，膈之内下及四末为典型阴阳交会处不为勉强，此两处受邪即可出现今厥阴病纲领及厥之脉证。厥阴病最常见且重要之症状为厥，人体何以会厥呢？第337条说，凡厥因为阴阳气不相顺接，那么，厥的发生应该是阴阳交会处出现了问题。其外部表现为四末厥逆（甚至全身大部凉），其内部表现即膈之邻近出现气上撞心（此系上腹绞痛向胸部放射的一种主诉，对疼痛不敏感者多见此主诉、习惯按字面解释为不确），心中痛热，饥而不欲食，食则吐。寒热方面，因阴阳交会困难，正邪交争于阳时即现热，交争于阴时，即现厥，甚或厥热并存。争于上可吐，争于下可利。亦可见消渴（非持久之消渴病，今《金匮》以厥阴纲领为消渴病纲领，实牵强）、痛脓、胸胁烦满、腹满、便脓血、烦躁、亡阳、咽喉不利、身体疼等各经症状。最典型之证有二：一为气上撞心、心中疼热，厥而且寒；二为厥热往复之热厥，可同时伴气上撞心、心中痛。其脉象可自无脉至沉细、沉紧、弦、迟、数、滑、大等等。

以西医看厥阴病，其厥热往复证实则感染性疾病之毒血症或脓毒血症期，并非因四末或膈下受寒，此当作何解？读者须知，热厥固非均因病在膈下，但以常见病而言，西医所谓膈下化脓性感染（如膈下脓肿、胆道感染等）确实最容易发生严重的脓毒血症。这是由于膈下器官发生感染时，大多引流不畅。此时必有上腹痛，仲景称作气上撞心，心中痛。当然，热厥并非均属膈下感染。

至于寒厥，亦可始自膈下受寒。四肢（尤其下肢）、腹部受寒重或吞咽冷气冷物，确可出现上腹急痛伴四肢厥冷，此时并无感染亦不出现厥热往复。此种厥有不还至死者，应系心肌梗塞或重证胰腺炎，但大多应为胃痉挛、胆石症和轻症胰腺炎等，确诊并不容易。用西医对症疗法，效果亦不满意。总之自西医看拙论亦颇通，上举诸病均在膈之内下，胃之外。

或问，四末为人体最常用而且外露之器官，岂非可日日受邪！此种疑问可以常识回答。临床上因四末（特别下肢）受寒发生西医所谓"胃痉挛"样上腹痛伴四肢厥冷者并非甚少见。

西医认为，四末受寒冷刺激，可反射地引起腹腔平滑肌痉挛而出现疼痛，其中以上腹痛最剧烈，再反射地引起四肢厥冷。此种解释出自实验观察，但并不比拙论更便于指导治疗。

看来厥阴实为人体之关键部位，能导致阴阳不相顺接，便可使阴阳离决。故厥阴病之始虽不若少阴病正夺之甚，却系邪盛正夺，寒热错杂，真伪难辨，颇难施治。其发病急者多，他经传来者少。常须急治，无暇仔细筹思，仲景所论治法又较难掌握，所以，见厥阴病应比见少阴病更积极而审慎。倘能融汇中西，常可游刃有余。若固守陈规，须知，仲景论伤寒死证21条，厥阴病有8条，其难治证又有4条，较其他五经均多（凡死证不再论，请参看少阴死证说明及第三章第六节）。

重点解释厥阴病方证之前，有两个问题需交代。

（一）关于厥阴病与少阴病

今经文第370条，显然是第317条重出，有厥阴病与少阴病相混之嫌。今少阴篇唯第294、315、317条见厥字，且前者为"但厥"。浅见以为，将第317条移入厥阴篇为好。第315条厥逆无脉一句，紧按上句，其意连贯，移出不妥。这样，少阴篇便基本上只见"手足逆冷""四逆"，厥阴篇则称厥、厥逆、厥冷。仲景用厥字如此集中于厥阴篇（共出现于32条经文中，近百个厥字），可知厥与四逆本意不同，因此，临床上须仔细分辨少阴病与厥阴病。少阴病唯一确诊标准为脉微细，虽可同时见沉、紧、迟、数等，若不微细，即非少阴病。关于但欲寐与烦躁，前已述及，此处从略。

少阴病是否可见厥呢？前已述及，凡少阴寒化重证，必见厥，属少阴兼寒厥。

厥阴病发展下去，是否可见微微细脉即少阳病呢？亦可，如第343、347、351、377等即是。此均属厥阴病末期，已传至少阴，属厥阴少阴并病。因自厥传来，编入厥阴篇有利于读者理解。由脉象断少阴病，读者只需记住，少阴病之脉微细甚持久，即使热化，亦不应一变而为滑或洪大。厥阴病厥深时可脉绝，厥还热复时，先见沉细、紧、数等脉象，与微细脉极难区别。观察较久，即可见沉紧有力而数，再转而呈滑象或洪大，此时热象重，故称厥还。少阴病手足逆冷转温为病向愈，厥阴病厥还热复则身大热（但一般不恶热）、厥深热深者则长期（可至数日）厥热并存。虽稍有往复，厥不会尽去。今日有体温、血压指标供参考，读者倘有西医知识，鉴别热深厥深与急转直下的少阴病四逆证应无困难，但临床观察的经验仍不可少。以下再略述热深厥深。

古时无迅捷可靠之疗法治厥阴病重证，常可"厥四日，热反三日，复厥五日"（第342条）、"厥五日，热亦五日"（第336条）、"发热而厥七日"（第348条），甚至"发热六日，厥反九日"，今日已极少见这种情况。笔者临证十余年，常治重证，厥数日后方还者，经验所及屈指可数。读者但须记住"厥者必发热，前热者，后必厥（以厥阴病而言），厥深者，热亦深，厥微者热亦微"（第335条），便不至将厥热往复证或厥热并存证误诊为少阴病，而用少阴发汗法或四逆辈治疗。此两证分别为大寒大虚与真热假寒之代表，一旦误治，即属不救，故不惮多费辞反复致意。

或问：少阴、厥阴篇外，他篇亦见厥逆证，是否见厥逆或厥热即为厥阴病呢？今试将有关经文缕析如次。

太阳篇见厥者为第29、30、38、105条，其中前两条已在太阳篇解过。第38条同第29条，为表虚误用大青龙发汗致厥逆，此时即应按厥阴病治。厥阴篇第353、354条亦属此证，唯太阳篇之厥逆证均因误汗亡阳，不伴下利，用桂枝加附子即可。第105条，脉微厥，属过下，证较轻，但亦需警惕病至厥阴。

少阳、太阴篇无厥逆证。

阳明篇第197条之厥与头痛相关，又见小便利，经文无治法。此证并非典型厥阴病，而是太阳、阳明、厥阴合并病。胃与膈紧相邻，阳明病下之过甚或清之太过，均可一变而为厥阴病，而且寒厥热厥均可见，今厥阴篇第370、380条显系阳明误治变证。伤寒里热实证而下不厌迟，原因之一即因深恐下早或过下伤胃动膈，一变而为厥阴或少阴病。

（二）厥阴篇的散乱条文

自第369至381条，除第337条外（第370条前已述及）均非厥阴病，其中有些属于厥阴病的传变证。这些条文多不难解，有的基本上是重出，本书从略。

自第358条至第368条，多属下利所致的少阴病，不再解。读者须知，此系少阴合并厥阴病，古代大多难救，今日中西医结合治疗，大多可救。

二、重点方证新解

以上关于厥阴基本病理的说明仍不足以解释厥阴病治法，须再结合重点经文讲解。

（一）关于厥阴病纲领

第326条为以寒厥起病的厥阴病，所列四症状不必每例必见，以气上撞心、心中痛热为主。此证每见厥，且厥不还痛不止，反之亦然。食则吐蛔当与第338条对看，蛔厥与西医所谓胆道蛔虫证颇相通。自中医看，气上撞心为邪欲过膈至少阳或再至太阳（膈上郁热证），心中痛热为邪欲传胃家。无论蛔厥、藏厥（暂借用此语），病初均属里寒且兼虚，故不宜下。

第338条形容蛔厥的阵发性上腹绞痛，颇准确。藏厥之躁，无暂安时。蛔厥则静而复烦，此均因疼痛所致。

今教材以乌梅丸证为上热下寒，上热约自心中痛热来，下寒则毫无依据，只能据方药逆推。其实，蛔厥之初，心中痛而不热，且手足厥冷，均为寒象。藏厥尤然，此时之寒邪就在膈下。所谓下寒（教材注明在肠间）未知何所据。

以寒厥起病者，化热速度不一。出现厥热往复，多在二日之后，唯西医所谓胆道感染可在数小时内见寒热往来而呈少阳病，非乌梅丸证。据笔者经验，无发热之突发厥阴病（此证较常见），除西医所谓心肌梗塞重证外，均可单据禁食（患者痛重本不欲食）、补液或并用中西药物迅速治愈。若能排除外科情况，用解痉药加安眠药，让患者大睡一觉，多可恢复。上消化道穿孔及胰腺炎，发病亦类似厥阴病。太阳篇新解中已结合大结胸证讨论过，仲景认腹膜炎颇准确，当代同道有西医可参考，尤不应误诊。

卒发厥阴病（厥阴病多突然发病），若厥还即见高热，需预见到热后复厥。倘发热与厥并存（如第348条），无论是否卒发均属危重。如严重胆系感染，约二日左右即可见厥热往复，或厥热并见，或径发生中毒性休克，成为难治的厥阴病或少阴病。若见腹满痛，不可近，便为结胸证。总之，均较危重。

（二）关于厥热往复日数

上文已反复交代过厥热病理，所未解者，今经文中有厥热往复之日数规律，见第322、336、341、342条。各条中厥反最长者为九日，厥热并存者可七日，此为极凶险之证，今日极少见。古时应稍多，请细读古人病案。综看各条，有发热与厥之日数应相等之意。厥或热之日数渐减为病退，渐增为病进，此系古人观察之规律，大致正确，唯日数之说应借助于阴阳推理，不必拘泥。古希腊人希波克拉底观察热病之厥热反复亦有日数之说，请参看拙译《希波克拉底文集》，其说有与仲景说不相同处。此中机理，今日已无必要深究。第322条告诉我们，多日严重厥热往复何以不死，关键是患者可以进食索饼（面条，属半流食），而且进食后不再发热。读者应知，严重上腹感染者，感染控制之前，一旦进食，每引起厥热复作，其他部位之脓毒感染，办可因进食失当而加剧。第322条之病灶或不在膈下，故云"热气有余，必发痈脓"。此种痈脓可见于身体任何部位，但仍以胃痈（膈下脓肿或胃体蜂窝组织炎）及肠痈（多为阑尾脓肿）为多。

古人特重视热病之食忌，古希腊医家对饮食控制尤严，有矫枉过正之嫌。严重厥热往复患者而能不死，必因禀赋甚厚，胃气尤旺，否则"凡厥利者，当不能食"（第322条）；不能食而持续高热或弛张热持久，必致不救。

（三）关于厥热与痈脓

西医明确指出，凡化脓感染引流不畅，发热必不退。脓成之前，发热呈弛张型，其重者即如仲景所论"厥者，必发热。前热者，后必厥，厥深者，热亦深"（第335条）。脓成之后，病灶不扩散，一般即不再呈弛张热。脓肿若不大（膈下脓肿、阑尾脓肿及股深部脓肿常可有一千毫升以上脓液，笔者曾遇两千多毫升者），发热即不再高，此时（即使热不重）自中医看已有阳明病。

脓肿引流不畅，抗生素亦无效，故西医千方百计手术引流。中医于腹腔内脓肿每需待其自溃，一般需待三周以上。自溃后，引流亦多不满意，故厥阴病虽多起病急，而多方传变，病程有甚长者。长期化脓消耗，每致患者肌肤甲错。此种转归，在古时仍较好，遇有经验之医家可挽回其大多数，其疗法亦包括引流，今经文第376条呕脓不止呕，脓尽自愈即此理。

第357条唾脓血为难治即因肺痈常自然引流不畅，反之，便脓血者，如第334、339、341、363条等均无死法，即因消化道内之脓，便脓血即是引流通畅。

第340条当另议，经文以"冷结在膀胱关元"解之，果系冷结，应属疝疾，而非阳明结粪（结粪亦多在少腹），自西医看应为慢性炎症、肿瘤或结核，不应见手足厥冷。但见厥冷，应已化热，故属厥热证。对看太阳篇桃仁承气证，少阴篇第293条，此"冷结"亦应属于西医所谓盆腔炎或盆腔脓肿。总之西医同一病，自中医看可呈太阳病、阳明病、少阴病，亦可呈厥阴病，后二者均较危重。古时非自行便脓血（脓溃入肠）或自腹壁及腹股沟溃破便不愈，今日亦有失治至自溃者，笔者均曾经验。

或问，少腹不属厥阴部位，何以见厥阴病？多数读者应不如此死板。若必以少腹为膀胱属太阳，第293条亦不应属少阴病，笔者不过多就此纠缠。

凡厥阴病无汗法，无消导法，更无补法，吐、下、清法亦少用，故厥阴病施治较难，热厥尤难，因其邪盛正夺，寒热错杂，变化无常，真伪难辨。

然而，第335条有"厥应下之"，可知厥阴病有下法，但读者莫以为见厥即使热厥便可下。第330条又说"诸四逆厥者，不可下之"。查今经文中唯第374条用小承气汤，而该条显系阳明病（或厥阴阳明合并病）。厥阴病毕竟何时可用下法，浅见以为厥还热盛时可用调胃承气或小承气法，热深厥深时用之亦不致大误。若兼有胃家实，即属急下证。

第350条用白虎汤治脉滑而厥里有热，是为清法，此法为后世温病派大发挥。读者须知，凡下利，忌用清法；凡脉不实，用清法需加人参。自西医看白虎汤，知母之抗菌力颇强，石膏可退热、镇静，于热厥应有效，故仲景治热厥脉滑者，用清法。当时仅此一法，尚不完备，然而，前解阳明篇时已说明白虎汤一使热从外解，二使热从胃（之上部）消，最宜于表里大热的二阳和三阳合并病。热厥无典型表热，白虎汤尚非最佳治法。

（四）虚寒厥阴病治法

第353条用四逆汤，可据外热里寒，急当救里解之。第354条同，第370条略同。总之，虚寒厥阴病，寒重者，治法与少阴寒化诸四逆证无区别。

第351条用当归四逆汤治手足厥寒，脉细欲绝。此方全不用姜附，与四逆汤大不同，是治虚重之厥阴病。考其组方，近于桂枝汤加当归细辛，法属温补，但不用人参。仲景前此从未用此方，本书不欲强解。对看第352条用当归四逆加吴茱萸，因内有久寒，则吴茱萸性热治里寒，当归四逆证里寒尚不甚重。

第356条之厥应属厥浅热亦浅，其方脱胎于桂枝汤，而重用茯苓，经云系先治水，为治厥创造条件。倘与第65条对看，此证之厥而心下悸，未必是水气所致。心下悸乃胃气动，实属虚候。果有水积于胃，亦因气虚，故治法首为补气。然经文颇简略，施治亦用轻剂，不必深究。

第357条为误治坏证。麻黄升麻汤组方颇杂，古人以为非仲景方。《千金要方》中之同名方用量小异，此方应为泻利已止而设。有泻利，即应去石膏、天冬等。

第359条用干姜黄芩黄连治寒格，据经文分析，无用芩连之理。

笔者解完厥阴篇，深感仲景法于厥阴病最不能令人满意。中医治厥阴病，至今受局限处仍多。本篇尚未讨论厥与利之关系。寒厥而利，尚可用温里、通阳、固涩等法；热厥而利，治法竟难措手，故不敢因解此篇小有心得而自喜，却因仲景心法不能得时贤发扬为忧。

自太阴篇始，新解不再如三阳篇，特别是太阳篇仔细据定理求证。但新见解较多，至厥阴篇，新见解尤多。此非存心立异，不忍仲景心法湮没也。

仲景论霍乱，不出伤寒三阴法，本书不再解。

三、关于伤寒消渴

消渴为厥阴病旧纲领中的第一症状，后世医家多忽视这一点，注家多随文演绎而众说不一，大抵以上焦或膈有热解释者为多，甚至认为消渴只见于糖尿病或曰糖尿病略等于消渴，这是一大误会。伤寒热病确可出现无糖尿而多渴多饮多尿且甚难治的情况。

本章"六经纲领新解中"原删去了厥阴病纲领中的消渴而未详细说明理由，就是因为对此有必要列专题做一说明。

近年来，由于流行性出血热较多见，与此病打交道较多者必知道此病易出现肾功能衰竭，甚凶险，急性肾衰的多尿期必有典型的消渴。

流行性出血热在我国西医界，受到广泛重视时间并不很长，约两千年前的张仲景已肯定伤寒可有典型的多尿（必然多饮）期，足见古人对热病观察之详细。

那么，仲景所谓厥阴病消渴是否均属出血热的多尿期呢？笔者认为未必尽然。

首先，西医对出血热虽有长时期详细研究，却至今不能肯定它是某种特异病原体所致的特殊疾病。笔者临床经验所及，也不支持它是某种特异病原体所致的疾病。凡病初甚或肾衰前经笔者中西医结合处理者，无一发生肾衰多尿。就诊时已有严重肾衰消渴者，多可查出误治因素，其中最常见者为滥用激素和解热药大发汗致使病邪入里或同时滥用抗生素增加肾脏负担又严重干扰了人体的细菌平衡。

其次，从理论上讲，凡可危及肾脏的热病（最常见者为免疫或休克过重过长）均可引起肾衰而后出现多尿期消渴，由此我们或可理解仲景为什么将这种消渴归入厥阴病而排在少阴病之后。

伤寒病是否可出现糖尿病消渴呢？也可以的。西医所谓急性胰腺炎（发病常呈典型厥阴病）的后果之一就是糖尿病，只是它较之出血热多尿消渴远为少见。

读者或问："尊著不采藏府说解六经，何以此处径采肾脏、胰脏受损说消渴呢？"答：此处浅见是直接采用西医之说，西医关于消渴的理论简要如上。倘细说下去，流行性出血热也并非只损害肾脏，而是一种全身性疾病，即便糖尿病消渴，大多也应看作全身免疫失调的一种表现。

消渴——特别是肾衰消渴患者，仍处在生死关头，既要紧急治疗，又要恰当处理，仲景没有给我们明示治法。目前，治此证多中西医结合处理，详细治法请读者参看有关专著。

对应于同一个经验材料复合，可以有几种理论，它们彼此很不相同。但是从那些由理论得出的能够加以检验的推论来看，这些理论可以是非常一致的，以致在两种理论中间难以找出彼此不同时结论来。

——爱因斯坦
《爱因斯坦文集》，第 1 卷，第 115 页

第三章 《伤寒论》要方、危证中西医结合新解

仲景要方和伤寒危证不止本章中包括的内容，本章所解有关方证多已在上一章解过。但本章解有关方证时更侧重中西医结合探讨，在逻辑处理方面也比第二章更深更细，而且不完全遵照第二章所给公理解释。读者从中会发现，不少久无定论的问题只要全面进行逻辑处理并结合西医知识研究，便会迎刃而解。相反，某些久已定论或貌似简单的问题，原来大有文章可做。

后人不能尽桂枝之用，而求之人参、归、地之属，立意则同，而用药悬殊矣！

——尤在泾
《伤寒贯珠集·太阳正治法第一》

第一节 桂枝汤新解

桂枝汤为中医群方之祖，尤为伤寒诸方之魁，历来解伤寒者无不先于

此方用力，欲新解此方似已无置喙之地。然而，伤寒诸方解法之纷乱莫如此方。窃以为历代诸贤，尚未得其精义。试先论今通行本《伤寒论》解法。

一、今本《伤寒论》解法

今伤寒本论已明言桂枝汤功用，惜乎纷乱特甚，计有以下 8 说或 9 说（引用条文编号均以今高等教材为准）。

1. 解肌说：见第 16 条，"桂枝本为解肌，若其人脉浮紧、发热、汗不出者，不可与也。常须识此，勿令误也。"

2. 发汗说：见第 53、54、56、57、234、240、276 条。234 条云："阳明病，脉迟，汗出多，微恶寒者，表未解也。可发汗，宜桂枝汤。"第 276 条云："太阴病，脉浮者，可发汗，宜桂枝汤。"为免烦琐，暂抄此两条。读者须知，此 7 条中，后 3 条均非单纯太阳病。

3. 解外说：见第 44、45 条，"太阳病，外证未解，不可下也，下之为逆。欲解外者，宜桂枝汤。""今脉浮，故在外，当须解外则愈，宜桂枝汤。"

4. 解表说：见第 164 条，"解表宜桂枝汤"。

5. 攻表说：见第 372 条，"下利腹胀满，身体疼痛者，先温其里，乃攻其表。温里宜四逆汤，攻表宜桂枝汤。"

6. 救表说：见第 91 条，"伤寒，医下之，续得下利清谷不止，身疼痛者，急当救里，后身疼痛，清便自调者，急当救表，救里宜四逆汤，救表宜桂枝汤。"

7. 调和营卫说：见第 53、54、95 条，"病常自汗出者，此为荣气和，荣气和者，外不谐，以卫气不共荣气谐和故尔，以荣行脉中，卫行脉外，复发其汗，荣卫和则愈，宜桂枝汤。""病人藏无他病，时发热自汗出而不愈者，此卫气不和也，先其时发汗则愈，宜桂枝汤"。"太阳病，发热汗出者，此为荣弱卫强，故使汗出，欲求邪风者，宜桂枝汤。"

8. 和解（或亦属调和荣卫）说：见第 387 条"吐利止而身痛不休者，当消息和解其外，宜桂枝汤小和之"。

9. 救邪风说：见第 95 条。

以上 9 说 15 条可分为 3 组：解肌、发汗、解表、解外为 1 组共 11 条，旨在"发汗"；调和营卫、和解为 1 组共 4 条（第 53、54 条重出）旨在调和营卫；攻表、救表为 1 组共 2 条，其义待商。

要而言之，以发汗说为主，仅明言发汗者即有 7 条之多。

然而，浅见以为，以发汗为旨解桂枝汤必解不通，此汤之适应证即为发热汗出，既有汗出，何必再发？且第 234 条有汗出多，第 25 条有大汗出，何以仍用桂枝汤？又察桂枝汤服法需温覆、啜热稀粥，而仅求微似有汗。病家本有汗、汗多，甚且大汗，服药后仅求微似有汗，可知此汤非有发汗之功，而能止非常之汗。学者或因此放弃发汗说，而采"解肌"说。

考仲景时代及稍后，"解肌"实与发汗同义。《名医别录》载："麻黄……通腠理，解肌。"陶弘景曰"麻黄治伤寒，解肌第一药"，《千金要方》中之六物解肌汤、解肌升麻汤、解肌汤均含麻黄，《外台》有"麻黄解肌汤""葛根解肌汤"足为证。况且肌（肌肤之谓也）不解，何以有汗？故"解肌"实为"发汗"之同义语，固不宜用以明桂枝汤功用。

解表、解外之说应与解肌发汗同义，似不必多费辞。

然则调和营卫说或和解说可乎？试看第 53、54 条，知其仍系发汗，"复发其汗，荣卫和则愈""先其时发汗则愈"，是可知发汗即所以求得荣卫和。然调和荣卫说略有可采。今试论其所以。桂枝汤之荣卫不和旨在"荣气和"（见第 53 条）而"卫气不和"（见第 54 条）。和者，平和、正常之义。卫气不和在此特指卫气虚，实与表虚同义。然第 95 条却云"荣弱卫强，故使汗出"，如此则荣气弱为表虚，此说颇牵强，不若直称卫气虚弱为妥。周扬俊即谓："风既伤卫，则卫疏，故必汗出。"本文暂不深究。总之，不顾表虚，唯以营卫不和说解桂枝证仍不妥。试思麻黄证岂无"营卫不和"？古人或云其为寒伤营，或云其为营强卫弱，今教材谓其为"卫阳被遏，阴营郁滞"，则麻黄汤亦具调和营卫之功，故调和营卫之说未能揭示桂枝汤精义。

此外尚有"救表""攻表"之说，容下文讨论。

显然，上举计 13 条今伤寒本论所揭之桂枝汤方义为发汗解表，而不能自圆其说。笔者以为，此种逻辑混乱必非仲景之责，乃后人牵强附会所致，致使仲景心法千载难明。据文献载，王叔和首次编次伤寒论，则始作俑臆说桂枝汤者应为王氏。然赵宋以来，伤寒学渐兴，解此方者不下数百家，而得其精义者绝少。谨试缕析诸家解法。

二、历代伤寒学家解法

古今解桂枝汤者，大略分为 4 类。

1. 强牵《内经》者：如成无己云："《内经》曰：辛甘发散为阳。桂枝汤辛甘之剂也，所以发散风邪。《内经》曰：风淫所胜，平以辛，佐以甘苦，以甘缓之，以酸收之。"后世杜撰桂枝辛甘发散，芍药味酸性寒之说实滥觞于成氏，略同此说者有叶天士、陈修园、陈古愚、曹炳章等。

2. 总括本论者：如柯韵伯曰："此为仲景群方之魁，乃滋阴和阳、调和营卫、解肌发汗之总方也。"方有执、吴谦、张隐庵、程郊倩等略同此说。

3. 专主去风者：创此说者为许叔微。《伤寒百证歌》曰："一则桂枝二麻黄，三则青龙如鼎立。"许氏以桂枝证为风伤卫，桂枝汤主去风，至徐灵胎竟称"桂枝汤为驱风圣药"。略同此说者有周扬俊、喻嘉言、费伯雄等。

4. 专主表虚者：首创此说者亦为许叔微，但不甚肯定，至李东垣开始明确。李氏谓："仲景制此方，以桂枝为君，芍药甘草为佐。小建中汤，以芍药为君，桂枝、甘草佐之。一则治其表虚，一则治其里虚，各有主用也。后学当触类而长之。"

此外，尤在泾、吴谦尚以此方为"安内攘外""助正气，去邪气"之方。

简言之，注家众说纷纭，莫衷一是，新近之《伤寒论》教材仍以此方治法为"解肌祛风，调和营卫"，终不出旧说樊篱。

浅见以为，李氏、尤氏、吴氏之说近乎经旨，惜仍有一层不明。盖桂枝汤非为发汗，非为解肌，非为去风，非为调和营卫，亦非为解表、解外，乃补中以固表之剂，补中即所以治外也。试申其说。

三、桂枝汤新解

桂枝汤治表虚（今教材亦主此说）约可为当代多数读者接受，然则表虚竟需发汗、解肌、解表乎？此岂非无视虚虚之戒？倘问，病家何以表虚？岂可谓中风表必虚乎？故尚需索解。旧说或云风伤卫则卫强，以牵经文。然则寒伤营应为营强，果然卫强属表虚，营强属表实，则营卫两伤何以仍为表实？且《内经》云："营行脉中，卫行脉外。"据此卫强应属表实，不当有汗，故此种强解不可通也。究其实际，所谓风寒，实则一邪，和风无寒，不为邪风。故中风即是伤寒。倘读者细研经文，则必知不"中风"而常自汗，亦属桂枝汤证（第53条），则所谓中风桂枝汤证，乃中气虚者中风寒之初证也。中气虚者表亦虚，是以患者有汗，甚或汗多。此时表已受邪，当先求补中，防邪入里。中气固，表自和。桂枝汤调和营卫，乃通过此种机理。因其补中而固表，实能减少汗出，故此方可用于有汗、汗多，亦可用于大汗。前人见及此者，唯谓芍药酸寒（酸寒说待商）敛汗，从无人论其主补中。程郊倩谓"桂枝胎建中之体"，而不敢再越雷池一步。但甘温以除大热，补中益气汤治虚人感冒则为东垣之重大发明。惜乎彼仅知桂枝治表，不知实乃由补中以治表也。然李氏不愧善读经者，故能触类引长。是可知果系虚人虚证（伤寒初起，非虚人无虚证，所谓正气夺则虚是也）之中风寒，参、术、归、芪亦可用，此乃东垣之发明也。

再研经文，仍可知桂枝汤实为补中。前引"救表""攻表"经文两条，病理酷似，均因下利致里虚寒而仍身体疼痛。其治则为先温里，而后"急当救表""乃攻其表"。其实所谓"救表""攻表"不过是里寒已去，当救里虚所致之表亦虚。倘以此说牵强，请试解小建中汤。

小建中汤较桂枝汤仅多一味胶饴（即饴糖），竟名之为建中。建中即补中，补中不远甘温，应无疑义。然则一味食品之加，方义即全变乎？非也。读者须知，所谓桂枝汤实应再加热稀粥。稀粥化为谷气，即等同于胶饴。此不必借助当代化学，古人亦知胶饴由稀粥化成，故二方之区别极微。小建中与桂枝汤之用即视患者是否急需谷气或兼腹疼，倘急需谷气（如第103条有心中悸而烦）或有腹疼（如第100条有腹中急疼），即径投小建中，否则用桂枝汤（加热稀粥）即可。或曰：小建中倍用芍药，功用自变。曰非也。查《本经》芍药止疼、益气，则倍用一为止疼，一为益气，此不过强化桂枝汤补中作用而已。是故，桂枝汤之精义非为发汗、解肌、解表、解外、去风、调和营卫也，实乃建中也、补中也，其固表止汗、调和营卫等端赖补中气。

或问：服桂枝汤并啜粥、温覆后，是否可比治疗前汗多，或使无汗者见汗？答曰：可以。但须明白，此种汗较前多或无汗而见汗，实非单靠桂枝汤。其见汗之机理亦非因桂枝汤发汗，乃因此汤＋粥纠正了中气不足所致之表亦虚，达到表里和（阴阳和之一）的状态。常人（无他病且表里和者）但啜热粥或温覆，不服桂枝汤，即可见汗（天热时不啜粥、不温覆亦见汗）。此种出汗，属于常态，即表里和或荣卫和者，在环境温度高至一定水平时应有之汗，桂枝汤治法即为达到此种状态。故无汗者（人体并无绝对无汗状态，所谓无汗只是说汗很少）可温覆以见汗，汗多者可不温覆减少出汗。总之是因其解决了中气虚，方使患者基本上恢复常态。

或再问：尊见以补虚解桂枝汤，仲景何以不用参芪等治表虚证？答曰：参芪当然可用于外感初起之虚证，读者试看当代方剂教材便知。东垣用补中益气法治虚人感冒，前已述及。今教材不仅用参芪，而且用附子、当归等。学完中医，见外感初起只知用麻桂或桑菊、连翘，是仍不真通中医也。仲景用桂枝治表虚，固然有历史原因，然桂枝之补虚，实较人参为稳妥。因其仍属调动人体运化之功能，非若人参之强补。盖人参之补，仍需必要之物质（即各种谷气）基础，其补益作用仅在一时，倘谷气不能随时得以补充，人参便无以奏其功。古人亦有认识到桂枝汤作用者，尤在泾说："后人不能尽桂枝之用，而求之人参、归、地之属，立意则同，而用药悬殊矣！"（《伤寒贯珠集·太阳正治法第一·合论桂枝麻黄各半汤桂枝二麻黄一汤桂枝二越婢一汤三方》，上海科技出版社 1979 年版，第 21 页）至于用附子治伤寒初起则首创于仲景，即用麻黄附子细辛汤治太阳少阴合病。传变后致虚，仲景用参、术、归、地等补益药的方剂甚多，上一章均已解过。黄芪补益与人参不同，本书不解。

笔者如此解桂枝汤，必遭"尊经"者批驳，彼等或不知此说实可直接取证于《本经》也。

四、据《本经》解方义

历来解桂枝汤者，遵《内经》者不乏其人，竟无一人遵《本经》者，此殊可怪。《本经》载：

桂枝：辛温无毒。主治上气、咳逆、结气、喉痹、吐吸，利关节，补中益气。久服通神，轻身不老。

芍药：苦平无毒。主治邪气腹痛，除血痹，破坚积，寒热疝瘕，止痛，利小便，益气。

姜：辛微温无毒。主治胸满、咳逆、上气，温中止血，出汗，逐风湿痹，肠澼下痢，生者尤良。久服去臭气，通神明。

大枣：甘平无毒。主心腹邪气。安中养脾……补少气少津液，身中不足……久服轻身延年。

以上系照抄经文，除姜可出汗外，其余无不能补气。而桂枝之功用竟有补中益气，而无辛甘发散，大枣竟能安中，养脾气；芍药不酸不寒，竟能益气，如此组方岂能发汗、解肌、去风、调和营卫？质言之，桂枝汤乃补中益气而固表之方也。然众说纷纭千余载，辩而愈晦，其中必有缘故，今试探讨之。

五、误解桂枝汤之由

1. 仲景之前抑或仲景时代，庸医治伤寒仅汗下两法。彼等囿于前三日发汗，三日后泻下，但知初病必用汗法。仲景一改旧法，首用桂枝汤，后人不解其精义，遂以其为发汗方。

2. 仲景一云桂枝汤主中风，诸家既胶柱"风"字，不知风寒不可凿分，径谓桂枝专为去风。

3. 《名医别录》载麻黄主解肌，其中并无桂枝解肌之说。注家竟类推桂枝亦解肌，此约系解肌说之由来。

4. 调和营卫暂不可考其出处，大约不早于隋唐，《别录》中尚无此说。盖因求桂枝之义而不可解，遂反求于《内经》营卫之说，尤以卫气说便于联系体表，然此后有风寒营卫之争。

以上理由，均非确证。此文不过为求仲景精义，无意指责千古后学。但愿欲驳拙论者不必求诸文献，而证诸实际。果然实验证明桂枝汤能发汗、去风、解肌、和营卫，而无补中固表之功，则拙论不攻自破。

附一　续伸桂枝汤新解

上文新解桂枝汤，意犹未尽，故续作新解，并解桂枝类方。

一、桂枝汤补中之通俗解法

桂枝汤五味药，除芍药外，至今均仍常用为烹调佐餐品。凡佐餐品，均应能鼓舞胃气，调和诸味，刺激食欲，帮助消化，其中尤以姜桂为然。《论语》载孔子进餐不撤姜食，《老子》谓治大国若烹小鲜，伊尹以滋味说汤王，言及阳补之姜，招摇之桂（见《吕氏春秋·本味》）。故中国人以姜、桂等调味佐餐历史久远。大枣亦为中国特产，至今国外罕见。伤寒注家如陈修园，以为单用姜枣治太阳中风亦为正治。民间自治风寒初起，常煎姜枣水或姜糖水热服、温覆、啜热流食以见汗，实则简化之桂枝汤法而立意相同。桂枝汤及服法不过为鼓舞胃气、补充谷气、保暖以得小汗。通俗解桂枝汤之补中，不过如此。并非意指其补中作用如补中益气汤、四君子汤之大，其固表止汗作用亦不同于后世之玉屏风散。

二、关于发汗与解肌

经文明言桂枝汤"发汗"者共七条，另一条云"当以汗解，宜桂枝汤"。故经云桂枝汤发汗者共八条，而言"解肌"者仅见于第16条。若必遵经解桂枝汤，则发汗说不可废。今伤寒家取折中态度，不取发汗二字，而云解肌属汗法，其用心良苦，情属可原。然据文献明证，解肌之初意即今麻黄汤法，学者不可不知。又仲景时代之汗法尚有火法、熏法、熨法（均可溯至《内经》），见今经文第6、48、110、111、113、114诸条。而仲景法服药后可见汗者，除麻黄、桂枝、葛根三类方剂（分别有19、6、3方）外，至少还有柴胡汤类。第23条，外不解用小柴胡；第101、149条服小柴胡汤后蒸蒸发热汗出，足为证，然仲景从未言柴胡可发汗、解肌。

细考服桂枝汤得以见汗，实主要不直接靠药物。服桂枝汤后须臾，啜热稀粥、温覆一时（二小时）许，不见汗则再三重复如上处理。苟非表寒实重，即或不服药，亦每可见汗。对看麻黄汤发汗，仅须温覆，无须啜粥，说明患者无须补充谷气。由此可知，桂枝证已见汗多、大汗、脉洪大（第25、234条），服药后即只须啜粥，无须温覆，其结果仍为求得微似有汗，故桂枝汤适可止异常之汗。试思汗漏不止，用桂枝汤加附子，注家似无异辞。若桂枝汤果能发汗、解肌，此时何能再用之？此时用之，实因其补中以助附子扶阳也（自然仍需借助谷气）。

前人亦并非均认为桂枝汤可发汗，徐大椿《伤寒论类方》云："桂枝汤本不能发汗，故须助以热粥。"然麻黄汤虽不需啜粥，其发汗机理亦颇需新解，见下一节。

三、表虚不当发汗、解肌

今伤寒家均承认，太阳中风证为表虚，但经文本身无此说（可以据经文推出）。仲景仅明言发汗、过汗、误汗可致表虚，见第60、68、70、93、153等条。倘据脉象推理，桂枝证之脉象有脉缓、阳浮、阴弱、浮弱、浮数、浮虚、浮等，此多表示正气夺，但亦有洪大者，不宜指为虚，说见下文。

以表虚说解桂枝证，实为一大进步。此说始自许叔微，彼云："脉浮而缓表中虚，有汗恶风腠理疏。"（见《伤寒百证歌·表里、寒热、虚实歌》）自此对中风初起治法，始有较本质之认识。吾等既承认此说，则表虚显然不当再发汗，腠理疏显然不当再解肌。

许氏之歌诀为求简明，断表虚仅据脉浮缓，其实脉浮弱、浮虚等更可证表虚。由此可知所谓阳浮阴弱，亦无须烦琐解释，即指脉浮而弱。唯脉洪大以表虚解不贴切，但今人治此证（第25条）必不再照用桂枝汤，而以白虎加人参汤为妥。按仲景法，此证再兼口渴方用白虎加人参汤。此不难解，盖大汗出，脉洪大者，应随时出现口渴，否则失治亡阳，必见汗漏不止，脉即浮数散乱无根，当用桂枝加附子汤。即或不亡阳而失治，当转属阳明或见厥逆等而不宜再用桂枝汤。

四、桂枝汤类方新解

徐大椿《伤寒论类方》，分仲景方为12类，后人多遵之，其中桂枝汤类计19方。若按旧说，桂枝汤主发汗、解肌、去风、调和营卫、解表，则诸方均难解通。即如小建中汤为桂枝倍用芍药加胶饴，芍药性寒味酸，倍用何能建中？单看倍用芍药，实不利于建中，唯胶饴（味甘性温）可有建中作用。然若全方他药均意在发汗、解肌等，加此一味仍不能一变而为建中。再如，此19方中组方最简之桂枝甘草汤，只两味，适应证为"发汗过多，其人叉手自冒心，心下悸，欲得按者"。此证属虚无疑，原因为发汗过多。按旧说，桂枝辛甘发散，通阳温经，不当再用，何况以其为君！唯有以桂枝能补中益气方可解通此方。此证一派虚象危候，进而可见奔豚、上脱，岂可再发散。

与桂枝汤最接近者有桂枝加附子汤、桂枝加桂汤、桂枝去芍药汤、桂枝加芍药汤、桂枝加葛根汤及桂枝加厚朴、杏仁汤，计六方。桂枝加附子汤前文已解过，以下试解其余五方。

1. 桂枝加桂汤：若按旧说，此方重用桂枝，必然发散作用（即发汗、解肌）更强。倘按新解，应系补中益气作用更强。查此方为治奔豚，其候为"气从少腹上冲心"。注家或谓此系肾奔豚，用桂枝可制肾气。浅见以为，此证既属虚，则肾气上犯，因中气下不足以制肾，上不足以安心，治之必须补中气。经文注云，桂枝泻奔豚气，亦不可从。试对看第65条："发汗后，其人脐下悸者，欲作奔豚，茯苓桂枝甘草大枣汤主之。"可知所谓奔豚证需茯苓桂枝等补气安神，而非利水。桂枝、甘草、大枣等补中气，必无攻泄之理。再对看第15条："太阳病，下之后，其气上冲者，可与桂枝汤方。"此属误下致里虚，经用桂枝汤方，故（腹内）气上冲为中气虚的证，尤可反证桂枝汤补中益气作用。再对看理中汤方后注"脐上筑者，肾气动也，去术加桂四两"，亦应如此解。今似少见奔豚证，由其病理及治法逆推，必非实证。中西医结合理解奔豚证，极可能是较轻的低血糖（最重要的谷气之一）证。

2. 桂枝去芍药汤：按旧说，此方无芍药之酸寒敛阴，辛甘发散作用必较原方强。按新解，此汤去芍药，则缓急止痛、益气作用减弱。查其适应证为"太阳病，下之后，脉促，胸满"。脉促、胸满为误下所致，本质属里虚无疑。再联系下一句"若微恶寒者，桂枝去芍药加附子汤主之"，则知虽因误下，并无恶寒等他证，是以不为大误。此处去芍药，因芍药缓急不利于胸满，盖芍药虽可益气而不能治弛缓（芍药治腹痛，因其解除平滑肌痉挛，故胃肠弛张所致胀满，不宜用之）。此证之胸满（仲景所谓胸满，实则上腹部胀满，患者自觉胸腹满闷，病不在胸）无痛，实为弛张太过，故去芍药。又因其不属实证，而有脉促，仍用桂枝汤余药，总之按旧说解此方不可通，按新解则无滞碍。

3. 桂枝加芍药汤：此方应与上方及小建中汤对看，其较小建中仅少饴糖，较上方多芍药六两，治法应极接近小建中汤。考其适应证为"太阳病，医反下之，因而腹满时痛者，属太阴也"（第279条），与上方之适应证对看，均为误下变证，一去芍药，一倍芍药，指征即视脉促胸满或腹满时痛。病理均有里虚，二者一张一弛，芍药即一增一减，而补虚之法不变。倘联系此证之下一句"大实痛者，桂枝加大黄汤主之"，此属虚实夹杂，即用桂枝补虚，大黄除实。或问，此证无大实痛时可否用小建中汤？笔者以为疗效亦好。然已有中满，不急需谷气，故去饴糖。

4. 桂枝加葛根汤：此汤证仅一条，有证无脉。其证较太阳中风桂枝汤证唯多项背强几几，若不深究，则葛根之用便为解除项背强几几。注家或以为此证较桂枝汤证为邪益深，葛根为阳明经药，未见其可。查《本经》谓葛根甘辛无毒，主治消渴、身大热、呕吐、诸痹，起阴气，解诸毒，《别录》谓其治伤寒头痛、解肌发表出汗，则葛根便为身热、头痛而设。考上古时，葛根为日常用品，其纤维用于织布，其粉做食品以疗饥，故无毒，其发汗解热作用必不与麻黄、柴胡相同。

5. 桂枝加厚朴杏仁汤：此汤为喘家太阳中风或发汗后见喘而设，患者有（肺?）气虚无疑。久喘之人（有气喘病者），均非壮旺之体，不仅肺气虚也。喘家风寒初起，多应有汗，治则自应补中而兼顾喘。仲景法，见喘用杏仁。厚朴苦温无毒，主中风寒热，温中益气，消痰下气，见《神农本草经》和《名医别录》。故喘家作桂枝汤，加厚补、杏仁理甚通。

以上略解五方。本文共涉及桂枝汤原方外计八方，按旧说，此八方均难解通。今以桂枝主补中益气，则无往不适。桂枝汤类其余十方不再解。

附二 三伸桂枝汤新解

一、近年有关专著简介

关于桂枝汤主补虚的观点原以为千古无同调，实则不然。此论已有学者先我而发，而且文章题目也完全相同，实乃古今罕见的巧合。读者有兴趣请查严育斌、赵敏霞著《桂枝汤的临床应用》（陕西科学技术出版社1990年版），书末所附《桂枝汤新解》一文。严文说理依据及方式与我们多有不同，结论却殊途同归。获此同调，笔者深感欣慰。

据笔者所知，关于挂枝汤的专著另有江尔逊、龙治平主编之《桂枝汤类方证应用研究》（四川科学技术出版社1989年版）一书。

上举两书，均载有桂枝汤药理研究综述，说明有关学界对桂枝汤的重视。笔者以为，有关研究尚有待斟酌，以下略述浅见。

二、桂枝汤中西医结合药理研究评述

今已知的桂枝汤单味药理作用如下。

1. 桂枝

（1）扩张皮肤血管，刺激汗腺分泌，故能发汗退热；

（2）解痉、镇痛；

（3）抑制多种细菌和流感病毒；

（4）利尿。

2. 白芍

（1）对抗士的宁引起的惊厥；

（2）缩短出凝血时间；

（3）抑制多种细菌；

（4）抑制平滑肌收缩。

3. 甘草

作用甚广，主要有抗酸、解痉、解毒、消炎、止咳以及肾上腺皮质素样作用。

4. 生姜

（1）刺激胃液分泌，兴奋肠管，促进消化；

（2）促进血液循环；

（3）发汗。

5. 大枣

（1）含蛋白质、糖类、维生素 A、B、C；

（2）增加血清总蛋白与白蛋白含量。

桂枝汤复方药理作用如下。

①抗病毒；②退热；③抗炎；④助消化；⑤解痉；⑥镇痛、镇静；⑦促进血循环；⑧增强免疫、抗过敏。

上述已知桂枝汤药理，显然既支持笔者认为它补中益气，也支持它可发汗退热的作用。若单就桂枝而言，倒应以发汗退热作用为主。这一结论，不仅与拙见不符，也不同于当代伤寒教材的说法。

看来，我们对上述药理研究结论还应持保留态度，关键是怎样看桂枝的发汗与退热。桂枝证服桂枝汤后可见汗（甚或大汗），随之体温下降，应是事实，然而，这种"发汗退热"的中间过程应该既不同于麻黄汤（见本章第二节），也不同于柴胡汤（见本章第四节）。柴胡汤解热机理颇近于解热镇痛西药，麻黄汤发汗解热机理是促进产热过程。若观察一下用药后的体温曲线，用柴胡汤后，此曲线应多呈即降型，偶见陡升缓降型，用麻黄汤后应均呈陡升缓降型；用桂枝汤后应呈缓升缓降（或可不降、也或可不升）型。也就是说，用桂枝汤后的热型，近于一般疾病的自然热型。换言之，桂枝汤并不直接干预体温调节中枢，也不是直接影响产热和散热过程。拙见虽仍只能作为假说，有待进一步证实，但是，如果我们说，桂枝汤可使低体温升高，比如因饥饿、寒冷或出汗过多所致，读者必然相信。所以，桂枝汤对对体温的影响就是使之恢复正常——低者使之升，高者使之降。二者都主要是为人体体温调节增加了物质基础，而不像麻黄或柴胡法那样直接干预了产热过程或体温中枢调节过程。

上述分析是就病人用药后的表现而言。动物实验中所用的发热模型与病人不同，动物模型是给正常动物一次性注射热源——如最常用的酵母热源或灭活伤寒菌苗等，这时动物体内不再继续产生热源，即不再继续存在正邪斗争的问题，动物原可全部自然退热。实验只是比较用药组（常有数组）与不用药组动物退热的速度，不存在判断药物对机体和致病微生物的作用。所以，即便不考虑辨证沦治，动物实验的结论也不宜直接推广至临床。

三、关于所谓"双向调节"

以上拙论已说清了桂枝汤为什么能使体温低者升、高者降，关键是它能扶正——补充体温调情的物质基础——补中益气。现在已有人以"双向调节"作用解释桂枝场对体温的影响，并且将"双向调节"推广至其他某些中药或方剂。所谓"双向调节"，这一术语约自国外引进，大约始自美国人对 cAMP 与 cGMP 的研究。外国人提出这一术语原受中医阴阳学说启发，没想到反输入中国之后盛行一时。

怎样理解"双向调节"呢？笔者以为，这一术语的含义很清楚，就是使各向不正常回归正常。什么样的药物和方剂才有这种作用呢？笔者以为，无论对何种调节过程，若能对该过程有双向调节作用，只有一种办法，即补充该调节过程的物质基础，这就是中医所谓"扶正"或"补虚"法，桂枝汤便属于这种方法。读者试查考一下全部有双向调节作用的中药和方剂，必能发现无一不属于扶正或补虚方药。

读者可能举中药大黄对大便的"双向调节"作用驳斥拙论，如大黄用小量或久煎后反而可使大便秘结（大量快煎则致腹泻）。其实，大黄的这种作用并非同一种药理成分所致，所以这不属于"双向调节"。类似现象还有麻黄发汗，麻黄节止汗；当归活血，当归尾止血，等等，这些更不属于"双向调节"，似不必多说。

读者还可能举对人体神经系统先兴奋后抑制的乙醚和乙醇驳斥拙论，但这种现象称为"双向现象"更好，因为它们无论使神经兴奋还是抑制，都不是使之回归常态，不能看作"双向调节"作用。

为深入理解所谓"双向调节"，最好以化学中的"缓冲溶液"为例。过量加酸或加碱后，欲保持溶液的 PH 酸碱度，只有增加缓冲液的容量，即补充缓冲调节的物质基础。临床输液中，生理盐水既可纠正酸中毒，又前纠正碱中毒，就是基于这种原理。

西医疗法中还有"巴氏合剂"的作用近乎"双向调节"，也不完全等于"扶正"。

张仲景治伤寒无汗用麻黄，有汗用桂枝。历代明医解释皆随文附会，未有究其精微者。

——李时珍

《本草纲目·麻黄发明》

第二节　麻黄汤新解——中西医

结合论发汗和解热

如何退热仍然是当代中西医临床上最常遇见的问题，医家或以为解热疗法涉及的机理颇简单，实则非然。比如，是否见发热便发汗？发汗是否便能解热？热退是否等于病愈？用中西药解热须注意哪些问题？许多临床家掌握得不好，每有用法不当，热不解，病反而加重的情况，成为当代临床上最常见的偏差之一。读者倘能认真读懂笔者关于桂枝汤、柴胡汤以及本节关于麻黄汤的讨论，当有所收获。

前解桂枝汤，谓其功用非为发汗，但麻黄汤发汗之功用则不可否认。读者均知发汗与解热关系密切，但如何结合西医理解发汗与解热，前人阐述不够，在此就麻黄汤新解有关机理。

一、经云麻黄汤之功用

今《伤寒论》涉及麻黄汤原方之条文共九条，即第35、36、37、46、51、52、55、231、235条。细读该九条，可以第35、46、235条概之。

麻黄汤之功用为何？经文明言者仅发汗一端，暗含者尚可止喘。

麻黄汤是否可止喘，似不必讨论，今人早已实验证实，单味麻黄提取物——麻黄碱止喘甚效，桂枝、杏仁、甘草亦均可治咳喘。笔者认为麻黄汤可治喘咳无疑，况仲景前及仲景后之古人亦知麻黄可治喘。

然粗读经文，颇感意外。麻黄汤原方固未明言治喘，其余用麻黄诸方，如大小青龙、麻黄细辛附子、麻黄附子甘草汤等，均不治喘，不但如此，小青龙汤见喘反去麻黄加杏仁。仲景法见喘加杏仁，故麻杏石甘汤虽治喘，亦不便肯定其中止喘首赖麻黄。《金匮》以射干麻黄汤及小青龙汤治喘，多治杂病。

自然，归纳仲景全部用麻黄之方及治喘之方可知麻黄有止喘之功，但此仍不足解释仲景何以不明言见喘用麻黄。欲明此理，需对看《伤寒论》第18条：喘家，作桂枝汤，加厚朴、杏子佳。盖仲景深恐喘者正夺，不得例加麻黄，彼时亦必有用麻黄治喘而见意外者。

麻黄汤未明言治喘，还与如何理解喘有关。仲景所谓喘，并非均指支气管痉挛所致呼吸困难，而多指呼吸频率增加。支气管痉挛（多同时有痰）所致之呼吸困难，后世中医更准确地称作"痰喘"，最典型的"外感痰喘",属于小青龙汤证。

笔者重点讨论麻黄汤,麻黄汤类是否治喘即讨论至此。

要言之,仲景治伤寒用麻黄之唯一目的,至少是主要目的在发汗,而非止喘。今西医用麻黄碱首重其止喘,不言其发汗,故麻黄汤(及相关方)之发汗颇需新解。

二、发汗新解

前解桂枝汤时,仅据逻辑推理,排除其发汗功用,故未深研发汗真谛。今断言麻黄汤之功用为发汗,其所以发汗并非旧说即足以使当代读者人人满意,故笔者集全力讨论与发汗有关之中西医病理、生理、药理,使读者自当代高度理解麻黄汤之功用。

1. 什么叫发汗

发汗指通过某种外加因素使无汗的病人在较短的时间内出汗。

就字义而言,"发"字有由内促使向外的意思。今《新华字典》把发汗之"发"字,解作"散开",与"蒸发"之"发"字同义。古今汉语中都有"散发"或"发散"这种叠意词,故发与散之字义极相近。

总之,发汗不包括正常人处高热环境或/和强力劳动而出汗,也不包括病人未经治疗处理的自行出汗。

发汗作为一种疗法,仅用无汗时,病人有汗(更勿论汗多),便无须发汗。

西医有无发汗法呢?据笔者所知,现代西医治热病无此明确说法,但生理书中讲体温调节时,有的作者把正常人出汗也叫作发汗。近代及以前之西医曾用过大量饮热茶并温覆或卧于热水盆中再围以厚被取汗,后一种方法《内经》及《伤寒论》中曾涉及。但西医从不如中医如此重视发汗,汗法乃中医治病八法之首。

2. 为什么要发汗

《伤寒论》云"表证仍在,此当发其汗"(第46条)、"病在表,可发汗"(第51条)。何谓病在表?《素问·阴阳应象大论》云:"其在皮者,汗而发之。"可见早期表证的含义即指病在皮肤,发汗即为驱除在表(皮肤)之邪气。

发汗是否为了解热呢?《内经》及《伤寒论》经文明示的说法均无此意,相反,发汗所驱之邪为寒邪。患者虽发热而自觉恶寒,但恰当发汗,邪随汗出,便能解热。《素问·玉机真脏论》云:"风寒客于人,使人毫毛笔直，皮肤闭而为热，当是之时，可汗而发之。"看来，发汗可解皮肤闭所致之热。

总之，按中医理论，发汗之直接目的不是针对发热，故不可见发热即发汗。

但中医也相当重视发汗后是否热退，《素问·评热病论》云："病温者，汗出辄复热，而脉躁疾，不为汗衰……病名阴阳交，交者死也。"《伤寒论》不明示温病治法，大约因为当时疗效不佳，尚不足为法。

那么，发汗是否仅适于风寒袭人病在表呢？按仲景法，是的。而且大法是表里同病，若不能同治，一般（里证不急）应先治表。纯表证，自应发汗。此外，无论何种合病、并病，只要有表证，便可发汗。

然而，仲景之前，亦有病在阳均可发汗之说。《素问·热论》云"三阳经络皆受其病，而未入藏者，故可汗而已"，足为证。仲景之后，也有人认为，病在三阳，均可汗解。此种理解，已非仲景所称之发汗了。

至于病在表当再分虚实，表实用麻黄，表虚用桂枝，是宋代人开始有的进步见解。但直至今日学者仍无不谨遵经训，以为桂枝法亦属汗法。欲明麻黄、桂枝之解表有何不同，最宜先看当代西医如何"发汗"。

3. 当代西医如何"发汗"

当代西医治热病并无"汗法"之说，亦不论病在表在里，但确有促使或加速无汗（汗少时宜用）病人出汗之法，其中最常用的药物称"解热镇痛药"。此类药物最先用于临床者为水杨酸及水杨酸钠（阿司匹林），至今不过一百年，后者仍在使用。

此后发明的解热药与水杨酸钠结构不同，但诸药解热机理大体一致。此类药物解热与镇痛作用不可截然分，其他镇痛药一般不解热。解热镇痛药之镇痛，主要缓解头颈痛、腰背痛、四肢痛、牙痛等所谓非平滑肌痉挛所致之疼痛，对平滑肌舒缩异常所致之疼痛，则无效或效不佳。

我们若联系太阳病，特别是表实证的主要症状，便可知，解热镇痛药恰适于治伤寒表证。如此联系中西医知识颇有好处，并非暗示麻黄汤发汗之机理与解热镇痛药相同（实则不同，见下文）。临床大夫应由此明白，对已非属中医表证的发热，不要对解热西药寄予厚望而一再用，当求其病因治疗。解热药发明之初，先用于治结核，因可缓解痛苦，当时皆以为可根治结核。后经大量观察，知其虽可缓解痛苦，不能延缓死期。当代医生尤应明白，热病已无表证或有表证而属虚，便不宜依重解热药。解热药对表虚证或其他虚热，害处虽不如麻黄汤发汗大，但即使同时使用西医病因疗法，病亦难愈。

中西医之"发汗"自细处亦应汇通。如仲景发汗，以遍身微似有汗为佳。汗不遍身，病必不愈，大汗淋漓，损伤阳气，病情常加重。用西药解热亦应参考此种理论，甚或用药后之温复，啜热粥，亦应中西结合。西医对此颇讲究，唯当代医家常忽视。比如，口服解热药多有胃肠反应，若加服热粥，即可减轻反应，且同时补充了营养。

4. 西药如何解热

西医证实，发热之原因为致病微生物的生物毒素（此处暂不论中暑、中枢性发热及其他非感染性发热），其所以致热，乃由于对丘脑体温调节中枢之干扰，加速产热过程，抑制散热过程，最典型者如疟疾、输液热敏反应。患者突然寒战、无汗、毫毛笔直、全身蜷缩、寻求温复，此时手足冷、脉沉紧数或脉停，手足、口唇发白或青紫。如此大约半小时至一小时，患者脉由沉而浮且数或大。先是寒战止，紧接不恶寒，或转而恶热，欲去衣被．并迅速出汗而且较多。约两小时后，渐渐热退汗止。其间体温曲线呈徒升缓降型，开始恶热时为体温最高点。

上举热型在中医称寒战、战栗、蒸蒸汗出而解，或简称战汗。简介此种极端（典型）发热，有助于读者理解其他热型。

人体何以要发热？西医认为发热为抗病反应。发热不过高、过久，对病原体之威胁远比对人体危害大（详细免疫机理，请自查西医书）。多数热病均可不药而愈，愈病即靠发热及相应免疫过程。用药不当，干扰"正常"发热，可使轻病加重，重病致死，故古人云"有病不治，常得中医"，此话至今仍相当正确。医家临证，切勿以为唯用药方能愈病，而忽视人体免疫功能，见发热即一味解热。发热而需急治，唯见于高热持久不退或过高热本身足以危及生命时，此乃西医急则抬标之法。在仲景法，此类证多属调胃承气或白虎汤证，不属治标之法。

解热药怎样退热呢？简单说就是它们能选择性地作用于丘脑散热中枢，使之兴奋，中枢兴奋传出至全身皮肤的汗腺，汗液分泌增加，发热因汗液蒸发而消退。

较新的学说认为，下丘脑体温调节中枢恰如恒温箱温度调节器，其生理调定点为37℃左右。致热原使该调定点升高，机体必须加速产热，减少散热，方使体温达到此调定点。解热药能阻断致热原对丘脑的作用，使升高了的调定点回降至正常水平。这时因体温已升高，故机体加快散热过程——以出汗为主（皮肤血流增加，也加速散热），因而退热。

解热药有极轻微的加速产热作用，但无收缩皮肤血管作用，在此应先指出，以便与麻黄汤发汗相对照。

西医用解热药的原则为：低热不用药；中等热，慎用解热药；高热，结合其他解热措施用解热药。但长时期来，医家用解热药过滥，近年来解热药约十之九被滥用，导致此种局面之原因有三：一是医家迁就患者，二是医疗服务商业化之坏影响，三是医家业务知识不足。此系题外语，再论正题。

人体内产热原后，原可自然发热、自然出汗、自然热退，解热药仅为加速散热过程并减轻痛苦。不过，各病种及不同患者发热情形相当复杂。以普通感冒为例，有人从不发热；有人每次必发热，甚或发高热；有人每感冒即并发扁桃体炎、鼻窦炎、支气管炎等而迁延不愈；有人每以胃肠症状为主，等等。自中医看，有的发热无汗，有的发热有汗，有的寒热往来，有的发热烦躁等。

笔者悉心讨论发汗、解热，故提请读者自此角度中西结合诊察病人，应重视病种有别，病人有别。中医之伤寒属西医急性热病，不同病种，热型不一。中西结合看，同一病种，患者除男女、老幼、强弱之别外，尚有遗传体质差异或阴阳、寒热偏盛偏衰之别，并非同一病种的患者发热情形即相同，西医至少应参考伤寒学关于表里虚实之辨证。当前，虚人虚证之热病，每成为临床难题。其中一部分患者系发汗、解热不当所致，今日虽不致大批死人，却大量消耗人力物力。

自西医看热病虚证的实质为何？即低下的人体免疫力加上药物仍不足消灭病原体，甚或使不致病之微生物转而致病，但它们又不能快速摧毁人体，结果呈一种低代谢水平（并非低于正常）的正邪相持状态。

虚证不宜发汗，亦多不需解热，西医之病因治疗每不满意，支持、营养疗法费时费力亦不必效。中医如何处理请参看"桂枝汤新解"之意，古人中以李东垣、张景岳善治虚证。

5. 如何用激素退热

除解热镇痛药外，西医还有肾上腺皮质激素可退热而且多同时见大汗。此类药中的地塞米松（氟美松）因价廉效强，供应充足，近年滥用到无以复加的程度，故特别提出讨论。

按西医教科书明示，激素退热只适于高热久不退，发热本身已足以迅速危及生命者。此类药退热迅捷，曾颇有建树。如粟粒性结核，每有持续长期高热，抗结核药发明后，死亡率仍高。并用皮质激素后，死亡率明显降低。其他病种之高热亦偶可使用，以收退热之捷效。惜乎近年此药广泛滥用于基层，几乎凡感冒发热必用，甚或不发热之感冒亦用。医家为笼络病人，竞用、大用，因其有退热之捷效，可收立竿见影之功，而不顾发热之反复及众多副作用，幸而当代有各种抗生素及输液疗法，滥用此药尚不致每用必死，而致死者已不可胜记。因其滥用，热病每反复不愈，病情复杂，随之（同时）便滥用抗生素。大量抗生素每与输液疗法并用，竟可使一感冒小病每天花费上百元，一病治愈上千元。原可不药而愈之病，消耗人力物力如此之多，加上其余副作用，如诱发高血压、心脑血管病、糖尿病、水肿、溃疡病、癫痫、精神病、结核病扩散、畸胎、性功能障碍等，已成一大社会问题，故笔者在此大声疾呼。

激素何以能退热？简言之，此药可使机体"忘记"热原及病原体（详细药理请自查药理书）。用此药退热，患者每有大汗，故退热机理虽不同于解热镇痛药，亦不同于中药之发汗，而出大汗之结果甚于二者。此药可致表虚、阳虚，已经实验证实，故自中医看尤不宜轻用于解热。

6. 中医怎样发汗

温病家如叶天士，有所谓"在卫汗之可也"之说，吴塘则强调：温病不可汗，温病发汗不但病不解，反而加重。今温病教材取折中态度，说辛凉解表属于汗法。看来伤寒、温病初起治法原则相同，均须解表，只是因致病之邪气有寒温之别，用药才有凉温之异。不过，辛凉解表见汗并退热之原理，实与仲景发汗法——辛温解表法不同（说见本章第四节柴胡汤新解）。

仲景时代之发汗法可分为两类：一为物理发汗（此处借用现代科学术语，便于中西医结合）；一为化学（即药物）发汗。

物理发汗法计有：①火烤法；②热熨法；③蒸汽浴法；④热水浴法；⑤烧针法等。此五法均可见于今本《伤寒论》。其发汗原理甚简单，病人处高热环境，体温被迫升高，只要汗出前不死，终究要有汗出，其霸道一望而知，故仲景一律否定。当代中医大多已不用上述方法，唯蒸汽浴及热水浴法尚有病家自用。此两法亦弊多于利，故宁可嘱患者不用。

仲景之药物发汗法，按今经文明示者仅两法：即①桂枝汤法；②麻黄汤法。或加上③大青龙汤法（第39条有"发之"二字）。若解外可视作发汗，再加上④柴胡法（可解外）。倘服药之目的为见汗即为发汗，再加上⑤麻黄附子甘草汤（微发汗）；⑥桂枝二麻黄一汤（有汗出必解之说）；⑦桂枝麻黄各半汤（为得小汗出）。此外，经文提及表末解而选用的方子尚有⑧小青龙汤；⑨葛根汤；⑩葛根芩连汤；⑪柴胡桂枝汤等。

若以为但有表邪末尽，发汗即是解表或解表即是发汗，以上11方均属发汗方（不仅此11方，其余从略）。若以为病在表而无汗——表实重，需发汗较多（相对于微发汗或小汗），接近物理发汗效果方属发汗，则仅有②③⑨三方为发汗法。观仲景于桂枝麻黄各半汤适应证（第23条）中明言"不可更发汗"，可知仲景之发汗应属后者，即只宜视麻黄汤、大青龙汤、葛根汤为发汗法。

桂枝汤不属发汗法已见"桂枝汤新解"，不赘。

小柴胡汤之解外，见"柴胡汤新解"。

7. 麻黄汤何以会发汗

仲景发汗法虽有三方，但三方均以麻黄汤为基础。能如麻黄汤发汗之机理，其余两方自可心领神会，而且凡含麻黄而能得汗之方亦可解。因此，笔者着重解麻黄汤。

麻黄汤由麻桂杏草4味药组成，其中桂枝之用非为发汗，见"桂枝汤新解"。仲景法见喘加杏仁，故杏仁之用亦非为发汗，至多系辅助药。甘草于伤寒方中用甚广，其效不专且力微，可见，麻黄汤之发汗主要责之于麻黄。

查《本经》云："麻黄（主治）中风伤寒头痛，温疟，发表出汗，去邪热气，止咳逆上气，除寒热，破癥坚积聚。"

可见古人之经验确肯定麻黄可"发表出汗"，治"中风伤寒"，亦可"止咳逆上气"（即喘）。

在此再次提醒读者，《本经》载桂枝主治，绝无"发表出汗"说，亦不治中风伤寒头痛，但可治"上气、咳逆、吐吸"（喘之类），故切莫以为桂枝汤可发汗。

麻黄何以能发汗？此在古人只是经验事实。后人解其发汗之理，或从轻清中空之形象解（李杲），或从营卫解（王好古），或谓其为肺经专药（李时珍），均属假说，其推理均属或然。故有不究其理者，而将麻黄发汗、止喘视为定律，据以解释有关方剂。

古人亦有进一步立论者：表实无汗之直接原因为腠理密、毛窍闭，发汗为开鬼门或魄门。麻黄入肺经，开鬼门（即汗孔，近有人考鬼门或魄门为肛门，本书仍从旧说）、疏腠理，故可发汗、止喘。此种假说较象形药理解释为进步，而且不是或然结论。

麻黄能否使汗孔扩张（促进汗液分泌）可以实证，今已证实并非如此。

那么，麻黄究竟如何发汗？此需结合现代药理解释。

据现代药理，麻黄之主要成分麻黄碱，作用酷似肾上腺素而较温和持久，属于拟肾上腺素药，其分子结构亦近似肾上腺素。治疗量之麻黄碱，主要作用为：①加速心跳；②升高血压（或脉压差增大）；③扩张支气管及肺内、心内血管；④扩张骨骼肌血管；⑤收缩皮肤及内脏（心肺除外）血管；⑥升高血糖；⑦兴奋中枢；⑧减少唾液分泌。

总之，麻黄碱之作用酷似交感神经过度兴奋。用此药后，人体近于应激状态，代谢特点是异化过程加速，同化过程减缓，即呈现快速消耗营养、产生能量，以应付紧急事变的状态。

将上述药理现象与前述急性发热现象对照一下，便发现二者颇相似。人体内突然进入大量致热原，也使人体处于应急状态，这与正常人突然愤怒、紧张、恐惧时的表现（交感神经过度兴奋）很接近。

所以，麻黄之发汗并非其药理成分直接促进汗液分泌，相反，麻黄有轻微抑制汗腺分泌作用，但是它加速产热过程——加速营养消耗、快速产热，从而使体温迅速达到顶点——比不用麻黄应稍高。至此体温调节中枢之产热中枢抑制，散热中枢兴奋，故有汗出且应较多。麻黄碱口服后约半小时，血内浓度至高峰，两小时后，含量即很低，故其药理过程大致与急性发热过程相对应。

西医有无类似麻黄汤的疗法呢？数十年前，西医曾用伤寒杆菌毒素或自家血清注射使患者发热，其加速产热的效果略同麻黄汤。但目的不是为解热，发热原理亦不同，而且不用于热病初起。不过，就促进发热这一点看，与麻黄汤用意接近。

中西医结合看麻黄之发汗，原理如上述。简言之，它既非像解热镇痛药那样直接兴奋散热中枢，亦非如古人设想之直接促进汗腺分泌，尤不同于肾上腺皮质激素使机体"忘记"热原，而是主要靠兴奋交感神经，加速产热过程。

此过程亦可由麻黄素中毒之主要表现得以验证。1993 年《中华内科杂志》第 11 卷第 350 页,上官冠芳在"麻黄碱中毒 3 例报告"中云:其症状除与教科书所载麻黄碱药理作用大致相似外,并见大汗、体温升高(38℃~39.2℃)和明显的消化道症状(上腹痛、恶心、呕吐、吞咽不畅)等,由此应知麻黄汤内何以要用桂枝、杏仁、甘草。盖治疗量之麻黄亦须防止其消化道反应,故伍用桂枝、甘草。杏仁之用应系抑止呼吸过快,杏仁与甘草有助于缓解热病常见的咳嗽。窃以为,麻黄汤虽仅 4 味药,而照顾颇周到,乃古人无数次治疗经验之结晶。

自然,麻黄汤之发汗,并非血内麻黄碱之浓度达到中毒量。

8. 麻黄汤何以治表实

麻黄汤发汗之机理既明,其治表实之机理便不难解,此方之总功用是使人体处交感神经兴奋之消耗状态,从而快速产热。表实证为寒邪在表,正气充实,正邪处在激烈相持状态。此时用麻黄汤兴奋机体激化正邪抗争(以消耗正气为代价),驱除邪气,于是邪祛病解,同时正气也较前虚弱。由此应知麻黄汤何以亦用桂枝,盖表实发汗亦应预防消耗正气太过也(而过汗亡阳者仍偶见)。

表实证具备用麻黄汤的三个条件:①病在表;②正气充实;③正邪相争剧烈。此三者以第②最重要,无此条件便无用麻黄汤之物质基础。倘正气虚弱,即使末患伤寒,用此方也可出现不良后果。

西医即认为,麻黄碱对儿童和老人均应慎用。读者或见久喘之衰弱患者常用麻黄制剂,此系自止喘角度看,用量多小。又,麻黄碱有较快耐受性,久用可渐加量。慎用并非禁用,但亦有约 1/3 至 1/4 之喘家,不能耐受麻黄制剂而不用。

表实证宜用麻黄汤之理明,表虚证不宜用麻黄汤之理便自明。

典型表实与典型表虚为太阳病初起之两极端,治法自应大别。尽管如此,拙见并不以为误治必死,特别是表实证用桂枝汤,并无危险。至于病情处两极端之中间状态当如何治?按仲景法可用麻桂各半、桂二麻一及桂二越一等方。此三方虽小有不同,均治太阳病正夺邪衰,故用轻剂。大青龙汤为麻黄桂枝合剂再加石膏,说见第二章第六节。

或必问,表虚者何以不可用麻黄汤?以西医看,兴奋人体有何不可?兹不惮繁再说虚实。所谓表实乃邪气盛而正气末夺,致病主要因邪过盛。凡治病无助邪气者,表实之助正胜邪,系鼓舞未夺之正气与邪战,因其正气足可耐鼓舞。表虚者则不然，其致病之前先有正气夺，故遭轻邪即病，且正仍不胜邪，甚或正不与邪战，此所以表虚证热轻（甚或无热）他证亦轻，汗自出而邪不去。此时助正胜邪唯有补充正气为正治，因其不耐鼓舞也。人之后天一切正气均赖谷气维持，故桂枝汤加热粥乃化谷气补中以固表。

三、退热新解

热病以发热为第一症状，治热病似应以退热为第一要着，此种逻辑无论自中医看、自西医看均属错误。发热固然可有害，但它仅是果而非因。病因不除，但务除热，是舍本逐末，甚或火上加薪，故西医慎用解热镇痛药及皮质激素，中医于伤寒初起亦不轻用清解法及小柴胡（柴胡解热功用及机理类似西医解热药）。

然而，早期中医及当代西医，用过以凉制热等退热法。

1. 中医非药物退热法

（1）针刺多穴位放血法；

（2）针刺大量放血法；

（3）针刺发汗法。

以上三法见于《内经》，今多不用。

（4）冷冻法 见《素问·评热论》，今不用；

（5）灌凉水法 与上法同用，亦见于《伤寒论》；

（6）凉水浴法 仲景称灌法，今不用；

（7）推颈动脉法 见《灵枢·刺节真邪》。

读者或以为上举方法有的太鲁莽，然而，此足示古人勇于实践之精神，其中难免因"不科学"而死人，但以未来医史家之眼光看今日中西医疗法，亦何尝都科学！读者当注意当代西医仍用上述某些方法。

2. 西医之物理退热法

物理退热法约始于近数百年，古希腊、罗马时代，无此类方法。其法有二。

（1）以冷制热法 如冷湿毛巾敷额头、冷水或冰水袋降温，此法曾很盛行，但仲景否定此类法。

（2）蒸发散热法 用温水或稀酒精水溶液擦身降温，此法今亦少用，但较冷水洗浴法为佳。唯应在汗欲出或初出后采用，可防大量汗出。

以上中西医非药物退热法是否至今仍有值得重视者呢？有的。如初看最粗暴的冷冻法，便是治中暑（日射病、热射病、热痉挛）的最佳办法。将中暑患者量于凉爽环境，既是对症疗法，也是病因疗法（有脱水、休克、昏迷者不能单靠冷冻），读者应由西医治中暑法悟出中医火法逼汗之不可采。

此外有冬眠降温法，系药物（冬眠灵等）和冷冻同用法，曾用于乙型脑炎等病高热不退者（低温麻醉则不是为退热）。

笔者自麻黄汤发汗说起，最后讨论非药物退热，似已出题外，因医家或误以为退热只有靠发汗，发汗便能退热且使病愈，故一并讨论。文中涉及中西医知识较广，多凭记忆简介，粗疏之处，尚需读者查考有关中西医书。

> 附子乃阴证要药……有退阴回阳之力，起死回生之功。
>
> ——吴绶
> 《本草纲目·附子发明》

第四节　四逆汤新解——试论
仲景治休克

四逆汤为仲景治伤寒极要害而有捷效之方，用之得当，每有夺命之效，当用不急用，或用之不当，便危在旦夕，故读者须熟知其功用及其适应证，从中体会中医治休克之要诀。今试新解四逆汤并略及其类方机理。

一、仲景明训四逆汤之功用

今《伤寒论》明训四逆汤之功用有三。

1. 温里：见第372条。
2. 救里或急救里：见第91、93条。
3. 温之或急温之：见第323、324条。

归纳以上诸说，可知四逆汤为里寒重时，急救温里之法。其余四逆汤类所主证，除四逆散证轻浅外，大多较四逆汤证益重。诸方较之四逆汤原方虽有缓急之别，但基本功用一致。

今《伤寒论》四逆汤证共12条，依次为太阳篇第29、91、92条；阳明篇第225条，少阴篇第323、324条，厥阴篇第353、354、372、377条，霍乱篇第388、389条（太阴篇第277条含混称用四逆辈，略去）。

读者切莫由上举条文误解太阳病亦有四逆汤证，四逆汤证无不属里虚寒（阳明病虽亦有虚寒证，但治法不用四逆）。见于太阳、阳明篇者，均属误治由阳证一变而为阴寒，或阳证虽未解，而以里寒阴证为急。

二、遵中医新解四逆汤之功用

今方剂及伤寒教材明训四逆汤之功用为"回阳救逆"，可见今方剂及伤寒专家并不遵经解四逆汤。浅见以为，今教材不能代替仲景所揭示之四逆汤方义。四逆汤救逆是方名已有之义，问题在于四逆之病机为何。若四逆便因阳不回，尚须追问何以导致阳不回。显然，四逆因里寒重，阳内陷。急去里寒，阳气自复，故四逆汤第一功用仍宜遵仲景说——温里。

温里即可回阳，见第29条"作甘草干姜汤与之，以复其阳"。

或问：既然重用姜草便可回阳，何必再用附子？须知仲景时代认为附子亦可"温中"。非但如此，《本经》《别录》《新修本草》均不言附子回阳。《本经》反言其"强阴"（此虽后世壮阳之义，但仍与回阳、扶阳不同。或曰强阴是扶阴中之阳，强词夺理也），经文第30条谓附子"温经"可能是"温中"之误。

然而，不仅伤寒与方剂教材不得要领，今中药学教材且谓附子"回阳救逆，补火助阳，散寒止痛"。笔者以为，诸多功用不宜视为并列关系。附子的作用只是"补火助阳"，或更准确些说是"补火"。补火便是助阳，助阳自可回阳。至于"散寒止痛"，《本经》有附子止痛之说，既然所止是寒痛，则止痛即通过散寒——仍然是温中或补火的结果。

若必以为四逆汤为救逆，试看第91、92条，里寒外热证，并无四逆，却用四逆汤，则可知虽无四逆，但有里寒重，便宜用四逆汤。自然，这是防四逆于末然。

四逆证既属里寒重，上述解法便已可通。试看四逆类方，自干姜附子汤——四逆汤——白通汤——通脉四逆汤就是逐渐增加补火或温中的药味或药量。

然而，将附子完全视同干姜之热亦不确，故后人提出附子补阳。附子补阳之说最先由张元素发明，亦只云"补下焦之阳虚"。至其后学方发挥详尽，温补学派之形成与认识附子功用大有关系，今人实继承了温补派见解。

关于附子之药性，古今本草学者多言其性热或大热，但戴元礼说："附子无干姜不热，得甘草则性缓，得桂则补命门。"此言竟出于丹溪学派之传人，故浅见以为，附子未必性热却可以扶阳。李杲说："附子得干姜则能发散，以热攻热。又导虚热下行，以除冷痛。"附子可治虚热，应非辛燥药。李时珍说："附子生用则发散，熟用峻补。"发散何义？即今中药教材所谓"温一身之阳"，四逆汤中即系生用。峻补者何义？即峻补真阳。

不过，虽有以上各家发挥，单就中医仍不能说清救逆最好用附子。即便附子性热，除四逆汤已用的干姜之外，温热药与补阳药远不止附子一味，何以特重视附子呢？

四逆证除里寒重外，有无其他病机呢？肯定有的。里寒四逆大半因吐利而致，必有里虚（亦重），四逆证乃里寒且虚之重证，四逆汤之功用应为"温里、补虚以回阳救逆"。

因此，有人认为四逆汤原方中应有人参，然而仲景专有四逆加人参汤，原方应无人参。那么，原方中是否有补气药呢？应该说，其中甘草之用，意在补气。不过，四逆汤证以里寒为急，应急除此寒，待里虚过重时，方加人参。

四逆汤之功用既明，其适应证即限于"里寒且虚"。查前举12条经文中，约半数并非纯属"里寒且虚"，而兼有表热，即里寒外热，但以里寒且虚为急，故仍用四逆汤。其中有两条需特别说明。

第353条：大汗出，热不去，内拘急，四肢疼，又下利厥逆而恶寒者，四逆汤主之。

此条实甚危重，其脉象必沉细甚或脉厥。因有下利，虽热而大汗出，无用白虎或承气之理。此时用四逆汤，一为止利，二为使厥回，三为使脉还或使脉象稍实（此三作用，乃通过同一机理）。即便如此，病仍未必愈，利止、厥回、脉还后，需另施治。

第377条：呕而脉弱，小便复利，身有微热，见厥者难治，四逆汤主之。

此条见厥之前，并不危重，不应见厥。而竟见厥，必因膈气及中气大虚，而病传厥阴，所以难治。对看第353条，可知厥逆证伴下利者，尚不甚难治。单呕吐无下利而见厥逆，在古时甚难治。因前者确有"里寒且虚"，后者则系正气大虚致阳虚；且厥后呕吐必重，无峻补正气之可能。仲景时代只有试用四逆汤，勉尽人力，呕不止必死。今日有输液法，此证大多可救。

三、中西医结合看四逆汤功用

自西医看四逆汤，实属治休克或预防休克之法，上举第 353、377 条，见厥逆时必已有休克。至于通脉四逆汤治"脉微欲绝""利止脉不出"，则已属重证休克。预防休克者，可以第 91 条为例，其下利清谷不止，不久必见少阴病（凡少阴病十之八九为休克或休克前期，见少阴篇新解）。四逆汤止下利清谷，西医竟无类似疗法，颇可结合采用。

或问：四逆汤防治休克，少阴病属休克或休克前期，岂非四逆汤专治少阴病或见少阴病便可用四逆法？曰：并非尽然。四逆法所治之休克，自中医看均有"里寒且虚"，而少阴病并非均属此种病理，所谓少阴寒化证最宜用四逆汤。自西医看，四逆汤类最宜于治呕吐腹泻所致之休克，即所谓"冷休克"。患者但能服药不呕，必可治愈，若纯系腹泻重所致，治愈更有把握。

那么，凡有里热之厥（尤其热深者），无下利之厥，脉绝厥重，是否可用四逆汤呢？按西医理论，至少附子、甘草是可用的。倘读者参看温补派的见解和治验案，热厥但有脉沉或细微亦可用四逆类。吴缓说："附子乃阴证要药，凡伤寒传变三阴，及中寒夹阴，虽身大热脉沉者，必用之。或肢冷腹痛，脉沉细，甚则唇青囊缩者，急须用之，有退阴回阳之力，起死回生之功。近世阴证伤寒，往往疑似，不敢用附子，直待阴极阳竭而用之，已迟矣。"

李时珍说："李东垣治冯翰林侄阴盛格阳伤寒，面赤目赤，烦渴引饮，脉来七八至，但按之则散。用姜附汤加人参，投半斤服之，得汗而愈。此则神圣之妙也。"以上并见《本草纲目》附子发明中。不过，古人对附子（和乌头）又多有顾虑，因为此药的毒性不易控制，而且个体差异较大，古时很难掌握恰当用量。李时珍又说："乌附毒药，非危病不用，而补药中稍加引导，其功甚捷。有人才服钱匕，即发燥不堪，而昔人补剂用为常药，岂古今运气不同耶？荆府都昌王，体瘦而冷，无他病，日以附子煎汤饮，兼嚼硫黄，如此数岁。蕲州卫张百户，平生服鹿茸、附子药，至八十余，康健倍常；宋张杲《医说》载：赵知府耽酒色，每日煎干姜熟附汤吞硫黄金液丹百粒，乃能健啖，否则倦弱不支，寿至九十。他人服一粒即为害，若此数人，皆其藏府禀赋之偏，服之有益无害，不可以常理概论也。又《琐碎录》言：滑台风土极寒，民啖附子如啖芋菜，此则地气使然。"时珍所述均应是事实，但他的解释则不很可靠。关于附子的生药和药理请读者参看现代研究。

关于四逆汤类之加减法则，请参看第317条，通脉四逆汤加减。

四、中西医结合看仲景用附子及治休克

浅见以为，附子回阳救逆，主要不是因其性热（且勿论其性是否热），而是因为它可以兴奋循环机能而抗休克。所以，不仅四逆汤类主要用于防治休克，凡仲景用附子之方，十之八九亦为防治休克，故中医所谓回阳、扶阳，略同于西医治冷休克。今《伤寒论》中必用或可加用附子之方共23个，其中四逆类方共10个，其余13方中，只有乌梅丸、理中丸、小青龙汤、附子泻心汤4方基本与抗休克无关。以各方主证条文统计，完全可以肯定，仲景用附子，十之九为抗休克。为省篇幅，不一一再解。

倘综看仲景治休克之方，也可以说，仲景抗休克十之九要用附子。以下列出仲景不用附子而抗休克之方，读者与用附了者对看，自有心得。

1. 黄连阿胶汤（第303条）；
2. 麻黄升麻汤（第357条）；
3. 猪肤汤（第310条）；
4. 吴茱萸汤（第309条）；
5. 承气汤（第94条少阴急下证）；
6. 当归四逆汤（第351条）；
7. 当归四逆加吴茱萸生姜汤（第352条）。

由第6、7两方应知，回阳救逆并非只有姜附一法。

以上七方，仅解承气汤，他方不再解。第94条系一典型急性发热过程，中医称战汗，不一定有休克，但脉已停，应想到休克。若体温随寒战迅速上升，只见短时四末冷，则脉停时亦可测到正常血压，即或血压低，但为时甚短。脉停过久（不能超过一小时），即非战汗而属热厥。仲景治热厥，较成熟之法为白虎汤，但必须脉滑，其次便是这下法。倘脉微细，属少阴病，有大承气急下法，但未明言有厥。后世伤寒家及温病家，治热厥有用急下法使脉出者，此系对第94条之发扬。然而，无脉之厥而用下法，必须学识及经验俱丰。

五、自当代药理看仲景治休克

综看仲景治休克之方，其中抗休克之主药依次为附子、麻黄、细辛、人参、鸡子黄、阿胶、猪肤等。后三味药现代研究不够，此处仅简介前四味。

现代研究对附子的抗休克药理作用是肯定的，机理是通过强心作用抗休克，而且可证实其强心作用不随煮沸时间延长而降低，其毒性却大为削弱，可知古人的经验可靠。但药物化学研究尚不能肯定其强心成分，却可肯定不是甾类物质。附子的毒性主要是使心律紊乱，甚至心跳骤停。

现代医学对麻黄研究最彻底，其中之麻黄碱有典型的交感兴奋样作用，它既可以收缩血管升血压，又可以加快心率，增加心肌收缩力。因附子可减缓心率，故二者合用，为比较理想的中药抗休克配伍。所不足者，乃麻黄碱作用时间过短（即半衰期过短），不如正肾素较为理想。

细辛的药理作用与麻黄甚近似，不同者是细辛似可扩张皮肤血管（麻黄使之收缩），其中毒表现与麻黄中毒颇接近。报告有 80 分钟内，服五钱细辛而严重中毒未死者（看来细辛虽用量宜小，却不必以一钱为限）。

以上三味药物均有明显药理作用，亦均有明显毒性，需善于驾驭。

人参研究甚多，却不令人满意，其药理作用博而不专。由人参中毒病例看，此药可使神经高度兴奋，古人抗休克用人参应系调动全身抗病能力，故其抗休克作用针对性不强，更适用于正气尚未大夺的休克。

中药复方抗休克亦有病因疗法在内，如黄连阿胶汤内已用抗生素，其他复方亦多有抗菌作用。下法治休克系将胃肠内之毒素排出，并杀死致病微生物，对消化道内感染所致休克是一种比较理想的疗法。至于温里止利，则有维持血容，甚或增加血容之作用，此虽不若西医直接扩容效捷，但温里的理法则为西医所无。

　　　　寒热并用谓之和，补泻合剂谓之和，表里双解谓之和，平其亢厉谓之和。

——戴北山

《广温热论》

第四节　柴胡汤新解——中西医

结合论和法

上一章少阳篇新解中已有与本节略同的标题，仅就供临床参考而言，其中所涉及的内容也许已经够用。然而，若想较深入的探讨柴胡汤涉及的理论问题，特别是中西医结合地弄清柴胡汤和柴胡证，笔者深感上文所论不足，所以再专门做柴胡汤和柴胡证新解。

一、和法新解

中医治病有八法之说，定型于清代程中龄所著《医学心悟》。八法中，汗、吐、下、温、清、补、消七法均含义明确且容易为直觉理解，只有这和法或和解法颇费解，单就字义或词义解不通。我们显然不能理解为这是让正邪或表里双方停止纷争，然而，略学过中医者便知，柴胡法属和法或和解法，或者，外感病所用的和解法就是柴胡法。不仅古人如是说，试看一下目前通用的伤寒、方剂以及中药（还有中医内外科）教材，凡提及柴胡汤功用，无不以和解为说，似乎，和解是不言而喻的治法。实际上，不少人不仅说不清和解的含义，更不知道今《伤寒论》397 法中，完全没有柴胡汤主和解之说。仲景论和解的经文只有一条，却是关于桂枝汤的。我们先看一下这条简短的经文。

"吐立止而身痛不休者，当消息和解其外，宜桂枝小和之。"（第387条）

桂枝汤的功用，见本章第一节，它何以能和外，不再解。

那么，和解之说究竟从何而来呢？详查《内经》论治则全无和解之说。《本经》所载大小柴胡汤中各药——特别是柴胡，也根本不言其和解功用。再查《伤寒例》，同样不见柴胡汤主和解之说，此说在《病源》《千金》《外台》中更查不到。可见，宋代之前，无人说过柴胡证需和解，或柴胡汤主和解表里。

现存较早的《伤寒论》注本如朱肱的《活人书》，庞安常的《伤寒总病论》，均不言柴胡汤主和解，郭雍的《伤寒补亡论》卷六，引庞氏说："少阳宜和表，鲜有汗证，仲景少阳和表宜小柴胡汤。"大约宋人只认为小柴胡可和表，而非和解表里。

至成无己作《伤寒明理论》，小柴胡汤主和解成为定论，他说："伤寒邪气在表者，以渍形以为汗；邪气在里者，必荡涤以为利；其于不外不内，半表半里，既非发汗之所宜，又非吐下之所对，是当和解则可矣，小柴胡为和解表里之剂也。"

按照成氏的说法，小柴胡主和解是因为小柴胡证不宜发汗，又不宜吐下，只能和解。然而，伤寒诸证——即便只论三阳病证（阴证均在里，多属里虚寒，原则上无汗吐下法）——也并非都可用汗吐下三法，为什么和解法只有小柴胡呢？故成氏之说并非通人之论。

柯琴说，（小柴胡）"为少阳枢机之剂，和解表里之总方"。如此说来，小柴胡正对少阳病，少阳病就是表里不和，可是柯氏又说它是"脾家虚热、四时疟疾之圣药"，显然自相矛盾，因为脾家虚热和四时疟疾不能都是病在少阳或表里不和。

或曰：少阳病机乃表里不和，治法自然要和解表里。单从逻辑角度看此推理，确无错误，问题是少阳病的表里不和真正含义是什么？这种不和的责任到底在表还是在里？若表里都有责任（非指表里有主观意志），它们的寒热虚实情况怎样？

浅见以为，古人关于和解的认识以《资生篇》最为深刻。其中说："和解者，合汗下之法而缓用之者也。……故方中往往寒热并用、燥湿并用、升降敛散并用，非杂乱而无法也，正法之至也。"戴北山也有大体相同的见解，说"寒热并用谓之和，补泻合剂谓之和，表里双解谓之和，平其亢厉谓之和"。

这样说来，和法便不限于小柴胡汤。读者试看《伤寒论》的栀子汤类、泻心汤类中诸方，多数都是寒热并用或补泻合剂，对后世颇有影响的白虎加人参汤，大约也应归入和解法了。金元医家深明和解之意，如易水学派创九味活汤、河间学派创双解散，均寒热并用，却适于伤寒初起。不过，在仲景治伤寒的十一个主方当中，确实只有小柴胡是典型的寒热并用，补泻合剂，合汗下之法而缓用之。

古时也有人看出小柴胡与泻心等方的关系，柯琴即说，小柴胡"若去柴胡，便名泻心、黄芩、黄连等汤矣"。

笔者如上解和法（即和解法）全无标新立异之意，而是希望读者明白和解法实际上是应用最广的治法。需用典型的汗、吐、下、温、清、补〈消法也暗含和解之意，本书从略〉法施治之病症固然不罕见，但是，更多的病症往往需要寒热并用，补泻合剂，温清兼施，甚或三法四法并举。正如《资生篇》所说，此非杂乱而无法也，正法之至妙也。以仲景之法而言，即有麻桂合剂三方、桂枝葛根合剂一方、柴胡桂枝合剂一方，等等，关键看辨证是否准确。

读者或仍习惯方剂教材所讲，和解剂仅和解少阳、调和肝脾两类数方，此种理解不但狭隘，而且不符柴胡法本意。

按仲景原文，小柴胡汤的功用有二：首为"解外"，见第104、146、231条。次为"和胃"，见第230条，大体以解外（即解表）作用为主。

其"和胃"作用，非如小承气之"和胃"（见第208、209、250、251条），而指其半夏、生姜的止呕作用。《伤寒论》中"和解"两字连写的，只有一条经文，却是关于桂枝汤的，见第387条：

"吐利止而身痛不休者，当消息和解其外，宜桂枝汤小和之。"

所以，和解——尤其是"和"字，乃调理之义，是最一般意义上的治疗，任何方法，都是调理法。

二、柴胡证新解

何谓柴胡证？简言之就是典型的少阳病。今伤寒教材已放弃口苦、咽干、目眩的少阳病纲领，所以，柴胡证或少阳病的典型表现就是：寒热往来、胸胁苦满、心烦喜呕、嘿嘿不欲食。柴胡证的病理如何呢？

单就仲景心法或中医理法而言，大小柴胡证都是典型的少阳病，所以，柴胡证病理就是少阳病病理。少阳病理是什么呢？仲景对此有明确的说法，我们且看代表经文。

"血弱气尽，腠理开，邪气因入，与正气相搏，结于胁下，正邪纷争，往来寒热，休作有时，嘿嘿不欲饮食，藏府相连，其痛必下，邪高痛下，故使呕也。"（第97条）

此条紧接论小柴胡汤最详的第96条，对少阳病理（小柴胡证）解释最详，它肯定少阳病病位就在胁下，并且解释了柴胡证临床表现发生的病机。其中运用了藏府说，并非必须。然而这一条未涉及表里辨证，所以不如另一条更受重视。

"伤寒五六日，头汗出，微恶寒，手足冷，心下满，口不欲食，大便硬，脉细者，此为阳微结，必有表复有里也。脉沉，亦在里也。汗出，为阳微。假令纯阴结，不得复有外证，悉入在里，此为半在里半在外也。脉虽沉紧，不得为少阴病，所以然者，阴不得有汗，今头汗出，故知非少阴也，可与小柴胡汤。设不了了者，得屎而解。"（第148条）

此条所论病理最关键的是"阳微结"三字，其结果是"有表复有里"，"半在里半在外"。后人说少阳病或柴胡证属半表半里证，大约根据该条。其实，此条是对一病例的分析——辨证论治推理。由脉证推出有表复有里，半在里半在外，是合理的。然而，病人竟无一条典型的少阳病或柴胡证临床表现（只有口不欲食差近）。笔者以为，此例虽可排除少阴病，却不属典型的少阳病或柴胡证。经文用小柴胡只是试探，若仍不了了，需再设法得屎。

总之，经文对柴胡证病理虽有两条解释，但难以统一，笔者以为，应遵循第97条理解少阳病理。少阳病位在太阳和阳明之间，而不是半表半里证，这是按六经分人体已有之义。所谓太阳阳明之间，就指胸胁。按本书第一章第三节有关定理，少阳即指膈之外上——包括胁下。

由少阳部位受邪是否可推出少阳病诸典型表现呢？仲景的说法见上引第97条，拙见请看第一章第三节，显然都很通顺而且全面。

或问：按新解是否能推出少阳病既可见表证又可见里证呢？答案是肯定的。

病在少阳，邪不能自消。正邪相争，病趋于外，即见发热恶寒，趋于内即见发热恶热，此即所谓"寒热往来"——既有表复有里。至于胸胁满痛，心烦喜呕，第97条已解释得很清楚。

或问：果然病半在表半在里，是否可用柴胡汤？

答：典型的半在表半在里证为太阳阳明合并病，如第32、33、36、48、220等条，其中虽有寒热并用者，却无一条用柴胡汤。至于半在里半在外证是否包括太阳与三阴合并证，我们可以暂不考虑，若包括，显然此类半表半里证不宜用柴胡汤。

三、柴胡汤新解

仲景不唯不言柴胡汤和解表里，对大小柴胡汤的功用反而另有明确的说法。今经文小柴胡汤证计有第37、96、97、99、100、101、103、104、144、148、149、229、230、231、266、379、394共17条。其中有两条言及小柴胡功用，第104条言其解外，第230条言其和胃。由此两条看小柴胡，实乃表里分消、寒热双解之剂。此种理解是否等同于和解表里，笔者不敢断言，但可肯定更接近仲景心法。

大柴胡汤证计有第103、136、165共三条，第103条言及可用大柴胡下之，故大柴胡偏于攻里。

关于柴胡汤组方之义，前人似无误解。病传至少阳，已有正气夺，故用人参、甘草、大枣以扶正；邪至少阳，必已有热，故用黄芩以清热；半夏生姜正对心烦喜呕。至于小柴胡加减原则，第96条方下所注，亦均不难解。按此原则，甚至可推出大柴胡汤以及其他柴胡汤类方，然而前人所解仍有难尽人意处。所谓柴胡证，虽兼变证多端，但最典行且常见者仍然是寒热往来、胸胁苦满。以上解方义，并未说明柴胡方中哪味药针对这两证，难道解除寒热往来、胸胁苦满只靠一味柴胡吗？此在古时及当代中医只能说"柴胡气质轻清，苦味最薄，能疏少阳之郁滞"（见今伤寒教材）。为什么轻清味薄就能疏少阳之郁滞呢？仍说不清。所以，关于柴胡汤，仍需中西医结合新解。

四、但见一证便是新解

柴胡汤与其他伤寒要方最不同的地方是：有柴胡证但见一证便是，不必悉具。这提示我们柴胡汤适应证极广。

所谓但见一证便是，应指上文所说柴胡证四大典型证（症）状，即寒热往来、胸胁苦满、心烦喜呕、默默不欲食，而且以前三者为主。但见嘿嘿不欲食，多数临床家不一定敢断为柴胡证无疑。

宋代之前的《伤寒论》是否有此说呢？我们查一下《千金翼方》所载《伤寒论》部分，已有此说。不过，宋代人对所谓"一证"，理解更宽泛，也更准确。

《苏沈良方》论小柴胡汤适应证说："此药（指小柴胡汤）《伤寒论》虽主数十证，大约其间有五证最得当，服之必愈。一者身热心中逆或呕吐者可服……二者寒热往来者可服。三者发潮热可服。四者心烦胁下满，或渴或不渴皆可服。五者伤寒已差后，更发热者可服。此五证但有一证，更勿疑便可服。若有两三证以上，更得当也。世人但知小柴胡汤治伤寒，不问何证便服之，不徒无效，兼有所害，缘此药差寒故也。"

由上文可知，小柴胡汤在宋代曾广泛应用，甚至凡伤寒便用是无疑的。不但宋代如此，此种风气似乎一直延续到清代。吴鞠通就出于门户之见，特别讨厌"世俗多妄以柴胡通治四时杂感"（《温病条辨·本论起银翘散论》）。不但中国古代曾广泛用柴胡汤，连朝鲜人也力主退热用柴胡、黄芩，说"世俗治热，例用柴胡，最为稳当。至若黄芩一辈，则指为大寒而不敢用之。不思药病不相当，鲜克有济。继今退热而热不去者，须用黄芩"（《医方类聚》第一分册，人民卫生出版社1981年版，第23—24页）。日本汉方医界广泛使用柴胡汤的情况，尤为人熟知。今日国内，仍有俗语渭：学会柴胡汤，见病就有方。当然，自仲景心法或中医理法看此说，颇不恰当。

不过，若自中西医结合药理研究结果看小柴胡汤，上述说法便相当有道理。

今日已经证实，柴胡的药理作用颇近于解热镇痛西药；黄芩除有广谱抗菌作用外，兼有解热、镇静、降压，利胆、利尿等作用；大枣富含维生案 B、C；生姜、半夏可止呕并调理消化功能；人参、甘草补虚并兴奋机体，这样组方很接近一位西医治有发烧的病人开抗生素＋解热镇痛药＋维生素 B、C＋止呕药＋助消化药＋其他营养药。因此，自西医看来，这个方子显然适用于大多数因感染而发热的病人，而且比一般西医开的方子照顾的还要全面。

这个方子是否适于太阳病——比如感冒初起呢？按西医理解，完全可以。不但如此，只要不是特别危重的热病，用小柴胡汤（适当加减）都应该有益。这样我们就可理解为什么小柴胡汤有那么多加减变化，适用于那么多病证了。

按拙见，用柴胡汤或柴胡桂枝汤代替麻桂治太阳中风和太阳中寒，亦非不可。而且，凡伤寒三阳病证，均可以小柴胡为基础加减治疗。太阴和厥阴病中也有不少证，可用柴胡法治之，唯少阴病不宜用柴胡法。

这样说来，岂非仲景埋没了柴胡汤，当代伤寒教材限定柴胡法只适于治少阳病，岂非小看了柴胡汤！为什么一定要到出现寒热往来——特别是出现胸胁苦满时才用柴胡法呢？柴胡汤是否对少阳受邪——特别是邪气结于胁下引起的胸胁苦满和胸胁满痛有特异的选择作用呢？为回答此问题，需简介一下关于柴胡汤的中西医结合研究成果。

五、柴胡汤中西医结合研究结果及其扩大应用

近二十年来小柴胡汤研究成果，证实其复方药理作用如下：（1）解热；（2）保肝；（3）抗过敏；（4）抗炎；（5）抑菌；（6）促肾上腺素及类阿司匹林外源激素；（7）免疫；（8）调节胃肠；（9）抑制血小板凝聚；（10）抗前列腺素；（11）抗放射损害；（12）抗肿瘤；（13）抗癫痫；（14）抗动脉硬化；（15）其他如镇静、镇痛、镇咳、降压、利尿、强壮等。再参考对大柴胡汤的研究，柴胡汤的作用还有（16）利胆，（17）降低括约肌张力。

上述药理作用显然不仅足以解释柴胡汤治少阳病，也足以解释为什么小柴胡的适应证那么广。最近有人收集该方加减能治八十多种病证（参见魏菊仙等编《中医名方应用进展》，中国医药科技出版社 1991 年版）。19世纪 60 年代即有研究柴胡汤的专著。

当代中西医结合曾用两柴胡加减治疗胃炎、胆囊炎、慢性肝炎、肝硬变、急性胰腺炎、急性肾炎、渗出性胸膜炎、疟疾、发热、病毒性心肌炎、流行性腮腺炎、化脓性中耳炎、胆石症、急性上腹痛、毛细胆管型肝炎等等，以上各病，只有肾炎、胸膜炎、心肌炎不便用传统理论解释，其他便于解释者，指它们很常见柴胡证表现，本节不再一一说明。不过，按中医理论（仲景理论略同）即便胆囊炎、胆石证、疟疾等这些最常表现为少阳病或柴胡证的西医病种，也可不呈柴胡证表现而不宜用柴胡汤，读者切莫以为见上述病种就用柴胡汤。

本文至此仍未回答解除寒热往来、胸胁苦满是否主要靠柴胡，即柴胡在柴胡汤中为什么处于君药地位，故再做柴胡新解。

六、柴胡新解

单味柴胡可以治疗各种发热——包括寒热往来，古代文献即可证明。

读者细查古书，就会发现，宋代之前曾经单用柴胡一味通治伤寒。《伤寒补亡论·治法大要九问》载："问曰：人病伤寒或无汤药则何如？华元化曰：若无丸散及煎者，但单煮柴胡数两，伤寒时行皆可服以发汗。至再三发汗不解，当与汤。……雍曰：此须能辨证者偶在道途间乏药，乃可用之，盖柴胡亦与阴病不相宜也。"

郭雍的看法是正确的，不过，华佗之说（郭氏所引华佗语，可见《千金要方·卷九》。孙氏所据，或系伪书，本书不考），确实证明单味柴胡有很可靠的发汗解热作用。这与20世纪初，西医普遍用阿司匹林治发烧的情况颇相近。今日之中国西医早已广泛应用柴胡注射液治感冒发热，也不问其是否仲景所谓少阳病。

看来，中西医临床实践已经证明，柴胡或柴胡汤并非只适用于少阳病。为进一步说明这一点，我们最好看一下关于柴胡的中西医结合研究。据《中药大辞典》所载，柴胡的药理作用有：①解热；②镇静镇痛；③抗炎；④抗病原体——特别是流感病毒；⑤保肝利胆；⑥降血压、减心律；⑦升血糖、促肠蠕动；⑧毒性极小。

读者试与上文小柴胡汤药理对照一下就可看出，单味柴胡具备小柴胡汤的基本药理作用，特别是它的解热、镇痛、抗炎、利胆、抗病原体作用，已完全足以解释为什么见寒热往来、胸胁苦满便应首选它来治疗。

读者可能要问：如此说来，柴胡汤甚或单味柴胡不是完全可以通治伤寒热病——至少是三阳病了吗？仲景何必选桂枝、麻黄、葛根、白虎等一套方子而自找麻烦呢？笔者对此问题只说三点。

1. 拙文虽指出一般三阳病用柴胡汤（加减）均非大误，但更主要的是为说明为什么柴胡汤适用于少阳病。严格辨证论治，还是仲景照顾周到。三阳重证如承气汤证、白虎汤证、大小青龙汤证、结胸证等等，不宜用柴胡汤，其理甚明，其余轻证用柴胡汤又有杀鸡却用宰牛刀之嫌。故笔者并不鼓励伤寒初起或轻证便可放胆用柴胡法，尽管早已有此类报道。

2. 柴胡和柴胡汤有类肾上腺皮质激素样作用，这大约是仲景于伤寒初起不轻用它的原因之一，尽管仲景不知道所谓激素及其副作用。

3. 由柴胡及柴胡汤药理来看，它确实对治疗正邪结于胁下——即西医所谓膈下器官感染有独到之处，凡此类病证，应优先使用柴胡汤类，这样自西医看也很好理解什么是少阳病。

七、伤寒家与温病家发汗解热异同

最后，简单说明一下温病与伤寒两家使用汗法解热之异同。

温病可否发汗，古人说法不一。叶天士以为"在卫汗之可也"，吴鞠通则再三强调"温病忌汗，汗之不惟不解，反生他患"。今日之温病学教材则含糊称辛凉解表等卫分治法，属汗法，此种分歧由于对汗法理解不一或不真知汗法所致。

伤寒家发汗法如本章第二节麻黄汤新解中所说，即麻黄汤、葛根汤、大青龙汤三法，该三法发汗之直接目的不是为了解热，而是为了驱寒。它们发汗的机理也不是直接干预体温调节中枢而是加快产热过程，使体温迅速达到病理体温调定点。这时机体免疫机能大增，从而大量消灭病原体。于是体温调定点下降，机体出汗退热。柴胡不同于麻桂，所以，柴胡汤不属于汗法。

但是，柴胡汤可以解外，似乎又有汗法之意。不仅如此，今中药教材还把柴胡归入"辛凉解表药"或"发散风热药"。柴胡显然可用于温病解表——即温病在卫，亦可用柴胡发汗。读者看过本文的"柴胡新解"。对拙见应无疑义（今中药教材认为葛根等也是辛凉解表药）。

然而，温病家"辛凉解表"的代表方是桑菊饮、银翘散等，几乎无人用柴胡、葛根，不仅如，温病家的"和解"法也几乎不用柴胡。造成此种差异的原因，有门户之见，也可能有地域（温病派主要盛行于南方，正品柴胡产于北方）原因。

那么，桑菊饮、银翘散之属是否能发汗解热呢？现代研究已经证实，它们大都有此作用。读者试查桑菊、银翘二方，其中同用者有连翘、桔梗、薄荷、甘草，最明显的区别是后者重用连翘、银花，若论当代中药药理，连翘、银花首先是清热解毒药。实际上，在温病家最常用的卫分药当中，以连翘的发汗解热作用最明显。不过，自西医看，连翘发汗解热机理确实完全不同于麻黄而接近于柴胡。

总之，温病家认为，温邪属热，温病初起即属表热，故病在卫分即重用清热解表药。以银翘散为例，自西医看来就具有解热镇痛药加抗病原体药的作用。它既不同于伤寒初起加速产热的汗法，也不同于小柴胡汤兼有补虚的解外法，更不同于以补虚为主的桂枝汤法。

若问：以今日仍最常见的流感为例——伤寒家认为它是伤寒，温病家认为它是温病——发病之初到底用伤寒家方好还是用温病家方好？浅见以为，若医家真能得伤寒精义或温病精义，用两家方法均可治愈大多数患者，更毋论初起。只有初起即见壮热不恶寒者，更适用温病治法；初起以表虚为主者，更适用伤寒治法。通用麻黄汤治流感的大宗病例临床观察，也有报道。至于用小柴胡治感冒或流感的临床报道，上文已提及。目前似乎更多用温病家法，而忽视仲景法，所以最好兼采两家之长。若能再兼采中西医之长，就更加游刃有余。

（五苓散）以白饮服方寸匕，日三服，多饮暖水，汗出愈。

——张仲景

第五节 五苓散新解——试论
仲景治脱水

五苓散证多不危重，似不必多费辞讨论，然粗看仲景经治法颇矛盾，后人误会其意，以致解此方此证者沿误近千年，故不得已勉为新解。

一、五苓散主证

今经文五苓散证共八条（第71～74、141、156、244、386条），其中七条有渴或烦渴，第141条不渴而欲饮水，简而言之，无不见渴。倘仅就此一证立论，则五苓散便为治渴。然而，仲景虽未明训五苓散功用，但小柴胡等加减法，见小便不利例加茯苓。又五苓散原名猪苓散，而猪苓汤之功用明训利小便，如此愈渴愈利小便，岂非南辕北辙！前人不得甚解，巧言五苓散可化膀胱之水气上承以止渴，五苓散证因水液内停。此说实一触即溃，见下文。本文先立后破，故先全面看五苓散主证。

分析上述八条经文可知，五苓散主证为：

1. 表未解：8 条中有 6 条可肯定表未解，其余两条，第 73 条亦疑有表证，唯第 156 条基本无表证。

2. 有里热证：渴如上述。烦见 4 条，发热或发热汗出者计 5 条，但热不剧，无大寒、大热、大实、大虚之脉象。

3. 小便不利：明言者仅第 71、156 两条，实则不止此数。

4. 曾经汗、下或大吐利，或失治，总之均非伤寒初起。

综合以上各证，可知五苓散所主多为太阳阳明并病之轻证，此证邪不盛而正稍夺，其渴及小便不利实因汗下或失治而伤津。

如此说来，该证仍不宜利尿，用五苓散是何意？此需再分析经文及五苓散用量用法。

二、五苓散功用新解

五苓散证并非均须用药，如第 71 条，发汗后，烦躁欲饮水者，少少与之，使胃气和便愈，第 244 条又重复此意。总之，若表已解，病已纯属阳明，无热而渴，只需适当饮水即愈，此时，水乃和胃气最和平之"药物"。

需服药之五苓散证，除第 156 条外，均兼有表里证，所以，五苓散实为一种解表和里的权变法，其目的为使患者多饮水且得水而解。此时患者之表不解（脉浮、身疼）因失津不得汗，里不解（烦、渴）因失津不得润。试观服五苓散后，需多饮暖水，使之汗出，便知方义。

或曰：此仍不足解释五苓散之利尿夺津。

请试看五苓散组方及用量。

此方由猪苓、泽泻、白术、茯苓、桂枝五味药组成，全方仅四两。每次仅服一方寸匕，折合今公制约 6～9 克，而且是散剂，其利尿作用极微，但有助于饮水后之输布。

即便如此，五苓散亦不宜用于纯阳明病之燥渴。试看猪苓汤，仲景有明训："阳明病，汗出多者，不可与猪苓汤，以汗多胃中燥，猪苓汤复利其小便故也。"（第 224 条）。猪苓汤为汤剂，组方与五苓散稍异，用量亦稍大，故利尿作用强。

何以知五苓散有助于饮水后之吸收与输布？此仍待试验证实，但必不能以治蓄水解读五苓散。

三、五苓散证治旧说之误

旧说五苓散证为停饮、为蓄水、为水气不化、为水蓄下焦，今教材仍主此说。试问：此证之水从何处来而能蓄？莫非发汗后，大汗出，胃中干，水仍蓄于太阳（膀胱）？莫非霍乱吐利后，水气停于胃或下焦？莫非下之后复攻痞，渴而口燥，而太阳、阳明有停饮？况且既为蓄水，当见其形，或身肿，或少腹满，或心下有水气，何以经文中无一字言及？即使水蓄于下焦（太阳之表及阳明之胃完全不可能），用五苓散利之，小便一利，蓄水即尽，何以止胃中干、口中燥渴？即使五苓散可化膀胱之水气上承，此时化已蓄之水犹恐不及，服散后岂可多饮暖水？总之，旧说完全不可通。不通之由，乃注家只知药物可以去病邪，不知水谷可以补津血；只知病由邪实起，不知病由正夺生。

四、关于水逆及霍乱而渴

学者或问：无蓄水何以有水逆？答曰：若水逆之意仅为饮水即吐，无碍饮食，则水逆不必为病（或属吞咽障碍，亦非伤寒），亦不必服五苓散。此类患者不能饮水，更不能进食，是五苓散证中最剧者。何以如此？脱水失津严重故也，请读者参看西医水电解质平衡紊乱病理。此证服五苓散不效，当别求他法，否则不治，切莫以为有下焦蓄水可恃也。

霍乱渴而能饮水，便可不药而愈。用五苓散有助于水吸收，则尤佳。且五苓散实可补充部分电解质，又兼有补中作用，此系自中西医结合角度看，故即非霍乱，用五苓散后，最好加入食盐和糖，此即口服补液法。

五、利尿止渴和五苓散双向调节

西医治尿崩，用利尿药双氢克尿塞（即氢氯噻嗪）。尿不多者，用之能利尿；尿过多者，用之反而缩尿（其中原理请参看西医书）。或援此例解释五苓散止渴（尿崩症均渴），非所宜也，因五苓散证必见尿少。

或谓五苓散可双向调节人体水液分布，说五苓散证并无脱水，甚且水多。其渴系水聚于细胞内之故，更有以实验"证实"此说者，尤巧言令色也，混淆青紫也。欲纠此谬，不必再做动物实验，应以其道还治其身，待其渴，不令饮水，只服五苓散，一试便知。

> 经谓必死，谁敢曰生！然药之得法，有可生之理。……医者不知死，焉能救生！
>
> ——吴鞠通
> 《温病条辨》的《原病篇》和《上焦篇》

第六节 伤寒死证新解

古今研究《伤寒论》者不胜其多，对其中的死证，却基本上无人说过自己有新方法能治愈。注家碰到死证条文，只是阐发所以必死之理。古代学者不必举，就是最新的《伤寒论讲义》，遇死证仍然束手，不言有何方法可治。要发扬中医，从最直截、通俗的意义上讲，便是设法解决前人留下的不治之证。

笔者试将《伤寒论》中的死证做一中西医结合研究，看仲景所谓死证，属于当代西医的什么病证，我们能否预防或治愈。

一、死证选择标准及有关条文

选择死证的标准是：

1. 仲景明言系死证，无疑义者。如第 296 条："少阴病，吐，利，躁烦，四逆者，死。"

2. 仲景明言不治者。

3. 仲景于分析病机时提及者，如第 210 条："夫实则谵语，虚则郑声。郑声者，重语也。直视、谵语、喘满者死。下利者亦死。"本文分析此条时，自"直视"始。

4. 仲景云"难治"者，不选。

5. 仲景若云系误治成坏证而不治者，不选。

照此标准，《伤寒论》398 条经文中，共选死证 21 条，依文原顺序为第 133、167、210、211、212、232、295、296、297、298、299、300、315、333、343、344、345、346、362、368、369 条。此 21 条中若按六经分属，计太阳共 2 条，阳明共 4 条，少阴共 7 条，厥阴共 8 条。少阳和太阴无死证，六经之外的霍乱、阴阳易两篇亦无死证。

二、统一症状术语的说明

《伤寒论》辨证体系与西医诊断体系有别，但在描述具体症状时大部分术语双方含义是相通的，其区别主要是古今措辞不同。21 条死证中涉及的主要症状统一整理原则如下：

1. 脉象：基本上照用条文原词。

2. 肢冷：指条文中的厥逆、厥、四逆等，其义同西医也用的"四肢厥冷"，此处简化。

3. 腹泻：指条文中的自利、下利、利等，不再细分其区别。

4. 谵妄：指条文中的谵语。

5. 烦躁：指条文中的烦躁、躁烦、烦、躁等，进行西医诊断时参考烦和躁的区别。

其他症状亦均参考古今注家的较一致看法，换用现代词语。如"喘""喘满"换用呼吸困难，"息高"换用呼吸表浅等。

三、死证症状分析及各证西医诊断

所选 21 条死证中有三条是有特殊诊断的，第 133 条为结胸，第 167 条为藏结，第 333 条为除中，此三条待下文专门分析。

其余 18 证中，除少阴病未明言脉象者加入"脉微细"外，其余概不推测脉象。其他症状均照条文所载换用通用术语，总之是概不推测脉证而补条文所无，以免见仁见智之失。

这 18 条死证，第 369 条不敢妄断，窃以为仅据条文内容不能断为死证。其余 17 证有 15 证的西医诊断为休克（第 210、211、212 条兼浅昏迷），诊为休克的根据如下：

1. 第 298、315、362、368 条之症状均有无脉、肢冷、腹泻（或兼干呕）。第 298、315 条更有烦躁不安，有西医临床知识者，应以为诊断完全无误。

2. 第 295、296、300、343 条均有脉微细，另外肢冷、腹泻、呕吐、烦躁四症状中至少各具其二，诊为休克无疑问。

3. 第 211、346 条，经文中已诊为亡阳或无阳。一因发汗太过，一因自汗不止兼腹泻，虽其一无脉象，诊为休克亦成立。即按中医理论，亡阳之结果亦必至脉虚极乃至脉绝。

4. 第 344、345 无脉象，然前者肢冷、腹泻、烦躁俱备；后者肢冷不止，腹泻极重，此两条诊为休克亦不勉强。

5. 第 212 条脉涩，发病日久，喘满（酸中毒呼吸?）；第 299 条脉微细，病日久，呼吸表浅（据此应有脉数）；第 297 条脉微细，先腹泻，又见头眩，时时自冒（低血压所致频发一过性脑缺血），此三条诊为休克亦基本成立。

至于发生休克的原因，笔者以为脱水、感染中毒难分主次。大抵症状中以吐泻、大汗为主者，脱水是导致休克的主因；以发热、神昏为主者，感染中毒是休克的主因。其余因条文太略，不宜妄测，但这 15 条均无失血、过敏等原因是可以肯定的。

四、中西医结合看休克死证的预后

以上所举 15 条休克死证，自今日西医临床理论看来，无一条可肯定已是不可逆休克，特别是脱水所致的休克即使单用西医疗法亦不难治愈。西医和中西医结合临床同道均应有经验，不必举例说明，全不谙西医的同道则无妨亲自与西医合作观察一下。内科病中以往常见的容易因脱水休克的病种如霍乱、细菌性食物中毒、婴儿腹泻等现已不多见，但在数十年前上溯至仲景时代是很常见的。感染中毒为主所致的休克目前亦较少见，主要病种是肺炎、流行性脑脊髓膜炎、出血热等，中西医结合治疗已在这方面取得可喜的成绩。总之不宜再视《伤寒论》死证为定论。

五、仲景何以无法治重证休克

1. 因呕吐、腹泻造成脱水休克后，往往形成恶性循环，原只有腹泻者，会再加呕吐。患者因之不能进食水，更难服汤药，休克迅速加重，故西医发明补液疗法前，尤其视休克为危证。中医向以口服药物为主要手段，一旦不能服药，必然束手。第 343 条有灸法，然不必效。至于高渗脱水而致休克，则非恰当补液便不治，因其均属太阳、阳明病屡经汗、吐、下之后，此时或亡阳，或阴竭，汗下均视为禁忌，又无可温之理。

2. 脱水休克较轻者，可望吐、泻、汗诸症自止，故亦有自愈者。仲景治少阴和厥阴病的此类证，温里、回阳、救逆、通脉是大法（详说见上一节）。其作用在于促进机体代偿，故第 315 条服白通加猪胆汁汤后脉可暴出，但以微续者生，可见仍以机体从容代偿为佳。第 368 条有"晬时脉还，手足温者生"，其机理同上。

3. 感染中毒性休克，处理尤难措手。目前西医处理此证时，起手亦不以对付病原体为主，但必须兼顾。休克纠正后仍需祛除病原体（设有特效药），不过当前已少见一般感染（如痈）出现休克者，因多已防患于未然了。中医相对少有特效药物，加之古时往往不能及时就医，故有发热数日后又出现休克者，此时往往又有神昏、呕吐，汤药便难以为用。目前中西医结合治疗此类病症的原则即在于发挥中医调动机体代偿能力的长处（改变剂型，大有前途），以尽快消除心、血管机能不全，并用西医的特效和对症药物。仲景如何处理此种休克，请参看上一节以及第三章第十节。

六、结胸、脏结和除中

第 133 条："结胸证悉具，烦躁者亦死。"条文甚简单，但目前能认准结胸证的人恐怕不多，特别是"大结胸"。今日之中医用大陷胸汤（丸）者亦罕见，因其峻攻、峻下需医家有识有胆。何谓结胸？综合第128至第138条内容可总结为：心下痛、按之石硬、发热、脉沉而紧，心中懊恼，但头汗出等。由西医角度看，结胸应包括胰腺炎、上消化道穿孔、胆道感染等疾病引起的腹膜炎以及渗出性胸膜炎等。然第131条说："所以成结胸者，以下之太早故也。"若中西合参，仲景此说未必尽是，读者可回头参看"太阳篇新解"中的"结胸证新解"。至于治法，则中西医结合治急腹症用通里攻下峻法有效确是事实。中医治结胸是忌脉虚（浮大亦为虚，见第132条）、忌烦躁的，二者皆为死证。若中西医结合，则大多可活。文献甚多，不必举例。以上简析供中西同道参考。

第167条："病胁下素有痞，连在脐旁，痛引少腹，入阴筋者，此名藏结，死。"但第129条亦属藏结，却只说"难治"，未说必死。由西医看，藏结应是何病？有人说第167条是嵌顿疝，笔者同意此说，第129条亦应怀疑为急腹症。看来藏结不应属于伤寒，上一章第七节结胸证新解中曾提及某些藏结很可能是结核性腹膜炎，不再论。由病名字面推测，古人可能做过病理解剖。

第333条记的是除中，是必死证，不再抄原文。笔者有此经验，但不多见，足见古人观察细致。

《伤寒论》中还有难治症，误治后死证等，经文约十条。若全面研究，结论亦略与本文同，读者可详查。

> 一个研究纲领若具有比其竞争对手更多的真理内容，也就是说，它进步性地预见了它的竞争对手所确实预见到的全部内容并且预见了某些更多的内容，这个研究纲领就取代了另一个。
>
> ——拉卡托斯
> 《科学研究纲领方法论》 第248页

第七节 《伤寒论》与西医热病学比较研究

本书的读者已经或即将系统地学习中西医热病学，受教育者往往从一开始就接受了二者体系不同的观点。不少人认为，不必要也不可能在二者之间求同。有些人虽然不这样说，潜意识却这样看。那么，有无必要在二者之间求异呢？假如求同是不可能的，求异也无必要，因为全都是异。然而，他们中的大多数人，并不能有条有理地将二者之间的差异说清楚。至于求同，就更加困难。这种现状，使本书的读者形成一种矛盾的心理而感到苦恼。为帮助读者克服上述矛盾心理，本章将《伤寒论》与西医热病学进行一番较系统的比较。

进行中西医比较的目的，是达到融会贯通，也就是实现二者的整体结合。

有的人按照极简单的逻辑看比较，认为比较就是比出长短高低、真假对错，这种二值逻辑不适用于推论两个大系统的真假、正误，至今多值逻辑也尚不足以解决中西医学这样复杂的问题。那么，实践总能解决这个难题吧！长远地看问题，也许是可能的。不过，医学实践非常复杂，有些问题不是纯科学问题，即以较简单的医学实验而论，似乎可以一个个问题逐渐解决。然而，医学实验一般不是得出简单的真伪结论，它受概率学说指导，因而引进了多值逻辑，故即使这种实验是一个有穷序列，也不能最后得出截然真假的结论。

总之，比较《伤寒论》与当代热病学之间的异同，进而决定取舍以实现中西医结合，不是纯逻辑问题，但是，不进行逻辑处理，便不清楚二者的真正异同在哪里。

差异是要承认的，许多人接受了现成的体系差异说。不过，谈到科学体系，如上所说，我们便不能只讲其差异。一切体系的建立无不靠实证和逻辑，这不是最大的"同"吗？假如两体系是关于同一对象或过程的，则必有一部分共同的出发点，他们之间怎么会没有同呢？比如，关于人的生与死（生物模式的生死），中西医的看法显然不能判若天渊，而应该很接近。《伤寒论》虽以阴阳离决解释死亡，但具体判定死亡则使用"脉绝不还"的标准，这正是西医的循环停止标准，关于有热病与无热病（即患热病与未患热病或病愈）标准也相当接近，所以，本节倒更倾向于求同。这不仅是理性的需要，也是发展医学科学的目的——保障人类健康的需要。

当然，求同离不开求异，以下题目虽以求同为目的，却大多从求异入手。

正式比较之前，有一个一般看法要交代，即实证和逻辑方法的先进与落后的相对性，对实证来说，这尤其重要。当代科学实验方法论，固然比较先进而严密，但是，至今还不可能靠实验方法将古代积累的医学经验知识理论完全证实或证伪。医学现象的复杂性，至今还是当代以分析为主的实验方法的大敌，当代综合方法和理论也不足以解决生命现象的一切问题。举个例子进行类比吧！当代航天飞行过程应是集中使用了当代一切先进科学和技术，这种过程比人体生命过程简单得多，但飞行过程常常失误，甚至发生升空即爆炸的事故，就是因为现代科学还不能控制一切因素，甚至不能控制某些重要因素。

关于希腊医药对中国医药的影响，简直一点痕迹也找不到。直到现在，中国的医学还是恪守它的独特概念——阴阳、五行……等等。

为什么从人类学的意义上看，技术方面起着很重要的作用，而科学本身和科学思想的传播却没有多大结果

——李约瑟

《中国科学技术史》 第一卷 第493、501页

第四章 《伤寒论》与西医热病学比较研究

第一节 东西方思维与热病学体系异同

东西方思维方式的异同，成了近年来某些中医理论家的热门话题。特别是非逻辑思维受到重视，中国人善于形象思维似乎成了定论，中医被视为此种思维方式取得成功的典范。

笔者并不否认古代东西方思维有差异，问题是，这种差异的表现形式如何？本书第一章第一节对所谓形象思维特色说已进行了必要的批驳，读者不会相信我们的古人只有过原始人的思维水平了。

读者由本书讨论的仲景的思维规律，已经能够得出我们的古人在逻辑思维方面所达到的水平。

那么，这是否意味着东西方思维和古今思维毫无区别呢？显然不是。不过，这种区别主要不是表现在长于抽象还是长于形象之别。自从人类进入文明时代，抽象思维就成为核心的思维方式。就像各古老的文明民族无

不掌握加减法一样，他们无不有成熟的抽象思维。

《伤寒论》与当代热病体系涉及的思维方式的异同，不是抽象还是形象思维为主的问题，而是古代中国人与古代和近代以来西方人（包括多数现代中国人）在建构理论体系时先形成了不同的"观念构架"或"认知定势"。

"在功能的意义上，观念构架为具体的认识活动，直接提供某种社会性的思维模式和认知定势，以发挥定向、选择、同化和规范作用，并使认识不断深化、拓展"。

人们的认知定势不同，"决定了他们感知和思维的倾向性。人们观察什么，不观察什么；想象什么，不想什么；以及从什么角度去观察想象和理解……在认识论上是由一定的认识定势来支配的。"（夏甄陶主编《认识发生论》，人民出版社1991年版，第566、621页）

以上关于"观念构架"和"认知定势"的引文有些抽象，结合中西医理解，则很简单。比如古代中西医，都要观察认识人体，都没有微观手段，然而，他们面对同样的观察对象，却分别获得了不尽相同的信息，所做的理论解释则出入更大，当代中西医面对同一个病人时，情况就更是这样。为什么？就是因为两家的"观念构架"和"认知定势"不同。

若问：为什么有不同的"观念构架"和"认知定势"？此事颇复杂，读者有兴趣最好自己去读有关专著。就不同文化而言，构架和定势的相对不同可能有偶然因素，也有必然因素。但是，这不取决于抽象还是形象思维是肯定的。

具体到东西方思维模式的区别，笔者认为，就是中国古人更倾向于阴阳结构模式，而西方人更倾向于单子结构模式。

一、阴阳结构模式与单子结构模式

仲景（中医略同）的思维模式应该怎样概括呢？

无论怎样看当代中国人，我们的古人非常重视阴阳思想是毫无疑问的，仲景时代的人显然把阴阳原理看作最高原理。自然界既然是阴阳模式的，人的思维便应该是阴阳模式的。所以笔者认为，阴阳论是我国古人的思维规律。具体到《伤寒论》，仲景更是用阴阳思维模式建立体系。因而，笔者把阴阳模式看作仲景体系的思维基础。

怎有由此高度看西医呢？

按上个世纪法国著名的医学家贝尔纳的看法，实验医学（即现代医学）没有体系。实际上，他所谓医学体系或体系医学，指当时西方许多著名临床医学家，仍以某些思辨原理建立医学体系，即没有足够实验依据的体系。当代医学不但有体系，而且体系很庞大，其基础是近代以来不断发展的物理学、化学以及作为工具的数学。所以，西医的思维模式与数、理、化的思维模式一致。因为说到底，医学不过是数理化在人体（最高等的生物）上的应用（这里限于生物模式的医学概念）。

读者已经知道，西方数学实现高度抽象化，是从"点"开始的（即欧几里得几何），到牛顿物理学，仍把宏观运动中的物体看作质点。后来，物理和化学果然在原子层次上取得统一。所以，笔者以为，西方人至今一脉相承的思维方式可称作单子模式或原子模式（此术语更为多数学者熟悉）。

上述两种思维模式，对事物的构造看法不同，对构造的重视程度也不同。

阴阳思维方式，认为事物的构造是对称的，即有阴必有阳，有正必有邪，有外必有内（注意！阴阳关系并非因果关系），等等。这种模式纳入一定信息之后，便对事物的构造产生某种满足感，对进一步认识构造不再很感兴趣。

古代（甚至近现代）西方人的主导思维方式不是这样，他们至今不很重视对称结构。爱因斯坦推崇欧氏几何是形式逻辑的典范，它是关于空间的学问。换言之，是构造主义的。然而，欧氏几何不重视空间的对称性，而是从非对称的点和线开始讨论。"点"的概念实际上从古希腊的原子论延伸而来，从点到线、面、体是因果关系。所以，在西方人心目中，自然界的构造是不一定对称，却有序的单子集合。西方人认识事物变化时，总想发现引起变化的始动因子，这种因子应该是单一的。他们相信，可以发现不可分的最后单子，即所谓不可入的原子。爱因斯坦推崇通过实验发现因果关系，也是强调因和果愈单一就愈准确而可靠。因此，西方思维模式至今一直在追求事物在各个层次上的构造。哥白尼提出的日心说，不过是一种新的宇宙构造模式假说，却引起西方思想大恐慌，足见西方人对构造的重视。所以，我们可把西方人的思维模式称作"构造主义单子论模式"。

读者对西方人忽视对称构造的思维方式或不以为然，我们不妨略举西医常识中的大量对称构造来说明。首先，人体在整体上就是对称的，对此无须一一举例证实。其次，从系统解剖方面看人体，对称构造也举不胜举。以神经系统为例，中枢与外周、脑与脊髓、感觉神经与运动神经、自主神经与植物神经、交感与副交感、肾上腺素能与胆碱能神经，等等，都是对称的。至于微观方面的构造，如细胞与细胞核、细胞内液与细胞外液、血液与细胞（组织）间液、体液中的各种缓冲对甚至染色体的双链结构、作为第二信使的环核苷酸，等等，也都是对称的，此类现象同样举不胜举。

可以说，至今西医对人体构造和机能的研究所得，很少属于非对称性现象。

然而，西医至今不习惯（不自觉或不愿意）用对称思想对上述现象进行解释，或用这种思维方式指导研究。

所谓对称的思维方式，是对立统一的思维方式，读者不难看出上举各种对称现象没有一种不是对立统一的。

阴阳思维方式，就是中国古代的对立统一的思维方式，西方汉学家已明确肯定这一点。

"当希腊人和印度人很早就仔细地考虑形式逻辑的时候，中国人则一直倾向于发展辩证逻辑。与此相应，在希腊人和印度人发展机械原于论的时候，中国人则发展了有机宇宙的哲学。在这些方面，西方是初等的，而中国是高深的。"（李约瑟《中国科学技术史》第 3 卷，科学出版社 1975 年版，第 337 页）

有了阴阳对立统一思维方式，是否就等于了解了对象的构造和过程了呢？显然，这只是一种总体把握和主导思想，不能代替具体的宏观和微观研究。中国古人也没有放弃有关研究，以中医对人体内部构造和机能的认识水平而言，至少超过了古希腊人。只是由于阴阳思想成熟过早（其他因素从略），形成的逻辑上相当严密的医学体系过早，反而对研究具体构造有些限制。我们的古人也想认识微观世界并且有所发现，不过，我们不宜过多责难古人为什么未能发现微观构造，在没有实用的手段之前，要求古人认识微观世界，是脱离历史看问题。

有的国内著名学者对阴阳思想的看法与拙见小异，说："阴阳始终没有取得如我们今天所说的'矛盾'，那种抽象性格，阴阳始终保留着相当实在的具体现实性和经验性，并没有完全被抽象为纯思辨的逻辑范畴。……这种与生活实际保持直接联系的实用理性，不向纵深的抽象、分析、推理的纯思辨方向发展，也不向观察、归纳、实验的纯经验论的方向发展，而是横向铺开，向事物之间相互关系、联系的整体把握方向开拓。"（李泽厚《秦汉思想简议》，载《中国社会科学》1984 年第二期，第 129—131 页）

笔者对中西医思维方式的差异看法如上，然而差异只是相对的，不能说西方人完全没有阴阳思维模式，中国人完全没有单子思维模式，差异只是说思维主导方式在西方人与中国古人之间区别较明显。在此或有必要略说一下古代西方人的阴阳论者或辩证统一论者，古希腊早于亚里士多德的米利都学派、大学者赫拉克里特和恩培多克等人，就是阴阳论者（或称辩证统一论者）。但是，古希腊思想的主流学派是自苏格拉底到柏拉图再到亚里士多德，这个学派不重视对立统一思想。进入中世纪，亚里士多德成为西方公认的圣人，他的单子论思维模式一直占主导地位。

读者若有机会浏览一下亚里士多德的《自然哲学》（又译《物理学》），就会发现其中花了不少篇幅讨论"对立"，该书目录中涉及对立的有以下章节。

第一章第五节：本原为对立

第一章第六节：本原的数目为二或三

第五章第五节：运动的对立

第五章第六节：运动和静止间的对立

在亚里士多德之前"所有的学者都提出了对立作为本原"（张竹明译，亚里士多德著《物理学》，北京：商务印书馆，1982 年版，第 28 页）。不过，亚氏认为"我们从未看到过对立本身构成任何事物的实体"。"如果认为对立是本原，又，对立需要一个基础，这两个结论是正确的，那么，如果要坚持这两条，就必须提出一个第三者作为基础"（同上，32 页）。所以，亚氏更主张寻求单一的本原。中国古人也曾这样想，故提出阴阳（两仪）生于太极（即"一"——原始混沌无区别的物质），太极生于"无极"（即"0"——虚无），但《内经》推理只从阴阳之道开始。

亚氏物理学花了较多篇幅讨论"运动"，其中虽然涉及运动的对立，他却更想寻求运动的原因——即推动者。这样寻求的结果，必然要去找自然界一切运动的第一推动者。这个问题直到牛顿仍未解决，他只好说太阳系运动的第一推动者是上帝。中国古人更重视变化，较少讲运动，而且认为变化是自然的本性，不去寻求始初变化的原因，变化就从阴阳开始。这种在哲学上的满足，大约是中国没有形成"运动学"的思维原因。如果说中国古人也追求过变化的原因，也只是说"变化莫测谓之神"。这个"神"不全等于"上帝"，因其不可测，古人便放弃了具体追求。

《伤寒论》体系的思维基础是阴阳说，这一点应该比较容易理解。仲景讲一阴一阳、三阴三阳、八纲气血辨证、八法治则、方剂药物的寒热补泻、气血的虚实盛衰以及外邪的风、寒、暑、湿，无不受阴阳论模式统率。阴阳说为中医甚或中国古代科学理论的总基础，它既是哲理，又是逻辑方法，这种学说不很重视——当时也不可能认识人体的详细构造和细部的具体功能。源于现代科学的西医则不然，它始终重视机体和致病因子的构造以及细部功能，西医热病学也不例外。按其发展顺序，先是详细研究人体构造，解释生理病理必求之于具体形态，而且愈能从微观上解释愈进步，愈能找出具有特异性的单一原因愈可靠，即特别重视单子与现象间的因果关系。于是由整体到系统、到器官、到组织、到细胞，不断深入，以解释各层次上的生理和病理。到 19 世纪中叶，已研究到细胞水平。然而，那时的理论仍不便解释热病病理，自然不足以指导治疗——疗效不好。而后，突然发现了致病微生物，于是又在上述思想指导下研究微生物的构造，以解释它们怎样致病。然而发现致病微生物之前，对微生物已经研究了三百年，却无人想到它们与疾病的关系，可见，其方法论和逻辑学基础是有缺陷的。构造主义单子论早在四百年前即开始由系统思想予以补充，开始和阴阳思想接近，其中有了对立统一的成分，但是，至今仍不把对立统一视作第一原理。当代医学构筑了庞大的开放系统，又引进了系统论、信息论和控制论等，但总体把握对象时，仍有不如阴阳论方便之处，一涉及具体问题仍带有明显的构造主义单子论色彩。这种思维方式在人类对研究对象的详细结构认识比较粗疏时，极不便于指导解决实际问题。反之，中医自《内经》时代便明确提出"邪之所凑，其气必虚""邪气盛为实，精气夺为虚""阳盛则热，阴盛则寒"以及其他由阴阳说出发推导出来的规律。《伤寒论》中的人体三阴三阳模型，并不用要了解许多具体构造和功能，便相当满意地解释了人体生理、病理，再加上同样简化的病因说，便为伤寒学奠基，而且比较成功地溶进了经验治疗方法，有了与之相应的方药体系。

这里顺便再强调一下，五行学说与伤寒体系的建立基本上没有关系。前面讨论《伤寒论》的逻辑原理时已有说明，但仍然可能有人不同意这种看法。

以上比较，并不是说明阳论永远比构造主义单子论高明，只能说在人们对人体和病因认识都相当粗疏时，阴阳论更便于演绎或归纳现象，形成比较实用的体系。一旦人们对有关细部的构造和功能了解很多，阴阳论的局限性便日益突出，它无力容纳这么多的信息。因为它本质上属于哲学原理，是解释性理论，常给人一种虚假的满足感，这时，单子论的优越性便显得很突出。比如，天花和麻疹这两种病应该属于热病，仲景时代已有，但不见于《伤寒卒病论》，它们发病的决定因素是病原体，不便于用"邪之所凑、其气必虚"来说明，其病理和症候的特异性更便于单子论来解释。还有更典型的病种如"破伤风"，即仲景所说的痓（或痉）病（今编入《金匮》），在中医体系内便永远不可能解决，因为把病因归于风，根本上是错误的。此外，在我国发生较早的血吸虫病，也可有典型的伤寒和某些杂病表现，但是中医体系的理论和方法不能根治此病，更不可能预防此病。此外，还有仲景视为杂病的疟、痢也不可能靠中医体系根绝。总之，凡需求助于结构主义单子论解决的问题都不可能最后在阴阳正邪体系内解决。

我们应该承认东西方主导思维方式的互补性，从思维高度理解中西医结合的必要和可能。笔者已经说明，这种互补并非形象思维与逻辑思维之间的互补。东西方古人都既有形象思维也有逻辑思维，其间差别很小。

当代西方人是否已经重视并接受了对立统一的思维方式呢？读者都知道，现代对立统一学说正是西方的两个伟人马克思、恩格斯完成的。目前多数西方学者不想公开承认并接受这种思维方式，实在不能回避时就借用中国古代的阴阳学说，多出于政治原因。

强调西医热病学注重对象详细构造和细部功能，并不是说仲景体系完全不需要了解人体。三阴三阳生理体系尽管尚不如《内经》中有些篇章对人体解剖生理认识详细，但它毕竟要大致明确人体的消化功能、循环功能、防御功能、泌尿功能和呼吸功能。在病理方面，对症状的观察更详细。那时虽很少量化的客观指标，但大多数内容与当代热病症状学原理相通。

同样，我们也不是说西医热病学完全忽视正邪对立统一，它也承认致病外因不是发病的唯一因素，还要看机体的功能状态。近一个多世纪发展起来的免疫学说便是从宏观到微观，全面研究正邪关系的结果之一。

不过，直至目前，在处理热病时，欲对较复杂的现象进行整体把握和调整，仍以阴阳正邪说比较方便，而对单一的细密现象进行研究时，构造主义单子论的优越性便比较突出。

二、三阴三阳与解剖生理系统

无论中西医对热病的认识如何不同，都认为热病发生于人体而且与某种外因有关却是一致的，差异只是在如何认识人体及致病外因上，其中的差异又以对人体的认识最明显。当代热病学的人体理论便是已发展到亚细胞水平的人体形态和功能理论，它的最高层次理论即把人体看作是一个以神经系统为主导的，由九个子系统组成的开放系统，其宏观功能单位是器官。

人类认识自身构造和生理，最初从器官开始。至今，西医热病学的疾病命名仍以器官为中心（如胃炎、肝炎、肺炎、上呼吸道感染、脊髓灰质炎等等），又以病因为准进行分类（如病毒性疾病、细菌性疾病、寄生虫病等），再加上典型病理变化和功能状态，便构成标准的西医临床诊断。

仲景之前的中医古籍解释人体生理，也很重视器官，但是《伤寒论》中的人体则是三阴三阳加气津液的人体。其中也有系统的意思，即三阴三阳各算一个系统。大体是太阳属卫外系统又主胸（呼吸?）；少阳指膈之外上，居二阳之间；阳明主消化排泄；太阴指腹腔；少阴主血脉；厥阴主阴阳的交会。这种系统是在阴阳说指导下推出的，只包含人体最重要、最直观的功能，连当时已认识到的多数器官及功能也略去。比如，肺归入胸，心为君主之官，主血脉，主神明之说，在《伤寒论》中并不体现。五行化的藏府说对它尤其不适用，最典型的心脏症状——心悸，只有第49条中这两个字连写，大都写作心下悸，显然仲景并不重视心与心悸的关系。其中所说的心只是一个部位概念，仲景更重视心悸的病理实质。有人常常以手少阴心经解释少阴提纲，只能说有点影子。如果少阴竟指经脉，那么足少阴肾的功能放到那里去了呢？

这里提出"三阴三阳，人体系统"说，大约仍不易为某些学者接受。其实这也并非完全创新，古人和今人不乏持类似看法者，只是一般未与西医解剖生理对照，并提高到方法论和逻辑学的高度来认识。这样一个系统能否解释人体主要生理、病理现象呢？浅见以为，在伤寒学中是基本上可以应付而且比较方便的。伤寒病理主要为判断病属阴属阳，在表在里以及寒热虚实等，这个系统恰恰最便于这样讨论病理。如果一定要把"胃"再分为胃、大肠、小肠，再加上与它们相合的脏，反而会引起混乱。这并非说仲景不知道藏府说，只能认为他有意简化人体构造及生理。比如生殖器官构造及其功能，不是医生也有常识，然而，即便是西医热病学，我相信，若非因近五百年来性病流行，也不会在热病学中讨论这方面的病理，因为实际上不必要。

仲景诊断中有三个病或证与病位很密切，即结胸、胃家实和胸胁满痛（少阳病）。后二者可直接由阳明、少阳系统推出，但结胸比较含混。若病变果然在膈上，应以肺和胸腔为主，但治结胸有峻下法，这时病变应主要在腹内。此外，还有见少腹硬满却有的属于太阳病，不便用太阳主表解释，似乎不能完全撇开足太阳膀胱的理论，然而少腹硬满怎么肯定就是膀胱病呢？

读者不难发现，仲景叙述的症状以消化症状为主，此外基本上是全身症状，如身痛、身热、发热、恶寒、有汗无汗、烦躁、谵妄、黄疸等等。当然我们可以说谵妄为神经症状，黄疸多与肝胆有关，脉绝是循环障碍，但仲景不这样看。

尤其难解的是，仲景对呼吸道症状重视很不足，经文明确提到"咳"（仲景说的咳多伴呼吸困难，不全等于咳嗽，请读者仔细体会）的只有9条，大都不是主要症状。提到"喘"（仲景说的喘多指呼吸快）的共有20条，真正属于呼吸困难的约仅6条；提到短气（气短）的只有7条，属呼吸困难的只有3条；提到吐血（咯血或脓血）的只有3条，吐痰一句不提，而提到吐、利（呕吐、腹泻）的应不下百条。究其原因，大约由于呼吸道病多伴有消化道症状且传变相对简单，消化道病则较少伴呼吸症状但传变复杂。但无论如何，只要我们不明白《伤寒论》的逻辑原理，我们仍不能很好地解释古人何以如此忽视本来应该最常见的上呼吸道症状。第二章第四节六经纲领新解中，已经说明为什么"喘"和"鼻鸣"等不能进入太阳病纲领。特别是"喘"，虽然是膈上（胸中属太阳）受寒时较常见的症状，但它们（再加上鼻鸣咳嗽）仍构不成太阳病的充分且必要条件。它们虽常与发热、恶寒、头痛、身痛相关，但远不如后者出现的概率高，所以，它们只能作为太阳病的或见证，不能入纲。

古人并非不了解呼吸道病，如"嗽上气疾"见于《周礼》，《金匮》中且有肺痿、肺痈专篇。看来，上呼吸道或肺部感染不变成肺痿、肺痈，仲景并不认为是肺病，仍属伤寒，只需用六经辨证。这样，我们就不难理解为什么《伤寒论》不很重视呼吸道症状。

三、热病、风寒与致病微生物

如果不考虑物理和化学因素，当代热病学所指的致病外因便是微生物（含寄生虫），而《伤寒论》却认为风寒使人患热病。至于人体接触外因是否发病，两家都承认正气——人体抵抗力也很重要。我们不能要求古人认识致病微生物。当代热病理论，是否承认风寒这种环境或气候方面的因素呢？显然是承认的。不过，一般学者常忘掉这方面内容，而牢记病原体。其实在日常生活中，直觉仍重视风寒，即使医学专家，突然触冒风寒时，便会想到要"伤风""感冒"，并不需要论证病原体如何起作用，所以风寒使人患热病常人均可由直觉接受。一定要说风寒是诱因，病原体为外因，人体为内因，也不尽合理。当代微生物学承认，体表、呼吸道和消化道内生活着许多可致病的（?）和不致病的（?）微生物，但"正常"情况下，人不发病，甚或受益于这些微生物。一旦风寒等因素介入，许多微生物使人得病了。我们宁可认为风寒是病因，因为正是它的介入改变了人体与微生物的和平共处状态。当然也可以说，若根本没有微生物，风寒只能引起物理病变。不过，过分强研微生物的作用并不恰当，只有某些烈性传染病的病原体，应视为促成发病的主要原因。这在仲景时代已开始用"时气""瘴疬"等解释，虽然尚未完全摆脱环境气候的影响，却已不归入伤寒。

总之，风寒说与病原体说可大体相通，又各有长短。

其实，西医在完成当代热病病因说前后，也相当重视"寒冷"等因素。当代热病学认为"寒冷"致病作用已研究彻底，不再探讨，旧文献资料已为人们忘却，只剩下一个原则性结论。中医热病研究则多限于文献和验案，两家的共同语言日趋减少，故本书仍不得不把 1936 年阎德润著《伤寒论评释》的资料介绍给读者。见该书 1957 年版第 21—32 页。

如何中西医结合地认识中医所谓外感"六淫"，请读者回头参看第二章第五节《中风伤寒新解》。

> 中医将来的演进蜕变，必出之与现代科学同化之一途。但我人唯一愿望即在同化以后，以现代特效药的原因治疗外，更充分发挥国产药物及独特方剂作加强整体反应以提高抵抗疾病，保卫体力、改善民族体格的中国特有医学。
>
> ——叶橘泉
> 《中国医药论文选·叶序》

第二节 中西医热病治疗原则比较

西医治热病的原则，大体上有五。即①病因治疗；②对证治疗；③支持疗法；④急则治标（借用中医术语）；⑤护理调养。

中医治热病的第一级原则是"谨调阴阳，以平为期，因势利导，反此为逆"，第二级原则即"急则治标，缓则治本"。第二级原则可从第一级原则中导出，无论治标还是治本，大法总不出汗、吐、下、和、温、清、补、消共八法（八法又可从以上两原则导出）。

粗看两家治疗原则，似乎出入很大，实际上并非如此，下面进行一下重点比较。

一、关于病因疗法、对症疗法、支持疗法和护理调养

西医治热病，特重视病因疗法。仲景治伤寒有无病因疗法呢？应该有的。不过，他的病因说——风和寒——太简单（虽然按逻辑原理还应进一步简化）。从直观上理解，祛风、祛寒很容易。比如，受寒后，烤火取暖或热浴不是可立即祛寒吗？日常生活中，人们感到寒冷时正是这样做的。然而，实践证明，用此法治病，不能达到目的，而常常坏事。尽管如此，伤寒学家仍将麻、桂二方视为辛温之剂，是用以祛寒的。而且，凡伤寒初起，无论在何经，均属寒证。用药均偏于温。然而，一旦传变，便以热证多见。寒因为什么导致发热呢？这只能用阴阳变化来解释。西医没有这种思想，所以可以说，仲景的治法只按施治当时疾病的阴阳表里、寒热虚实等而定。有些人以症候群说解释三阴三阳约出自这种理解，那么，仲景疗法是否也驱除点什么有形可见的东西呢？自然有，如吐法、下法均因有实邪而用，但这种实邪不是外邪本身，也不是其直接产物，而是正邪斗争的产物。至于发表出汗，是驱除无形之寒邪，但不能说汗内有邪，因为无论是自汗还是用药发汗，凡汗都属于津液。有人提出"病汗"说，实属牵强，因为不是汗内有病，而是人体有病。假如汗内有病，不是汗出越多越好吗！故不能说汗里混有风，或混有寒，只能说随着表实解除，汗不得不出，因而，汗、吐、下法（甚至包括清法、消法、和法）都同时伴随正气消耗，用之太过，都会导致正气夺。总之，仲景治法针对的是病变部位及正邪斗争状态，最终目的是恢复原来的阴阳平衡。

西医治热病的最终目的，也可以说为恢复原有的生理平衡。只是它特

重视病原体，认为病原体是导致病理状态的主要原因，所以，极力寻找针对病原体的特效治疗，其他疗法一般不很重要。除病因治疗外，尚有对症疗法、支持疗法和护理调养等，尤以对症疗法种类多，如解热、镇痛、止泻、止吐、止咳、止喘、止血、通便、利尿、健胃、镇静等等。有的学者把仲景疗法等同于西医的对症疗法，这种看法很不恰当，待下文说明。

支持疗法——以静脉补液、补充营养为主，是仲景时代及传统中医疗法中没有的，这种疗法常常成为起死回生的主要手段，当代中医应该取西医所长。

护理调养的原则中西医无区别。具体执行中有两个突出问题需说明。一是饮食禁忌问题，《伤寒论》中有食复之说，后人强调过分。古代西医的饮食禁忌更烦琐，常常让病人什么也不吃，颇不足取（至今民间仍有人使用饥饿疗法，据说有效，笔者未曾详细观察，不敢臆测其所以，但不可用常理解释）。当代西医治热病，只要病人能进食，则鼓励进易消化食物。再一点是房间的空气流通，因仲景称热病为中风、伤寒，病家多凭字面理解，常弄得病室密不透风。

那么，《伤寒论》中有无当代西医承认的病因疗法呢？

现在，以急性支气管炎为例，结合中西医临床知识，解释一下中西医治则的异同，特别是说明一下仲景疗法中也有西医病因疗法的因素。

发病如感冒，初期多无呼吸困难或剧烈咳嗽，以头痛、发热、恶寒、全身不适为主。西医治此病，若体温在 38.5℃ 以下不用解热镇痛药。若有咳嗽，用止咳药对症处理，此外便是休息、保暖、注意饮食等。热稍高，加用解热药。

仲景治此病原则略同，若表虚有汗，患者体温应不太高，用桂枝汤，兼咳喘，加厚朴、杏仁。发热恶寒无汗者，热多高，用麻黄汤既可发汗解热，也可治喘。经上述处理不愈，西医要加用抗生素，这时仲景用小青龙汤或麻杏石甘汤加减，该两方均可治咳喘，现代研究也已证实其抗菌作用，不过，其中尚无性苦味寒的抗菌中药。宋人庞安时、朱肱主张，用麻、桂、青龙时，可加黄芩、知母、石膏、升麻等，见《切寒总病论·叙论》及《类证活人书·卷三》。此种变通不尽符合仲景心法，却与西医相通，与河间学派及温病学家的主张更接近。

西医治急性哮喘（慢性略同），用麻黄素、副肾素（即肾上腺素）等扩张气管药。《伤寒论》治喘的主方为小青龙汤、麻杏石甘汤和麻黄汤

（桂枝汤治喘，见第三章"桂枝汤新解"），读者但知麻黄素药理略同副肾素，今西医也用杏仁、甘草等治咳喘，便知中西医治急性支气管炎哮喘或哮喘性支气管炎的理法方药基本一致。

不过，中西医之间也确有很不一致处。今经文第166条有"胸中痞硬，气上冲咽喉不得息"，颇似哮喘或喉炎，但仲景用吐法，为当代热病治法所无。其效果如何，笔者无经验，暂不可断言。关于其原理，第二章曾略及。

气管炎这个例子小很好，因为仲景把以咳喘为主的病归入了杂病。

我们再举痢疾为例比较，今《伤寒论》治痢疾——西医所谓菌痢的典型方子是白头翁汤。见第371条："热痢，下重者，白头翁汤主之。"读者试查一下白头翁汤诸药的西医药理作用，便知仲景治急性菌痢，与当代热病学的原则并无二致。

读者应不难理解，少阳病用柴胡汤，太阳病用栀子、泻心方时，都已加上了抗菌药；阳明病用三承气的目的是攻下，其中也有抗菌药。所以，仲景虽不讲抗菌药理，但使用抗菌药不算不及时（按当代研究，麻黄汤、桂枝汤也有抗病原体的作用。不过，就笔者理解，还是苦寒清热药更接近西医所谓抗生素）。

当然，仲景用药主要靠口服，完全没有注射法，这是不能苛求的。同样，古人亦不可能有现代的支持疗法。

仲景有无对症疗法呢？也有的。请查小柴胡、小青龙等方剂的加减，较固定定的对症治疗有生姜、半夏止呕，五味子、干姜止咳，芍药止腹痛，茯苓利小便，杏仁治喘等。此外，不少方剂也应视为对症方剂，如甘草汤、桔梗汤、半夏散及汤、苦酒汤、牡蛎泽泻散、蜜煎导方等，都是对症疗法。

二、中西医结合解八法

《伤寒论》的正治法便是汗、吐、下、和、温、清、补、消八法（仲景明确提出的只有前五法而且和法非指柴胡法，但后三法也都有方剂）。不深知中医临床的西医，大约比较难理解，这八法怎么能比得上病因治疗，这与对症治疗有什么不同。

关于汗、和、温、补法，请分别参看第三章麻黄汤新解、柴胡汤新解、四逆汤新解、桂枝汤新解及续新解。

关于清法，请参看第三章栀子汤、泻心汤新解。

现在着重讨论吐法和下法。

初学中医的西医同道必然惊异中医用吐下法特多，而且不一定会相信，吐下法能治服毒、过饱以及大便不通之外的病。即使今天的中医同道，善用且常用吐下法治热病的，也很少见。

我们应该怎样理解中医的吐下法呢？

首先，我们应该从医学史角度理解吐下。人类最早发现的药物应是足以引起吐、泻的东西，最初发现是无意中毒，后来才有意用吐、泻药物治病。其中，泻下法尤其可以缓解症状，所以，古代各文明民族无不知道吐下法。直到 20 世纪初，西医也还多用吐、下法，如用黎芦、甘遂、浓盐水、硫酸铜、硫苦等，但不像中医有比较严密的辨证理论。中医将吐下法发挥得淋漓尽致，其中尤以下法重要，所以这里先论仲景的下法。

按峻烈顺序，仲景的下法方剂主要有：

（1）十枣汤；

（2）大陷胸汤、丸；

（3）白散；

（4）抵当汤；

（5）大承气；

（6）小承气；

（7）调胃承气；

（8）桃仁承气；

（9）脾约丸（麻子仁丸）；

（10）蜜煎导方。

仲景时代，医家最立竿见影的治疗手段是发汗、催吐与攻下（指达到出汗、呕吐和泻下效果，不一定病愈），所以仲景对误汗、误吐、误下讨论很多。

这里再插几句，药物解热法的发明比攻下法困难得多，仲景治太阳病表实（必发热），用麻黄汤发汗，其解热机理见第三章"麻黄汤新解"，总之，麻黄汤不是解热剂。近代西医发汗（暗含为解热），只有热浴法，此种方法也见于《内经》。中医还用火法，这部是纯物理疗法，即置病人于高热环境中强迫出汗，仲景不赞成这种方法。但西医的水浴发汗直到 19 世纪还在广泛应用，那时西医尚未发现解热药物（最早且可靠的解热西药——阿司匹林，是 19 世纪最后几年才发明的）。中医发现柴胡解热也不会很早，李时珍认为，某些种属的柴胡嫩苗可作为蔬菜（凡古人常吃的东西，便能较早发现其药物用途），《本经》也说柴胡无毒。但是，《诗经》中是否记载了可供药用的柴胡，还不能肯定，仲景仍不以柴胡为解热药（但用法不差），可见古人由经验发现解热药之难。《本经》柴胡主治"心腹，去肠胃中结气，饮食积聚，寒热邪气，推陈致新。久服轻身，明目益精"。去"寒热邪气"似与解热有关，其余功用均与当代西医对柴胡的研究不同。

仲景下法中，可为当代一般西医理解者为：四承气、麻仁、蜜煎导等，它们分别为缓急不同的治大便不通的方子。其他方子可泻下是无问题的，问题是为什么可治有关的证？实际上经文中对各方的适应证已有说明。现在按西医知识帮助大家理解。

大陷胸汤和丸治结胸证，详见第二章太阳篇结胸证新解，总之以治急腹症腹膜炎和胸腔积液为主。

抵当汤和桃仁承气汤治急性盆腔感染，其原理自中医看为表已解，里热结于下，自西医看为促进感染化脓向肠腔破溃。

十枣汤所主也是表解里未和，但这时邪气结于心下和两胁。自西医看第152条仍属上腹急腹症，如胆囊炎、胰腺炎等膈下或膈下器官感染。或云十枣汤治悬饮，经文无此意。

总之，无论自中医还是自西医看仲景之下法都有明显的缓急之别，又有针对上、中、下里实的不同。

此外，笔者经验所及，陷胸和十枣二方至今仍在民间流传，而且用于治结胸证以外的病证。这些病证往往久经中西医治疗效不佳，用陷胸或十枣汤类（均合甘遂）却有效，本书暂不进一步讨论这些用法。

四承气汤治阳明病热（实）证和实（热）证，见第二篇"阳明篇新解"，其中主要是自中医解释。如何做出西医解释呢？大承气汤所治的阳明实（热）证，感染情况已不重，病人潮热、谵语主要因肠内某些毒素吸收所致。这时攻下可一举达到（1）泻下通便，截断毒素吸收；（2）大黄的抗菌作用给病菌最后一击；（3）恢复消化机能。

小承气汤的功用略同大承气。

调胃承气汤的作用首先是抑制热势，这种作用主要是通过泻下（暂时减少发热的物质基础）产生的，大黄抗菌也同时起作用。

桃仁承气汤，是通便的同时加用活血药（桃仁）。凡活血药，均有加快发炎化脓破溃或消散的作用。这样一方面控制感染扩散，一方面促使局部脓成或炎证消散，故用于腹腔（特别是少腹感染）。不过，仲景法仅适用于实证，其活血作用不足，所以桃仁承气汤仅适用于脓将成或已成，须促使其破溃的情况。今日所见下腹部感染（含盆腔炎或盆腔脓肿）以慢性或急性转慢性者多见，凡慢性者，均有正气夺，大多不宜先用桃仁承气汤，而应先用补气活血法，其中仍可用大黄，但不能达到严重泻下效果。如此处理，多可消散。若脓肿较大、待脓成欲溃时，用桃仁承气汤方好。当然，能结合手术引流更好。

　　中医发展至吴有性治温疫，攻下法有大进展。他一反仲景下不厌迟，必外证解、大便实方攻下的原则，主张急证急攻。攻下法确可治热盛脉绝，即仲景所谓热深厥深。吴氏之后的温病家，如叶天士则认为，温病"便溏为邪未尽，必大便硬，慎不可再攻也。以粪燥为无湿矣"。频用攻下法何以会达到这种效果？吴有性和叶天士的理论已超出仲景心法。下面略述浅见。

　　吴有性的急证急攻、痛下数十行之法，在仲景看来仍属热深厥深时用下法，此时患者可能无脉，但多数患者应尚无休克。今日参考血压指标，比较好掌握。若已有休克，亦可试用下法，但在用下法的同时（更勿论下后无效）即应从速用其他中西以结合治法。下后有效，亦不必全按吴氏之说而再三攻下。叶氏之法，意在除湿。自西医看来，湿温多见于肠伤寒、乙脑等，今日均已少见。前者已有颇可靠的西医疗法，后者则有较成效的中西医结合治疗方案。读者参看上述拙见，仔细体会中西医理，必能临证不惑。当然，中西医结合对大黄、大戟、甘遂等泻下药的研究，也有古人所未及者。文献甚多，读者不难查考，本书从略。

　　催吐的药理比较简单，今日已很少见医家重用吐法（现代研究也很少），病家也多不愿接受，故此处从略。

　　三、关于扶正祛邪

　　中医扶正祛邪就是治外感病时用补法，因为该原则颇重要，故与八法并列讨论。

　　中西医在原则上都承认正气的重要性，但西医至今不把扶正祛邪视做治疗热病的重要原则。输液、输血、补充营养等原有扶正之意，但西医不强调扶正便可祛邪，也没有成套的方法。

　　中医明确提出扶正以祛邪，并用于治热病，始于易水学派的李东垣，他的方子至今为医家熟知，不过，真正善于用其法治热病的当代医家仍不多。仲景之书是否已体现这一原则呢？答案是有所体现，但不很典型。拙文"桂枝汤新解"已指出这《伤寒论》第一方，实为扶正之用。伤寒家多承认，仲景特重视维护阳气，故仲景方中最典型的扶正方子为扶阳诸方。其中有无接近东垣甘温补气的方子呢？浅见以为，小建中汤、桂枝人参汤、厚朴生姜半夏甘草人参汤等，最为接近东垣心法。此外，一般学者只讲其和解作用的小柴胡汤，也寓有扶正祛邪之意。

《金匮要略》开篇即揭示"见肝之病，知肝传脾，当先实脾"的原则。这样完全不攻邪，但求补益，理论上走到另一极端，好在《金匮要略》他篇论治并不完全这样做，不过，其中确出现了重要的补剂，如大建中、黄芪建中等即是。

邪气去正自安和正气复邪自去这两个针锋相对的原则（张子和、李东垣各执一端），到底怎样掌握，需要学者在临证实践中仔细体会。今试给读者一要领，对这两个表面上十分矛盾的原则要做具体分析，准确把握邪正双方谁是当前疾病的主要矛盾或主要矛盾方面。若分析病机为邪气盛，则邪气为主要矛盾方面，施治当以祛邪为主。反之，以扶正为主。一般来说，单靠扶正以祛邪的情况相对少见。不过，这是中医理论中最有特色的部分，应仔细体会。特别是需要扶助正气以进行全身调整时，当代西医疗法不如中医之处多。当前，虚人外感或误治、失治造成的热病虚证，每成为临床难题。读者欲深入理解治此类证的奥秘，需中西结合参看李东垣、王好古、张介宾、孙一奎、赵养葵等人的著作。作为对照，能同时参看张子和、朱丹溪、王履、戴思恭等人的著作则更好。自金元至清初，他们代表着针锋相对的两大流派。然而，我们若能深刻领会仲景思想，则可认为他们不过是各自发扬了仲景学说的一个方面。

四、关于标本缓急

如前所述，中医（仲景法同）治热病（实则包括一切病）的第一级原则是：因势利导，以平为期。第二级原则是"急则治标，缓则治本"（八法是实现这两原则的具体治法）。西医也承认这两级原则，但是对标本的认识与中医不同。一般说来，西医所谓本，就是指病原体；所谓标，则指机体的功能状态或重要并发症。比如，无论何种热病，一旦出现休克、昏迷、心衰、大出血、严重呼吸困难、肠梗阻、腹膜炎、惊厥等，便要先迅速解决这些可随时危及生命的并发症。中医对标本的看法和西医颇不同。

伤寒论新解

首先，中医认为正气为本，邪气为标，这与西医正相反。其次，中医认为先病为本，后病为标，所以，急则治标，并非均属抢救危证。比如，表里同病，一般先治表，后治里。可是一旦里寒或里虚较重，即便眼前尚未出现危象，就要先治里。只有急下证，接近西医急则治标的用意。不过，仲景并不把后病都视作并发病或合并证，休克、心衰、严重呼吸困难、腹膜炎等，在仲景均视为发生了重要传变，它们分别大体相当少阴病、心下有水气的真武汤证和小青龙汤证、结胸证等。

中医视正气为本，所以特重视扶正祛邪，见上文。

热病治疗中，处理休克很重要，仲景治休克的主力为四逆汤、四逆加人参汤、通脉四逆汤、茯苓四逆汤、麻黄附子细辛汤、黄连阿胶汤等。详说见"四逆汤新解"，现仅述其要点。上举诸方中，出现概率最多的药物依次是附子、麻黄、人参、细辛等，当代研究已证实它们有强心、兴奋、收缩血管等作用。西医治休克常用正肾素等，其作用也是收缩血管兼强心，看来，中西医治休克的原则无大区别。不过，我们仍不能将附子、人参等视同正肾素。两家各有所长，所以中西医结合治休克常较单用一家方法为好。总的看来，当代西医治休克疗效高于中医（不仅指仲景方法），但仲景方仍有长处可采。由上述比较可知，当代热病学的治疗原则与仲景方法相符处很多，中西医并非格格不入。仲景方法目前不能解释清楚的已很少。

> 中医而有演进之价值，必能吸收西医之长，与之合化。……居今日而言医学改革，苟非与西洋医学相周旋更无第二途径。
>
> ——恽铁樵
> 《伤寒论研究》

第三节 中西医观察和处理发热比较

第三章"麻黄汤新解"已花了很大篇幅讨论发汗与解热，但仍未完全说清中西医有关理论的异同。读者欲全面了解中西医关于发热、发汗、解热的病理和药理，需再参看本节的拙见。

热病以发热为第一重要的症状，就重视发热这一点上来看，中西医并无不同，但仔细体会仍有差异，最突出的差异是仲景重视主观感觉而西医重视客观热度。这不是说仲景完全不顾客观之热，西医完全不顾发热时主观感觉。造成这种差异的原因之一是古时无仪器客观显示体温，而现代仪器使用很方便。但是这不是全部原因，甚至不是主要原因。以下分八个方面比较其异同。

一、关于发热及其程度

"热"字在仲景书中既有主观感觉也有他人察知的意思，如："太阳病，发热而渴，不恶寒者为温病。若发汗已，身灼热者，名风温。"其中发热而渴中的热，强调的是自觉发热，"身灼热"显然是他人用手感知。不过绝大多数提发热的地方，仍相当于西医所说的发烧，即体温升高的意思。因而仲景论发热也有程度区别，如微热、潮热、有热、热盛、大热等，大约相当于西医所说的低热至过高热。

二、关于发热与恶寒

仲景单讲发热的条文很少，多同时描述其他自觉症状，如发热恶寒、发热恶风、翕翕发热、烦热、蒸蒸发热、啬啬恶寒、不恶寒但热、不恶寒反恶热、有热恶寒、无热恶寒、振寒等等，总之，发热时是否有恶寒最受重视。究其原因，乃由于发热与恶寒的关系是判断病属阳、属热、属阴、属寒的关键。西医也讲恶寒，但认为那只是体温上升阶段的表现，甚或认为恶寒略等于发热。恶寒的极端是寒战，西医也重视这种特殊表现，但认为这不过是体温快速升高的病理现象，而不深究恶寒背后的其他道理。其实，是否恶寒（恶风略同）常较单纯知道体温高低更能反映正邪斗争状态，也更便于施治。仲景治太阳病主要方剂，如桂枝汤、麻黄汤、大青龙汤、白虎加人参汤等，使用时都需要认真辨别发热与恶寒的关系。当代西医则不同，用不用解热药只以体温为标准，而不论是否恶寒，特别是使用物理降温疗法时，也不照顾病人的自我感觉。中西医结合看待物理降温，一般应在恶寒止、恶热始，汗欲出或已出时施用，否则即干扰了人体的正常反应，而不利于病愈，这一原则只要医生设身处地想一下便能明白。过去西医处理持续高热时使用冰袋降温法，常使病情复杂化，现在已很少用。热病中最适合用物理降温的是中暑或热射病，这时物理降温既是病因疗法，也是对症疗法。

自肾上腺皮质激素发明并广泛应用后，西医对过高热或持续高热的对症处理又多了一种很有效的手段，其暂时解热效果大都很好。但是，近年来在我国，特别是在基层医疗单位中使用激素过滥。在理论上，西医特别禁止滥用激素，因为它们降低机体反应性，可使感染恶化，又有许多严重的副作用。然而许多基层医生为收立竿见影的效果，凡见发热（包括轻症感冒）便用激素，结果出现许多问题。笔者近年曾在基层行医，几乎每天要处理因滥用激素使病情复杂化的病人。这种病人一旦体温再升高（多同时见衰弱、恶心、不能食、汗多、血象可很高），便很难单靠西医处理。有些病人似没有感染扩散的征象，却反复高热不退。这时常需以中药为主处理。笔者处理此类患者，常停用一切西药，多可于数日内治愈。病家花费少，而疗效好，每以为神奇。至于因滥用激素而诱发的其他疾病，如高血压、中风、水肿、类科兴氏病、糖尿病、精神病、溃疡病、肾上腺危象、畸胎、低血钾等等，均屡见不鲜，故在此特别提醒注意。

激素使热病加重，可否以仲景理论解释呢？也完全可以。仲景治热病的一个重要原则就是发汗不能太过。病在表，过汗即使病邪深入。病在里，过汗即伤津、伤阴、伤血。无论病在表里，过汗均可亡阳。所以，不论中西医疗法，都要避免出汗太多。用皮质激素解热的同时，常见大汗淋漓。今天虽有输液疗法，可直接由静脉补液，仍不足解决过汗亡阳的问题。笔者曾见数例，自西医检查并无致命体征，但患者自觉不能支持，竟终于死亡。

三、关于发热与汗出

西医关于发热的病理也讲出汗，但只当作散热过程来认识，所以在叙述热病临床表现时，几乎不讲是否出汗及汗出的情况，这是当代西医热病学对症状观察不足的方面。古代西医倒比较重视汗出情况，但仍不如中医观察细密。

仲景认为，伤寒在表，发热汗出为表虚；发热汗不出为表实。伤寒在阳明，则身热、汗自出（潮热即当有汗，汗出即当有热）。发热但头汗出，身无汗，或汗不遍身，病必然不愈。大汗出而热不解，有亡阴同时亡阳之虞。无热而大汗不止，亡阳在即。这种观察都是很正确的。对这些现象，西医只在很严重时，才通过了解其他情况，做出判断。如休克病人可以出冷汗不止，西医则要根据血压等情况判断，并做出相应处理。战汗是中医术语，仲景书中已有比较明确的条文（第94条）。"必先振粟，汗出而解"，粟前有"脉阴阳俱停"，西医也讲战汗，也知道有些热病可在一次战汗后突然近愈，最常见的病种是大叶性肺炎（强应型）。近几十年来，由于抗生素等药物的广泛应用，自然病程不容易再见到，当今青年医生多无这种经验。古代西医，在古希腊时代更加重视这种现象，认为这是热病出现转机的重要时刻，要求医生切勿扰动病人，这与中医的原则一致。不过，学过西医的中医（或西学中者）应知道，并非寒战再出大汗之后病情一定好转。仲景虽然认为振寒是由于"内外俱虚"（第60条），但不是峻补的指征。病人只要还有振寒或振栗表现，便说明正邪斗争剧烈，因而正气小是很虚。这时要细心观察，不宜轻动，峻攻、峻补、大寒、太热的药物不可轻易使用。特别是误治之后发生振栗，是正气对抗误治后果的表现，说明正气尚有抗争能力，这时若再次矫枉过正（攻后急补，表后急下，下后急表）都要弄得难以收拾。同时也要明白，振栗之前和之初，必有脉阴阳俱停（至少沉细而紧）、手足冷、发紫等现象，不要因此按少阴或厥阴病处理。关于这时脉停或沉紧的机理，请参看西医发热病理。寒战之后伴出汗、热退的现象，在西医看来以疟疾初期最典型（仲景不把疟疾当作伤寒处理）。其他热病，凡致热毒素产生较多，机体又能间歇性积极对抗的疾病，都可有寒战、高热、出汗、热退反复出现的情况。

战汗的结果不是都能病愈，屡次战汗而病不解，大约发展为四种情况：一为少阴急下证，二为热深厥深证，三为阳明急下证（急下无效，便为死证），四为阳明病胃家实证——这是最好的结局。

四、关于寒热往来

到底怎样由西医角度理解寒热往来，似乎尚无很一致的说明，单认字面上看，上文讲过的战汗过程应是典型的寒热往来。仲景法，见寒热往来，便可用柴胡汤。那么，寒战时是否可用柴胡汤呢？上文已提到过疟疾有寒热往来，后世确有人用柴胡汤治疟，甚至以其为治疟立方（《金匮》也用柴胡汤加减治虐，未知是否果系仲景方）。这样说来，像疟疾那样严重的寒战、高烧、汗出、热退一再反复的情况也属于寒热往来，故寒战病人可用柴胡汤。近二三十年来，中西医结合治胆系感染，常用柴胡汤加减，而胆系感染便常见寒战高热，故可以肯定，寒热往来应包括寒战高热。由小柴胡汤组成来看，已用扶助正气的药物，它针对的寒热往来，已有较明显的正虚表现，其寒热不应该很重。选用大小柴胡并加减使用时，应参考这一原则。

临床实际工作中，情况要更复杂些。比如：发热恶寒或恶风与寒热往来，对初学者来说，并不很容易区别，学者须仔细参考其他脉证。不过，按西医理解，即使太阳表证，用小柴胡汤也不算大误。最困难的倒是柴胡证与四逆散证以及某些厥阴病的鉴别，这时应参考脉象和病史。关于柴胡证和柴胡汤，请看第三章"柴胡汤新解"。简言之，小柴胡适应证较宽，除大实大热、大寒大虚之外，用它都不算大误；大柴胡适应证颇窄，只用于少阳阳明合病外热里实者。读者联系现代药理常识，便知柴胡解热机理颇近于西医解热镇痛药，黄芩则有明显的抗菌作用且抗菌谱很广，这样便可理解柴胡汤为什么可用于许多热病了。唯小柴胡扶正而使邪从外解，大柴胡清热去里实兼有下法之效，这是不懂中医的人难以掌握的。

五、关于发热与厥

厥、厥逆和厥冷在今本《伤寒论》中应含义相同，指四肢甚或全身触之发凉，今经文称"凡厥者，阴阳之气不相顺接，便为厥。厥者。手足逆冷者是也"。上文已指出，寒战高热时的寒战期，至少是有手足凉的（常可冷至肘膝），那么，这算不算厥？按仲景的说法，这叫振栗或寒战，不算厥。寒战或振栗（读者可由输液反应体会）时，患者先寒战半小时左右。一旦手足转温，体温即升至顶点，随之要出汗，体温下降。仲景所指的厥，应指厥冷持续时间颇长者，这种情况属于阴证，是典型的厥阴病表现。本书将厥作为诊断厥阴病的重要条件之一，少阴病再见厥，便为少阴厥阴合并病。

后人将厥分为寒厥与热厥，是一种进步，尤便于中西结合理解厥。

（一）关于寒厥

由西医理解寒厥，常见于呕吐腹泻过重所致的休克或休克前期，所以，寒厥基本上是少阴与厥阴合并病。西医临床上最常见于食物中毒、某些外科急症及严重的小儿腹泻（霍乱也常见厥，但古典霍乱久已绝迹，亚型霍乱不比食物中毒重，一般医生也见不到。而且仲景论霍乱在六经之外、故此处不论霍乱）。如果吐泻停止较早，休克较轻，患者大都可以自行代偿恢复。寒厥者，至少脉细，重者即脉绝。仲景治寒厥，用四逆汤类，可以肯定对部分病人疗效较好。但是，若休克重，患者不能服药，即视为死证。其中多数病人仍可由当代西医疗法治愈。详见第三章"伤寒死证中西医结合研究"。

读者或仍难把握寒厥，现列出以下要点供参考。

1. 病史中有严重的吐泻，发病多急。单下利，致厥者少；吐利并作，致厥者多。

2. 患者无热而恶寒，身多蜷，触之见四肢甚至全身发凉。

3. 体温低于正常范围，亦可正常，少数可稍高，不应有高热。

4. 血压提示有休克或休克前期，并有其他休克症状。

5. 脉多微细，重者可无脉。

（二）关于热服厥

热厥较难把握，其病理与寒战高热的寒战期相似（唯不见明显战栗），是正邪僵持而邪气占上风的病理状态。在自然病程中，这种状态至少持续半天。亦偶有持续二日以上最后仍战汗而解的，目前临床上已极少见。仲景治热厥，方法较少。

今厥阴篇第 331、332、334、335、336、341、342、344、345、348、350、353 条都是厥与热并见，无论先厥后热、先热后厥，都不是寒厥，要慎用四逆及通脉法。

少阳、少阴、太阴篇，无热厥条文。

太阳、阳明篇之厥证条文，已在"厥阴篇新解"中解过，其中多非热厥。

霍乱篇中的厥逆，均因吐利所致，虽间有发热（热不应高），均用四逆或通脉法治疗。由此益可知，凡吐利而致厥者，均宜用温里、回阳、救逆、通脉法（该四法，均基于温里，唯用药轻重多少有区别）。无吐利之厥，当细辨是否热厥。

仲景明确给出的热厥治法，只有白虎汤。适应证是热厥而脉滑（即脉有实象）。

那么，非吐利所致的厥逆（即热厥），到底可否用救逆、通脉法？按仲景法，证属里热不能用温里法。若属里寒外热，则可用，见第 317、353、370 等条。

中西医结合判断热厥，有以下要点。

1. 一般非因吐利引起。

2. 先有发热或振栗。

3. 有严重感染（脓毒血证或败血症）且常有引流不畅。

4. 四肢甚或全身凉，但体温常很高。

5. 脉象可见沉、紧、弦、滑、细、绝，凡有脉，则应数。

西医称此种情况为热休克，多因革兰氏阳性菌感染所致。抢救此种休克，应以西医为主、中西结合。明清两代的著名医家治此类证，或用大剂甘温滋阴法（如张介宾），或用攻下法（如吴又可），或重用寒凉清热药（如王孟英），似乎无定法。本书暂不讨论。

当代临床上最难处理的是革兰氏阴性菌感染所致的休克（多有厥逆），此种休克患者体温不甚高，或可低于正常。全用西医疗法，效果也常不满意，应注意中西医结合治疗，中医仍以回阳救逆法为主。

六、关于发热与渴

西医认为，渴因体液高渗所致。正常人多吃盐即渴，天热出汗多（汗为低渗液）即渴。热病时，发热汗出，自然可导致渴。总之，西医视渴很简单。仲景之法，渴与发热相联系，有重要诊断意义。如第 6 条"发热而渴，不恶寒。为温病"。治法即应与伤寒大不同（仲景未给治法）。第 26 条"大汗出，大烦渴不解，脉洪大者，白虎加人参汤主之"；这两条很重要。由西医角度理解，必已有高渗脱水。此种情况，还见于其他白虎汤证、白虎加人参汤证以及五苓散证（第 71、72、73、74、156 条），另如第 113 条说脉弱必渴，亦必因脱水而致。

小青龙证亦或见渴，虽然见渴去半夏加栝蒌，全方仍属辛温，当仔细琢磨其病理。仲景以此证为表不解，心下有水气。又，此证兼小便不利，可加茯苓，且或有下利，尤其复杂。据张锡纯用此方治外感痰喘的经验，服药后喘愈，可出现虚脱。细观其描述，颇像低血糖，但亦不能完全排除血容量不足。

其他太阳病重证，大陷胸证有渴。此证肯定有脱水，但古时不能静脉补液，用大陷胸汤或丸，为求得快利，使病人能进食水，为代偿脱水创造条件。详见第二章太阳篇新解中的结胸证新解。

阳明病纲领中虽无口渴，但是，凡攻下证，均可有渴，甚或咽干舌燥，但这时病人反因胃家实而不能饮水。

三阴证，一般不应有渴，特别是少阴病，一旦见渴，即属危重已极。少阴三急下的指征之一即为口燥咽干。厥阴病见渴而为欲愈的标准，必须是渴而能饮水，不吐。这一原则适用于判断各经病的预后——能饮水且不吐即不至死。

七、关于发热与小便

按西医病理，发热若因尿路感染所致，当有尿频、尿急、尿血、尿脓。有尿路阻塞或膀胱收缩无力者，则有小便不通、尿潴留。若属肾炎，可尿血，但不一定有发热，而以水肿等症状为主。其他热病，若无高渗脱水或重度休克，都不应该有小便不利，这套理论比较容易掌握。仲景关于小便的描述较混乱，约有以下八种说法。

（1）小便少，见第127、251条。

（2）小便难，见第20、98、111、189、231、284条。

（3）小便数，见第29、110、203、244、247、250、条。

（4）小便利，见第59、105、109、111、127、197、251、316、339、377、389条。

（5）小便自利，见第124、125、174、187、233、278条。

（6）小便不利，见第6、38、40、59、71、96、107、125、126、134、147、156、175、191、192、199、200、206、223、236、242、260、307、316、318条。

（7）小便清，见第56条。

（8）小便色白，见第282条。

诸经文中，含义准确的是小便清、小便色白，而且仅各见一条经文，第二章中已顺便解过，此处不再解，其他描述均须仔细理解。先特别说一下利和不利。

仲景讲大便时若说利、下利或自利都是不正常的，属于病态。但小便利则非指过多，而是正常的意思。小便不利，都指不正常。五苓散证多见小便不利，此证难以数语说清，请参看第三章新解，且逐一分析有关描述：

（1）小便：第127条说"小便少者，必苦里急"应该指尿急。第251条的小便少，用以判断大便不实，与里急无关。

（2）小便难：综看各条，实指小便量少，均有发热或出大汗、大攻下、进食水少的病理基础。

（3）小便数：第29条指小便正常但次数稍多，第110条则同时有尿潴留和尿失禁。第203条指小便量减少，但不是尿路病。第244、247、250条指小便正常而次数稍多，是判断承气证的依据之一。

（4）小便利：各条均指小便正常。

（5）小便自利：第124、125条，以往多解为膀胱蓄血，但由治法看不是由小便下血，故与尿路感染无涉，而是盆腔感染。其余除第233条指小便频急外，均指小便正常。

（6）小便不利：综看各条均指小便少。

总之，仲景对小便症状描写用语比较混乱。可肯定有尿频尿急的只有第127条，有尿失禁的只有第110条，有尿潴留的亦为第110条。

若论其治法，对小便不利的处理用茯苓、白术，小便不利而兼渴的有五苓散诸条，其余均以小便判断津液和胃家实情况等。另，凡有黄疸者多强调小便不利。而小便利者，不发黄，这是西医强调不足的。由西医看，治疗原则上无明显不当。只有第233条病理为"津液内竭"而有"小便自利"不可解，应为小便不利方妥。

读者应注意，阴证中，太阴病各条无小便不利。少阴病的诊断标准之一为小便色白，即后世说的小便清长（小便清长对少阴病的诊断意义，见少阴篇新解）。少阴病见小便不利即属重证，今第318条用四逆散，不是典型的少阴病。

八、关于发热与头痛

头痛见于经文第8、13、35、36、56、92、134、140、152、197、265、378、383、386条，头项强痛见于第1、28、142条。以上只有五条不属太阳病，其中又两条属于霍乱，故非太阳病的头痛只有三条，即第197、265、378条。

所以，前人说，有一分头痛便有一分表证，大体是正确的。伤寒病中，太阳病之外极少见头痛，这一点可供西医参考。尤其是霍乱篇见头痛者也有发热、恶寒、身痛，则头痛属表证更值得重视了。今西医认为发热即可有头痛，颇模糊。而鉴别诊断学中所列头痛的原因过于繁杂，初学者难得要领。就热病而言，我们联系一下当初关于太阳部位的划分，便知仲景之说有相当理由。后世又将头痛细分为前后、左右、头顶痛（包括非热病）以指导治疗，亦足供西医参考。

今厥阴篇第378条的头痛更近乎杂病，第265条，头痛、发热、脉弦细，应为太阳少阳合并病，故不可发汗，宜用柴胡汤。第197条是阳明病，但说"手足厥者，必苦头痛"，并不是说头痛与厥有因果关系。手足厥是恶寒重的表现，故此条应为二阳合并病，其余太阳病头痛不再论。

总之，西医同道可由此得知，但凡病人还主诉有头痛，热病便不很危重，而且多在早期，这是很有价值且方便参考的一个指征。当然，自西医看，脑炎、结核性脑膜炎等，头痛多甚重且有特殊诊断意义，足供中医参考。

倘学者合中西医之说而会其通，以造于至精极微之境，与医学岂曰小补！

——李鸿章

《万国药方·序》

第四节 西医常见热病与仲景伤寒比较

本章以上三节涉及的西医常见病不多，读者可能还有些难解之处，本节结合几种最常见的西医诊断与仲景伤寒学说再比较。

一、感冒与伤寒

笔者以为，仲景所谓伤寒大多数是今西医所谓流感和普通感冒（其次是西医所谓肠伤寒，见下文，本书不做考证）。当然也包括其他易传染和不易传染的热病。在此，我们先比较西医的感冒与仲景的伤寒。

当代西医承认，风、寒、暑、湿——特别是寒、暑可以致病而且发病与最初受邪的部位密切相关，故仲景论外感病理（中医病理说略同）并不与西医南辕北辙。不仅如此，笔者以为，当代热病病理也有很多地方与三阴三阳病理相似，比如西医讨论最常见的感冒说："普通感冒大概不是一件临床实在物，而是包括一组各式各样的疾病……很多都是环境或体质的因素削弱了抵抗力，而让平时埋藏于上呼吸道的普通病原侵袭黏膜而引起的。……身体不习惯的受寒，或者穿着湿的衣鞋，常促成感冒。"（《希氏内科学》，华北医疗社 1950 年版，第 10 页）看来，西医并不把感冒均视作完全由特定病原体引发的特殊疾病。寒、湿（其中，暗含有风）便可使人感冒，而且是由外部开始侵袭人体的。仲景特重视风寒，与西医并不矛盾。

不过，关于感冒早期症状，两家描述出入较大。西医特重视鼻部症状，或径称为鼻卡它。仲景也提到过鼻鸣，但更重视全身情况。当然，西医也很注意鼻以外的症状。下面抄一段与仲景的描述对比。

"他们常诉说有寒感和背后及四肢隐约作痛……患者普通都有头痛。……舌干而带舌苔。消化道障碍，如便秘、下痢、食欲缺乏、腹部痉挛（即腹痛）和恶心均不少见。"（出处同上）

上述描写中，缺少仲景重视的有汗，无汗及脉象，这是西医至今仍忽视的。不过，其中叙述的寒感、背后痛、四肢痛、头痛和恶心显然是仲景所说的太阳病，这一点在下文再次比较时还会较细讨论。提到的众多消化道诸症状，会使我们稍微改变一下，感冒必属于呼吸道病的习惯概念。因其常可以消化道症状为主，西医也有胃肠型感冒之说，所以，仲景认为风寒可以直中少阳、太阴、阳明等经，自西医看也于理可通。太阳居表之绝大部分，多先与风寒接触，外邪一般先侵犯太阳，但也可在发病之初即出现太阴、少阳、阳明、厥阴甚或少阴证。

仲景所指之太阴病纲领，颇类似西医所说的急性胃肠炎。西医认为急性胃肠炎的病因以食物不洁、暴饮暴食为主，但也承认腹部或下半身受寒可致本病。古人所谓宜中太阴，即如我们今日常说的"肚子着凉了"。至于进食因素所致者，仲景多不归入伤寒，而称伤食，归入杂病。其极重者，例如食物中毒，仲景则归入霍乱。总之，中西医理完全可以互相解通。

西医又认为，感冒"症状通常持续 4~7 日"。这样便可理解仲景为什么有七日传经之说。当代热病学对此并不做解释，即或有解释，也不见得比仲景说简单实用。

读者大约很难理解，外感之初何以出现少阴病或厥阴病。今仍举西医说为例，即使普通感冒也有发病即极重的，但更多见于流感。《希氏内科学》说："几乎必有各种程度的衰竭，有时甚至完虚脱。"这种虚脱型流感即是仲景所谓少阴病。其余为读者知道的尚有休克型肺炎、休克型脑膜炎等，均为病初即出现休克，我们不能不承认仲景之说相当实用。初病即现少阴病，必因患者少阴虚而易受邪（或谓休克型肺炎多见于身体强壮之儿童，其中亦有可说，从略）。其他呼吸道疾病也均可引起休克，至于吐泻严重的消化道疾病会发生休克，读者更容易理解。以吐泻起病的少阴病，开始为阴证，而且一般始终为阴证。

二、厥阴病与上腹痛

关于厥阴病的例子，西医常见病中以"胆道蛔虫症"最为典型，恰好《伤寒论》厥阴篇有蛔厥，读者可自己进行中西医对比。不过，以厥阴起病者不限于"蛔虫证"。笔者曾常处理非外科性"急性上腹痛"，西医有所谓"胃痉挛"等诊断。其顽固者，可持续十数日而症状无大改变。患此证者，多有受风寒史。除上腹痛外，每伴随四肢厥冷，体温多不高。患者疼痛十分严重，甚至用麻醉药也无效，而且经常复发，是农村医生较常见且颇棘手的疾病。城市居民，生活条件较好，较少见此病，但近年常见的心绞痛和心肌梗死，也可呈厥阴病象。只是因西医知识普及，一般只与仲景所谓胸痹相联系，而不按三阴三阳分证。余见第二章"厥阴篇新解"。

三、胆道感染与少阳病

初病即见少阳病者，以胆道感染最典型。西医一般不认为胆道感染与风寒有关。其实，部分病例确有风寒诱因。其他病种有无开始即见少阳病的呢？也有的。比如，最常见的感冒或流感，便可以寒热往来、胸胁满痛、心烦喜呕起病。这样便是柴胡证。详见第三章"柴胡汤新解"。

伤寒病因属阴，病初不应见热证。倘发病即发热恶热不恶寒，仲景视为温病。病初见阳明实证者，患者多先有便秘习惯。仲景谓之正阳明，是杂病而兼外感，但治疗上与胃家实无区别，不必深究。

总之，现代热病学承认，大多数热病与风寒暑湿等因素有关，而且其前驱期症状大多颇如仲景所谓太阳病。但也有承认病初便可见中医所谓三阴三阳病的各种典型表现，中西医理并不难通。

四、流感与伤寒

三阴三阳说还有表示病邪由浅入深的意思，即仲景传经之说。这一点可否为当代热病学证实呢？笔者以为完全可以。今仍以最常见的呼吸道感染为例说明，《希氏内科学》明确指出，感冒，特别是流感，可并发鼻卡它、鼻窦炎、咽炎、喉炎、气管炎、支气管炎、肺炎乃至肺脓疡、脓胸等各种病，其过程基本上是由浅入深的。该书描述流感表现说："开始的症状是寒感，全身极度不适及全身严重疼痛，特别是背和四肢……严重的头痛很普遍。体温迅速升高，从 100 °F～109 °F，但多数在 102 °F～103 °F 之间。脉率介乎 80～100 之间。呼吸频率稍加速……发生衄血的亦常有，约占病人的 10%～15%。胃肠症状很轻微，除小孩之外，很少发生恶心、呕吐及下利的。"

显然，据上述症状仲景应诊为太阳病。西医不重脉象和有汗无汗，上文已指出，重视衄血则两家相同。

"此后病程更短。发热持续 1～5 日，但大都是 2～4 日，此病常属复性期（即每一病程天数为偶数——本书注）。呼吸系症状变得更明显，常在 24 小时发展至极度。……胸部检查不出什么异常现象"。

所谓呼吸系症状，在此应指鼻咽部炎症，仲景仍视为太阳病。但重证则可迅速发生肺炎，这是最严重的流感并发症，其最剧者可在二日内死亡，此时必见仲景所谓少阴病，而且"几乎所有重证肺炎必发生腹部膨胀"，看来，流感若发生传变，自第二日即可出现。《伤寒论》说"伤寒一日，太阳受之。脉若静者，为不传。颇欲吐。若烦躁，脉数急（高热及呼吸困难所致）者，为传也"。腹部膨胀，多为痞证。由此不难理解，仲景何以有那么多泻心汤以治痞。肺炎可有脑膜炎、心内膜炎、心包炎、腹膜炎等合并证，由此又可理解仲景所谓阳明谵语、栀子汤证、结胸证所指是西医什么病症。更有趣的是，西医也观察到某些热病的典型周期，如本病每隔一天（即病后第二、四、六日）发生重要变化，《希氏内科学》称为"分利"。当代西医对"分利"这一术语多已生疏，它始自古希腊时代，颇近于伤寒"传经"之意。分利的结果，可能病愈，也可能发生其他转归，但西医不用三阴三阳说解释之。

流感若在第六七天不恢复，可有两种结果。一种是"长期抑郁和衰弱"。这类似仲景所说"风家表解不了了者，十二日愈"。西医认为这是没有合并证的流感。合并证中，较轻的是鼻窦炎和支气管炎。这时有"不规则的体温升高，很少超过 101 ℉，常持续数日或一星期"。这种气管炎应是麻杏石甘汤证，即"汗出而喘，无大热者、可与麻黄杏仁石膏甘草汤"。若喘重，即为小青龙汤证。

鼻窦炎患者，有头痛、目眩，也可有口苦咽干，在仲景便视为太少合病小柴胡汤证。读者且莫忘记，小柴胡可治表未尽，随证加减还可治柴胡主证之外的口渴、腹中痛、咳嗽、心下悸、小便不利等。其适应证极广，用于治气管炎、鼻窦炎亦非误治，只要兼有柴胡证即可用。

五、肺炎与伤寒

当代热病学对大叶性肺炎有病理分期，即充血期、红色肝样变期、灰色肝样变期以及消散期，若加上前驱期，共分五期。这种基于病理解剖的分期不能一一与六经病相对应。自中医看典型的肺炎与轻证肺炎，以三阳病为主。在腹痛下利，为合并太阴病，一般尚不危重。倘见厥阴或少阴病，即属危重，因为这时不仅呼吸系统受累，全身情况也很不好。

肺炎前驱期，必属太阳病（不仅肺炎，凡传染病及多数感染性疾病，前驱期多呈太阳病表现），充血期亦多呈太阳病。若见白虎汤或承气汤证，应已进入红色肝样变期。小叶性肺炎（包括感冒合并肺炎）病情更加多变，但仍以见三阳证为顺，见阴证为逆。目前，肺炎仍很常见，西医虽有很有效的病因和对证治疗手段，仍偶有病死者。中西医结合比单用西医疗法为好，当然，中医疗法不全指仲景方法。

六、肠伤寒与伤寒

当代热病学把肠伤寒作为最典型的传染病，该病有典型的临床分期。在正式讨论这种分期与三阴三阳的关系之前，有必要先指出，西医虽认为肠伤寒的关键病变在小肠淋巴腺，但它绝不是仅以消化道症状为主，除发热外，它可以出现明显的神经、呼吸、泌尿系症状。而且，发病之初常可见严重的支气管炎症状。其合并证则有肠穿孔、胆囊炎、血栓性肿胀、喉炎、肺炎、胸膜炎、无菌性脑膜炎、神经炎、尿潴留、尿失禁、轻度肾炎、膀胱炎、关节炎及骨髓炎等等，上述合并证在仲景即视为传变。因病证太多，不再一一与《伤寒论》对照，仅略提腹膜炎。肠穿孔必有腹膜炎，胆囊炎也常可有腹膜炎，所以许多热性病可合并急腹症，这在仲景即视为结胸证和急下证。当代医生观察过伤寒自然病程者很少，这是由于强有力的西医治疗手段可迅速控制疾状。约五十年前，西医治肠伤寒除对症处理外便是依重护理，无病因疗法。中医治此病，若不参考西医诊断便很可能误治。1949年后的研究证明，单靠中医药也可在一周内控制症状。其要点是重用黄连，与仲景疗法已有相当距离。读者由此病应知道，许多热性病常有共同的表现，即使在当代条件下，西医对发热的病因诊断也常有困难，故早期治疗常带有盲目性，仲景的三阴三阳辨证仍有其实用价值。若能再参考温病学说等辨证施治，常可取得较好的治疗效果。古代中医治热病的理论和手段都远较彼时的西医为高明。中医的全面优势地位，一直保持到20世纪初。

肠伤寒亦不宜出现阴证，特别是厥阴或少阴病，一旦出现，便是危证。按仲景理论，病由阴转阳为向愈，反之，多危险。后人所谓阴证见阳脉为顺，阳证见阴脉为逆，便是据脉象做出的大体正确的判断。当然这不是说西医的病原学诊断意义不大，有些病原学诊断对诊治有决定性意义。但有不少疾病，即使诊断明确，至今仍缺乏特殊手段，或即有特殊手段而效果不佳，这时便应充分发挥中西医结合的潜力。

现在我们就1988年版《实用内科学》（上海医大编，人民卫生出版社出版）中关于伤寒的典型分期与仲景学说进行一对比。

"典型的，未经治疗的伤寒，自然病程约为四周，可分为四期：

"初期：吞入大量病原菌者、可在病前患急性胃肠炎。多数病人起病隐匿、缓慢，有头痛、全身不适、肌肉酸痛、厌食作恶、畏寒发热。或伴轻度寒战。初起体温呈弛张热型，以后梯形上升，每天递增1℃左右，脉搏与体温平行。腹部钝疼不适，常有腹胀、便秘。少数有轻、中度腹泻及鼻衄，至第一周末，肝脾可触及。"

显然，起病时可见太阴病，多数为太阳病。自太阳起病者，因西医习惯上不注意出汗情况，偶然讲脉也不是中医的脉象，故不便断定是桂枝证抑或麻黄证。又弛张热型之发热，多呈寒热往来，故这时应有柴胡证。至于腹部情况，除明显便秘为承气证外，应以泻心证及大柴胡证为多。总之，按仲景心法，西医之肠伤寒病，第一周即可有太阴、太阳、阳明、少阳各种表现，三阳及太阴病的主方均可加减采用。

肠伤寒在第一周末就有肝脾肿大，这时患者应有胁肋胀满感，即柴胡证。

"极期：自病后 5~7 天，高热持续 39℃~40℃达 2~3 周。呈稽留热或弛张热型，病人极度虚弱，神清淡漠，反应迟钝，呈本病特有的中毒面容，患者可谵妄、昏睡、腹泻次数增多，大便可带血液，腹痛或压痛，右下腹最显著。腹胀可颇明显。30%~40% 的患者有相对缓脉，1/3 至 3/4 的患者有脾肿大，肝肿大更多见。部分病人有玫瑰疹。"

由以上描述可知。既往西医以稽留热、相对缓脉、脾肿大、玫瑰疹等四大症状诊断肠伤寒，在约半数病人身上难以具备。而细菌学或免疫学诊断又都需要一周或更长时间，故若无流行病资料，诊断并不容易。倘仲景诊此病，此期大致有三阳合病的白虎汤证，二阳并病的承气汤证及调胃承气汤证。总之，必多已呈阳明病。此时是否可呈少阴病呢？若不参看病人的表里大热，只看"脉微细，但欲寐"，似应多见。但少阴证绝不可有表里大热，而以一派寒象为最确。但有热象，即须与热厥相区别。所以，肠伤寒极期，少阴病不多见。若见，便为危证。

这时患者已不再有头痛、恶寒，故切忌发汗。至于下法，在西医视为禁忌，以为容易诱发肠穿孔，即仲景所谓结胸证。仲景力戒伤寒用下法过早，与西医肠伤寒忌泻下一致。不过，按仲景法，若见典型阳明实热证，仍应该用下法。若已有穿孔，在仲景即视为大结胸证，需急下。当然，急下时很无把握，古代无支持疗法，无其他途径给抗感染药，更无手术疗法（笔者经验所及，肠伤寒穿孔开腹手术修补，获救者较少），急下是唯一有希望的选择。故应尽量避免出现急下证，而不得不用破釜沉舟之法。急下和开腹手术均属破釜沉舟之法。

"缓解期：病程第三周，病人继续发热，更见虚弱。第三周末体温才逐渐下降，病情开始改善，进入缓解期，但需警惕并发症的出现，尤其是肠出血和肠穿孔。"

这段叙述，自仲景看，没什么重要脉证。按《伤寒论》原则，凡病程在十日以上，均应谨慎从事。若无确凿之大便燥结，慎用下法，即有，亦可用蜜煎导法。此时施治，大约以栀子豉类清热、黄连阿胶厚肠补阴为主。此外，即参考温病治法。若并发肠穿孔，自仲景看仍属急下证。

仲景治余热不尽，尚有竹叶石膏汤等，亦可用于肠伤寒恢复期之初。

关于护理、调养、劳复、食复、阴阳易等，中西医之间无何区别。

最后，肠伤寒容易复发，即使当代使用特效抗生素，仍不可免。故有症状消失后两周，再用数日氯霉素的常规。若用仲景法，按差后劳复病治。

笔者无单用中药治肠伤寒的经验，仅就仲景心法与西医相比，以上浅见，应无大误。读者尚能再参考温病家说及 1949 年后中西医结合研究成果，必有更多收获。

本节选西医常见病，从病理、临床表现到治疗，全面与仲景学说对比，对此，今中医学院毕业生及高年级在校生应不难理解。笔者相信，拙见对多数读者会有好处。这样进行理论探讨，可补目前常见中西医结合临床书之不足。读者但能掌握上述要点，便不需将西医热病病种一一与仲景心法或中医理论对比。仔细体会上述比较，读者不难明白，西医热病病理及命名，以致病因子侵害特定部位，发生特定病变为基础，而且可以实证。其病理学建立在解剖生理和微生物病因学基础之上，因而许多病名，如"肺炎""脑膜炎"极容易使学者局限于病变局部损害所引起的症状，而全力进行局部治疗。实际上，当代西医热病学也常特别指出各种复杂的并发症。而且，西医治热病，也并不总是依重病因疗法。如处理破伤风（略如仲景所谓痉病，但仲景所谓痉，实包括西医所谓脑膜灸、脑炎及其他可见颈强的疾病），虽有抗生素，却始终以对症治疗为主。无特效药之热病，如"乙脑"，便无所谓病因疗法。有特效药的热病，一旦合并证成为危及生命的主要矛盾，如见大出血、休克、高热、昏迷、心衰、腹膜炎等并发症时，治疗的重点便要立即转移，这近似中医或仲景所谓急则治其标。只是西医所谓合并证与仲景合病、并病概念不同，自仲景看来，上述合并证是伤寒传变证。

就中医理论或仲景心法看其治法，也是由病因性质与受病部位的病理变化以决定治则。只是仲景所说之病因不能完全对应于西医的病因，他所说的病位（即人体三阴三阳）与西医病生理体系有差异。不过，尽管两家有明显的区别，具体到每一病、每一患者身上，还是可以融会贯通。努力做到这一点，无论对中西医学术发展、提高医家水平，还是加速患者病愈均有裨益。

牛顿啊，请原谅我；你所发现的道路，在你那个时代，是一位具有最高思维能力和创造力的人所能发现的唯一的道路。你所创造的概念，甚至今天仍然指导着我们的物理学思想，虽然我们现在知道，如果要更加深入地理解各种联系，那就必须用另外一些离直接经验较远的概念来代替这些概念。

——爱因斯坦

《爱因斯坦文集》，第 1 卷，第 15 页

第五章 《伤寒论》体系补苴

古人说仲景"圣当时而祖百代"，后人对《伤寒论》"莫能加，莫能补"。笔者也很尊崇仲景，但是处在今日，我们不宜再把仲景学说看作无以复加的真理。故本章专门对仲景体系的缺陷进行一番探讨，同时也试探一下当代逻辑是否对发扬仲景学说有所帮助。

对一个科学理论的任何严肃批评，第一步是重建、改进其逻辑演绎的表达方式。

——拉卡托斯

《科学研究纲领方法论》，第 60 页

第一节 《伤寒论》的逻辑缺陷

以上各节，正面讨论《伤寒论》的逻辑原理时，已涉及某些逻辑缺陷。为使读者从正反两方面理解《伤寒论》的逻辑原理，本节再重点讨论其不足之处，有些内容将与上文重复。处理这些内容的原则是，上文已讨

论详尽者，本节即扼要指出，反之即予较详细说明。无论上文是否涉及，本节均非仅为指出不足，而要指出如何克服有关逻辑缺陷。

一、某些定理不和谐

本书第一章第二节已经说明，保证公理体系价值的首要标准是体系的和谐性。今《伤寒论》中便有某些定理不和谐，所以本节重点解决这一问题，其他逻辑缺陷虽不很严重，也在此一并修补。

第一节已指出，成熟的公理体系应具备（1）无矛盾性（即和谐性）；（2）完全性；（3）独立性。其中最重要的是无矛盾性，即和谐性。因为不和谐的公理体系是没有价值的，至少要部分被推翻。今《伤寒论》中自相矛盾的内容、涉及整个体系考者主要有两方面，关于伤寒传变的自相矛盾最明显，关于病因的认识则较难发现。好在这些不和谐的定理不是针锋相对的矛盾，它们也不足以推翻整个公理基础，而且较容易弥补。其他偶有零散经文之间互相矛盾，或系传抄错误所致，无碍大局，以下分别讨论。

（一）关于传变间期及顺序的矛盾

伤寒可传变是客观事实，《伤寒论》欲说明传变间期和顺序的规律，但经文明显矛盾。

按今经文第4、5条，应得出伤寒每日传一经的结论，顺序是自太阳依次至阳明、少阳、太阴、少阴、厥阴。可是，据第8条，只能理解为七日传一经。第270条名言"伤寒三日，三阳为尽，三阴当受邪"。据此，则伤寒前三日在阳，三日后入阴，并且暗含日传一经之意，无其他解释。紧邻此条的第269条却说："伤寒六七日，无大热、其人烦躁，此为阳去入阴故也。"那么，由阳至阴要六七天。再看第271条："伤寒三日，少阳脉小，欲已也。"又是病在阳，每日一传。

其他涉及传变间期的矛盾条文（有明指和暗含）尚有第10、16、23、104、105、184等条，总之是一日、二日、六日、七日，四说并存。

按二值逻辑，只能取其一或全部不取。为解决此矛盾，古今注家多主张不拘泥日数。那么，传变间期便无规律，经文凿说应是错误的。本书处理此问题时，为照顾经文，实际上引进了多值逻辑，但仍然不能使推理严谨。

近有专家将传变分为传、转属、系在三种情况，以为传是"前驱期"，转属是真传变，系在指欲传不传。其说似辨甚而新颖，却不足以统一矛盾经文，而增加了不必要的概念。

关于传变顺序，上举第 269、270、271 条，均以为先阳后阴，可由阳入阴，然而第 184 条却说病至阳明不再传。于是，无论病发于阳，发于阴，均不能传遍六经。若伤寒多起太阳，则少阳病亦罕见，三阴证自然更少见。

伤寒可否由阴传阳呢？经文中无明训，但有暗含此意者。三阴之中风桂枝证，少阴之热化证与急下证，厥阴病之厥热往复与厥热并存，均暗含由阴转阳之意。至于治疗适当，阴证转阳者应不罕见。

为什么会产生上述矛盾呢？首先是《伤寒论》未能完全摆脱《素问·热病论》篇的影响。该篇按六经循环推演，伤寒必日传一经。若非两感于寒，又一定要前三日在阳，三日后入阴。这种理论太机械，不符合实际，于是后人提出新的假说。既然日传一经不妥，又不能撇开六经循环论，便有二日、六日、七日传经说。六日和七日是一回事，六日指六天传遍六经，七日指又回到太阳。

这种推理，受后人解释《周易》的影响。晋人王弼解复卦卦中"七日来复"四字说："阳气始剥，尽至来复，时凡七日。"孔颖达就此发挥。以为"天之阳气绝灭之后，不过七日，阳气复生。此乃天之自然之理"。于是七日传经竟有了自然公理依据。孔氏给了个"不过七日"的模糊范围，自一日至七日便都可通。故拙见以为，非日传一经的条文，极可能是晋代人（王叔和）补入。

本书预设的传变公理，说传变无定则，间期为一至六日，与六值阴阳说相符，顺序则服从公理"邪之所传，其气必虚"。这样修改虽然不能做到定量方面的准确，定性方面是严密的。

古今专家论伤寒传变，有表里传，越经传等理论，终不能统一。本书的处理亦不甚满意，用意在保留现有有关经文，只有第 184 条必须删除。

今可否给六经循环，日传一经或七日传一经以现代理论说明呢？本书已将人体六经部位指实，对解释传变顺序有无帮助呢？此两问题均甚复杂，本书且从略。但愿指出，七日作为一个周期是古代东西方均曾重视的。比如，至今以七天为一星期，出自基督教神话，却为习惯所接受，当今世界似无人反对，足见传统力量之大，可使世人将习惯视同公理。

以上是就逻辑角度看传变。实际情况如何，当求之于观察、实验。若单据一时一己之经验立论，则吴又可说："临证悉见瘟疫，求其真伤寒百无一二。"叶天士说："伤寒多有变证。温热虽久，在一经不移。"综看二人之说，热病而有传变者，竟属极少见。然天才而有经验，立论亦难免有失，谈者尚须结合自己的经验理解。若欲参考西医，见本书第四章。

（二）风寒二邪造成的矛盾

《伤寒论》基本上不讨论暑湿所致疾病，开篇分太阳病为中风、伤寒（应为中寒），故伤寒病因有风寒两种。既然病因有二，便须承认各自致病表现不同，而且风寒之分应该贯彻六经始终。风寒二因有何不同呢？本书尽量照顾到旧说，预设"风为阳邪，其性舒缓"（注意，不包括习惯所说风邪多变）、"寒为阴邪，其性收引"作为公理。然而，这样仍不能克服矛盾。以风寒之辨最严的太阳病初起而论，中寒是以阴加阳，寒性收引，这时阴阳争，可解释发热恶寒，脉紧无汗。但风既属阳，太阳中风是以阳加阳，应表现为表热阳盛，即使风性舒缓，也不应有自汗——表阳虚，更不应有恶寒。倘风邪直中多血多气之阳明，应立即出现热重，但阳明中风中寒仅有能食、不能食之别，显然说不通。同理，风中少阳何以会寒热往来，也解不通。至于三阴中风，是以阳加阴、阴阳相争应出现寒热往来，这与无热恶寒发于阴相矛盾。故仲景无法将中风、中寒贯彻六经始终，而常常混称。后人提出寒伤营，风伤卫（或相反），风寒两伤营卫之说，结果愈辨而愈晦，不复可理。风寒在表或勉强以营卫解通，一旦越过太阳，营卫竟成为藏府，于是矛盾百出。

那么，仲景分伤寒为中风、中寒，是否完全凭空臆说呢？曰，大非如此。

首先，仲景不可能完全无视经典和传统。经典和当时医界对风邪十分重视，风邪曾远较寒邪重要。古人最早重视的致病外因是风，风曾是邪气的同义语。《灵枢·刺节真邪》说："邪气者，虚风之贼伤人也。"《素问·生气通天论》说："风者，百病之始也。"同书"风论"篇更说："风者，百病之长也，至其变化乃为它病也。"中医至今还在讲"风为百病之长"，仲景时代可想而知。

其次，热病患者的确常有恶风的主诉（非热病患者亦可有），由症状逆推，便可认为风是病因。

那么，风怎样致病呢？风与寒有何区别呢？这在古代很难说清。当代西医也承认风可致病，但致病者不是风本身，而是因为即非寒风也可使人体全身或局部因散热加快而受寒，所以，风伤人的实质仍然是寒。

宋代人提出表虚说之后，风寒之争原可解决。可是古人难得有勇气推翻经典，也难以认识到风与寒的关系，只好多方曲护旧说。本书为照顾经文，提出"风邪所中，其气必虚"作为公设，这种折中公设不能一通百通。比如若问"寒邪所中，其气必实"吗？若说是，则正气夺者竟不能中寒，岂非怪事！此公设推至太阳之外，矛盾更多。

读者需牢记，人体接触外邪，是否致病及病后表现，并非外邪一方决定。正气夺者，太阳（他经同）稍受寒即病，呈表虚，有汗而恶风，古人视为中风。壮实人受大寒方病，呈表实，必有恶寒、脉紧、体痛等。中医论外感病理，必同时分析正邪双方虚实盛衰，以推断发病之态势。然而，正气夺否，邪气盛衰，均系相对而言，而非截然两极。欲知此中真话，请参看"阴阳学说的逻辑值"一文（见书末附一）。

第二章第四节已有中风伤寒新解，本节不惮烦琐，稍换角度重说一遍。读者对看此两节，应能明白风寒二邪何以要统一于寒。笔者相信，后来者居上，读者中必有继我等而前进者。

二、六经纲领归纳不全

第二章"六经纲领新解"中，已将不完善的纲领予以修改，此处不再重复，仅简单说明如何从逻辑角度认识这些纲领的不足。

六经纲领不是公理，也不是自公理推出的第一级定理，而是第二级定理。然而，《伤寒论》以六经辨病，故六经纲领——即六经定理很重要。

作为辨病之纲领，六经定理必须能各自完全统率一经方名副其实。换言之，各纲领必须概括各该经必备（并非他经必无）的脉证，在逻辑上方无缺陷。如果某经病必见之脉证不见于该经定理，就会出现六经体系之外的证，这种缺陷在旧纲领中以阳明、厥阴两经最为明显。此种情况虽非致命弱点，却属重要逻辑缺陷。本书修改有关纲领，即为克服这种缺陷。

若把纲领看作各经病的定义，旧纲领的普遍缺点是其内涵偏深而外延偏窄。为什么会出现这种情况呢？从逻辑角度看，是仲景受前人的影响，偏重演绎而忽视归纳。以最抽象的阳明纲领而论，胃家实不仅未纳入阳明病的寒热特点，还完全排除了胃家虚，结果不足以统率阳明病。

当代学者仍有人认为阳明病就是里热实证，这样纯粹以八纲释六经，六经还有何用？况且，大柴胡证、热结膀胱证、结胸证等均有属里热实者，何以它们不属于阳明病？至于有人解太阴病为脾虚寒，少阴病为心肾两虚，厥阴病为肝与心包寒热错杂，少阳为胆病等，则尤其众说纷纭、矛盾百出。若六经就是经络藏府，仲景何必不照用旧说而自找麻烦。

　　浅见以为，如果一定要以经络藏府说解伤寒，莫如尊温病家说。如吴瑭《温病条辩》说：温病上受，首先犯肺，在手太阴。肺主皮毛，故先见卫分（表）证。这样解释便顺理成章。可惜与伤寒起病自太阳不能统一，而且不便解释直中病理。

　　温病学出现之前，已有人完成以藏府学说为基础，而且可以总括内伤外感的辨证论治体系，即张元素的《藏府标本虚实用药式》。李时珍认为张元素是"千古之下，得灵素之旨"的第一人，即超过了仲景。当代读者对此书多不熟悉，笔者以为，仅就逻辑严密程度而言，元素学说有过于仲景，但其体系所含的信息量及其理论价值仍不如仲景书。

　　总之，欲明六经纲领，必先明仲景六经所指。当代学者大多已不同意六经即手足六经络——如《素问·热论》所说。然而六经到底可否指实，如何指实，又众说纷纭，多数人又回到经络或藏府经络。本书第一章以拙见为主，参考古今说法，推出人体六经部位，并在第二章中据以解六经病证，自觉于逻辑于临床均大为通顺，兹不重复。

　　为什么说，六经纲领必须同时运用演绎与归纳法方可完善呢？

　　为减少考证内容，先以比较成熟的太阳病纲领为例说明。

　　《素问·热论》论太阳病说"伤寒一日，巨阳受之，故头项痛，腰背强"，此说由经络说演绎来。仲景从中取"头项痛"（强字非必须）入纲领，承认这种演绎部分正确。"项背强几几"为太阳伤寒或见证，所以不入纲。"腰背强"为太阳痉病典型证，故亦不入纲。纲领中的脉浮，不见于"热论"，而见于《难经·五十八难》（有本在二十二难），其中问伤寒脉象，答："中风之脉，阳浮而滑。阴濡而弱……伤寒之脉，阴阳俱盛而紧涩。"仲景取"脉浮"入纲，采用了归纳法。然《难经》并未说这是太阳脉象，仲景之取舍需靠演绎或类比推理。据现有文献，仅《灵枢·五色》中有人迎脉浮主病在外之说，仲景应据此推演至寸口脉。太阳卫外主表之说较多见，仲景归纳太阳之义并不难，但显然已非"热论"巨阳经脉或经络之义，与藏府尤无关系。若欲以藏府说发挥，则温病家说温邪上受，首先犯肺，温病起手太阴属肺，肺主皮毛，故见表证，更近引仲景心法。又肺主呼吸，司肃降，可解释膈上亦属太阳（表），及太阳病见喘咳等证。但肺属金，金克木等五行化的藏府说，必不可取。

　　太阳中风之恶风出自《素问·风论》，伤寒之恶寒，亦可见于同篇，但大多见于"至真要大论"，可见仲景确曾殚精竭虑地去粗取精。

阳明病纲领再三致意，仍统一于胃家实，留有未完成的痕迹，"热论篇"对此纲领的推演归纳完全无帮助，"太阴阳明论"和"阳明脉解"两篇，也少有启发，只能据其容纳消化水谷、多血多气来推演。阳明受邪，应以化热、结实为多见，但以里热实证为纲则不全面。今纲领则只有里实，连里热也未提及。本书修改纲领是撇开经典，单就今阳明篇经文归纳而成。仲景有知，必不以此举为多事。

总之，仲景初创纲领，逻辑上有缺陷，无足怪。

三、概念与"伤寒例"

理性思维从概念开始，近现代科学，凡探讨理论，无不先交代概念。

西方古代医学，在古希腊时还不大讲究概念。至古罗马的盖伦，对概念讨论即较多。在阿维森纳《医典》中，概念的划分与定义，达到烦琐程度。在古代，应用科学过多纠缠概念而不重视解决实际问题，也许不利于解决实际问题。然而，科学理论的进步，离不开概念的深化。《伤寒论》中的逻辑缺陷之一，就是对概念重视不够。比如，仲景对三阴三阳这一最重要的概念就未做交代，成为至今争论不已的问题。

《伤寒论》涉及的其他基本概念，如阴阳、八纲、气血、八法、六经病、代表方治法等，本书已以公理或定理的形式予以限定，本节不再一一讨论。在此欲先简单讨论一下"伤寒例"等篇的存废，因为其中涉及古人的有关概念。怎样看这几篇的价值，在伤寒学史上是重大理论问题。

（一）"伤寒例"与伤寒基本概念

"伤寒例"的"例"字，一作"规则"讲，即所谓发凡起例之义。"伤寒例"对《伤寒论》六经各篇来说，相当于总论。本书将《伤寒论》看作一个公理体系，按说，"伤寒例"应该相当于几何学的公理、公设、初始概念——可统称为基本概念。不过，宋本《伤寒论》中的"伤寒例"（再加上辨脉、平脉两篇），作为《伤寒论》的总论或伤寒体系的基本概念有许多不尽如人意处。因而，自明代开始，一些伤寒学家力主"伤寒例"等篇不是仲景原作，而是王叔和据己意补入，所以应该删掉，于是《伤寒论》失去了公认的总论，学者们对有关基本概念争论不已。

目前，学生读的《伤寒论讲义》中没有"伤寒例"等篇的名目，但教材编者在"辨太阳病脉证并治"之前，加了一篇概论，其中交代的主要内容是关于伤寒学的基本概念和规律，这便是当代教材的"伤寒例"。同理，本书的"伤寒例"就是第一章第三节。可见一个完整的体系，没有统率各论的总论是不可想象的，仲景写《伤寒论》应该有总论部分。

"例"字的另一含义是"用来说明情况或可作为依据的事物"，我们同样应理解为在某一体系中用以推理的基本概念。

明末之前的《伤寒论》，无不含"伤寒例"，那时，《伤寒论》前三篇依次是"辨脉法""平脉法""伤寒例"，接着才是六经各篇。其实，前两篇也是例，所以，严格说来前三篇均应统于"伤寒例"。

"伤寒例"被明末伤寒学家方有执删去了，当时及后人虽有反对这样做的，以今天的结果来看，多数学者认为他删得好。至迟自清末开始，多数学者不仅不再照讲"伤寒例"，而且连方氏末删的"辨脉""平脉"及"汗吐下""可不可"等篇也删去了。

方氏为什么删去"伤寒例"呢？因他发现"伤寒例"于义难通，不仅"伤寒例"本身的概念前后有矛盾，而且与六经各篇某些重要经文矛盾。用本书的理论说，就是出现了严重的公理体系不和谐。方氏无法弥补，只有删去。

"伤寒例"为什么于义难通呢？方氏说这一篇是不通仲景之意的王叔和等人瞎编的。至于"辨脉法"等篇，方氏说也不是仲景原作，但有用处，所以他将这几篇移到六经各篇后面。其实，这几篇中也有一些内容与六经各篇矛盾，或非六经各篇所必需。现在连这几篇也删去，伤寒体系所要求的"例"——即作为公理体系的基础，都成了暗含的。学者们可以人人自建所信，解释仲景心法，这是由于《伤寒论》体系出现了严重的不完全性。

当代教材的概论部分，没有完全克服前人留下的上述问题。本书第一章第二、第三节即想比较全面而简明地满足公理体系的三个基本要求。

一般读者无必要详细了解"伤寒例"等篇有哪些具体问题，本书亦不再一一说明。上文已指出，其中总的问题有三：一是基本概念方面出现了严重的自相矛盾，二是推理方面漏洞较多，三是有些内容并非六经各篇所必需。三者中，最主要的还是基本概念矛盾。有兴趣的读者可对看一下本书预设的公理、定理与"伤寒例"等三篇的内容有何区别，并参考一下方有执、喻嘉言、何韵伯等人的有关著作。至于仲景原"伤寒例"等篇应是什么样子，虽可做些考证，却不必，也不可能考清了，除非出土文物发现仲景原本《伤寒论》重见天日。

（二）临床医学特有的概念问题

《伤寒论》中有大量病名、病理和症状用语，其中有的一望而知其含义，如"热入血室"，似不必再定义。有的已予定义，如：纵为肝乘脾，横为肺乘肝等。但是还有许多属于伤寒或不属于伤寒的名词本书未予定义，即未明确其概念，大约有奔豚、阳旦、戴阳、阴结、疟、温病、风温、痉、脾约、瘀血、痈脓、谷疸、发黄、藏厥、瘤瘕、除中、蓄血等等。这些古代术语，均需做解释。系统解释这些名词概念，须做许多考证，本书从略。读者可参看教材或工具书。

为帮助读者理解《伤寒论》，在此欲重点讨论一下临床医学特有的症状描述用语，其中有的在仲景时代属于常识，虽有特定含义，而不必解释。今天由字面理解，则易误会。另有些术语，仲景常混用，故一语可有数义。此外，尤难言传的是患者主诉之自觉症状用语，不便进行逻辑处理，故重点说明。为便于中西医互参，今按西医病生理分类说明。

1. 全身症状

（1）发热、恶寒、恶风、有汗、无汗等：见第四章。

（2）头痛、身痛、支节烦疼、身重、头项强痛、项背强几几、身𤺋、四肢微急等：参见第四章及麻黄汤、桂枝汤新解。

（3）肤冷、厥、厥逆、厥冷、四逆、四肢逆冷、手足冷、指头寒等：见第二章"厥阴篇新解""少阴篇新解"及第三章"麻黄汤新解"。

2. 呼吸系症状

（1）咳，不等于咳嗽。仲景不详分咯血、吐血与呕血，均称吐血或唾血，读者须结合西医知识体会，第四章中西医比较中有部分说明。

（2）喘、喘满、息高、短气、少气、不得息：均指呼吸不正常。但读者需结合西医知识判断：①有无呼吸道不通畅（如心下有水气）。②有无膈肌运动受腹胀满影响。③有无全身衰弱（如少气仅系全身衰弱之一）。④是否高热伴呼吸快。⑤是否心力衰竭（如短气但坐）。⑥是否脱水酸中毒所致（息高即是）。

3. 消化系症状

（1）呕、吐、哕：此三词，虽偶可混用，但实指有明显差异。吐必有较多胃内容物出口，可不伴明显声音。呕必外吐，量不必多。干呕为只呕不吐。呕而吐出物多即称呕吐。吐出口中物（包括痰饮、脓血少量泛上，先存口中须臾者）称唾。哕时声最大、病最深，古人说无物吐出。

（2）利、下利、自利：此三词用于描述大便异常，含义颇相近，均指无里急后重的腹泻。若有后重或大便带脓血，必同时指出。下利者，大名数为里证、虚证、寒证。

（3）便血、便脓血：除第84条外，均指血或脓血自肛门排出，唯第84条指尿血。

4. 泌尿系症状（见第四章第三节）。

5. 神经系症状

（1）烦：为最多见又最难说明之症状，并非均属神经系统。凡胸及上腹甚或全身不适，又不能用痛、满、欲呕、气上冲、气下迫、胀等形容者，均可称为烦。其中大多数又不能为他人察知，凡外观不安静即属烦躁或躁烦。烦虽偶见于表证，已示邪将或稍入里，故见烦即可视为有里证，但此种里证可寒、可热、可实、可虚。

（2）烦躁、躁烦、躁：指不安静。或辗转反侧，或坐卧反复，或四肢屈伸均不适。烦躁属热属实者，多易治，属寒属虚者多较难治。

以上特别介绍的症状并不多，均系笔者以为最有意义而较难解者。其余未讨论的症状远较上举者为多，但难解而且重要者已很少。仲景用自然语言叙述脉证，极不容易做到完全规范，这是医学和多数应用科学中常见的问题。不过，若用电脑技术对仲景体系进行数理逻辑处理，则需处理的信息量并不算多。

四、仲景之推理

本节仅就太阳篇经文，简单讨论一下仲景推理的得失。

太阳篇有20余条经文主要内容为推理说明，此类条文亦多较长，较重要有为第8、30、32、45、48、49、50、90、93、97、105、111、116、120、122、131、134、140、148、153条。欲读懂《伤寒论》不可不悉心研讨这些经义。因为仲景从中给出了许多定理，而且大都正确，本书预设的部分公理或定理即来自这些经文。太阳篇绝大多数方证已在上文解过，其中涉及几条此类经文。再详细解释这些经文，篇幅会很长，而且会重复过多。故此处仅举几条有代表性者，说明仲景之推理。

（一）推理最详条文举例

以上列出的各条中，推理最详者，为第45条。柯琴嫌其过于烦琐，以为不是汉人笔法，必有后人掺入拉杂文字。其实若按严密逻辑推理要求，文中还有省略步骤。以下试以几何方式证明此条。

求证：太阳病，先发汗，不解，而复下之，脉浮者不愈。

证明：设太阳病为表虚证。则

因为表虚不可发汗（不可虚虚定理），今先汗，

所以病不解。

因为发汗为虚其表（发汗为虚表定理），

所以表虚更甚。

因为表证不可下，而下之（表证不可下定理），

所以表证不解。

因为脉浮主病在表（脉象定理）。今脉浮，

故表证仍在，病不愈，

设为表实证。

因为表实应发汗攻表，

所以应发汗。

因为汗后表不解。已有表虚，

所以当再从表虚治。

以下证明与表虚同，从略。

这条经文本身有证明，读者可对看与上述证明是否一致。

读者或以为这是吹毛求疵的证明，写文章不需如此烦琐，固然有对的一面，但从逻辑角度看，上述证明是必要的（仍不很严密），这正是人的实际思维过程，在一般论述时每可省去（暗含）某些逻辑过程。若为电子计算机编程序，逻辑过程均不能省。硬件容量小，不具备高级智能的计算机尤其要求软件逻辑严密。

（二）推理不当举例

太阳篇即有明显推理不当者，如：

第 19 条："凡服桂枝汤吐，其后必吐脓血也。"

此条不能据公理、定理推出，将它本身作为公理又不为直觉承认，但它可证实或证伪，即可最后诉诸实验。

第 51 条："脉浮者，病在表，可发汗，宜麻黄汤。"

第 52 条："脉浮而数者，可发汗，宜麻黄汤。"

此两条推理之误在"宜麻黄汤"四字，无论古今注家如何曲护，亦无足掩饰。

第 89 条："病人有寒，复发汗，胃中冷，必吐蛔。"

此条误在"蛔"字上，古时人人腹中有蛔，或可多见吐蛔。若患者腹中根本无蛔，何以能吐出。

其余明显推理不当的条文尚有：

第47、55、56、71、108、109、113、127条（太阳下篇以下不再举）。

也有推理半信半疑者，如第124、125、126条均为抵当汤证，即血证，不能据公理推出。但这三条可以证实或证伪，而后再给予新的解释。

（三）"必"字的逻辑意义

仲景推理中用了许多"必"字，常人理解此字义为必然、绝对、百分之百（肯定或否定）的意思。从逻辑角度看，这是在推理中使用模态词。肯定两个命题之间的关系时，并不一定要用"必"字。现经文中的此类推理，表示强调、带有主观模态色彩，与认识主体有关，所以，"必"字不等于必然或百分之百地真（或假），而是表示推理主体确信其真。

以下试举二例说明。

第32条：太阳与阳明合病者，必自下利，葛根汤主之。

这一条中的"必"字作何解？显然不是说二阳合病一定会下利。试看第33条也是二阳合病，却"不下利，但呕"。所以，这个必字可有两种解释。一种是表示很可能。那么，便是用遗传命题表达推理。它表示，下利（后件）是二阳合病（前件）的必然后承，二者之间有含义方面的必然联系。另一种解释，必字作"只有"讲，指二阳合病用葛根汤，还要有下利这个必要条件。笔者取后一种解释。

第140条用必字最多，经文如下：

"太阳病医下之，不结胸，其脉促，此为欲解也；脉浮者，必结胸；脉紧者，必咽痛；脉弦者，必两胁拘急；脉细数者，头痛未止；脉沉紧者，必呕吐；脉沉滑者，协热利；脉浮滑者，必下血。"

文中共有五个必字（还有两处省去），均属太阳病下后据脉象推断病情。若想严密证明文中的推理——连不含必字者在内共八个——非常麻烦。单就"脉紧者，必结胸"而言，我们只能说，若脉紧而浮，则病仍在表或在上（入胸），故不是必然结胸，太阳病误下，容易出现结胸，但不一定结胸。这一推理的结论、只能说很可能真，而不能说必然真，不过，这里给出的一套脉诊原则仍很重要。

用自然语言写文章时，常省略推理步骤。仲景推理时，尤其多见这种情况。如第83~88条不可发汗经文，都省略了不可发汗的大前提。原理很简单，不再逐条证明。

五、古人对仲景的批评

敢于直接批评仲景的人，在古代极罕见，但也不是没有。据笔者所知，明目张胆进行批评的只有两人，一个是金人张子和，一个是明末人吴有性，稍缓和一些的为刘完素。此外便是自立新方治伤寒，不直接批评，实际上在批评的人，主要是宋代《局方》编者以及曾经解伤寒的朱肱等人。

明清两代，伤寒学大盛。但是，除吴有性外，无不打着尊经崇圣、羽翼伤寒的旗号。学者们可以至重编次《伤寒论》、可以有所去取，有所补充，但不直斥仲景之非。即或批评，也把罪过加在王叔和头上。学者们之间，也有分歧，但都自称独得仲景之旨而批评对方，实际上仍暴露了《伤寒论》本身的一些问题。

读者须知，宋、金、元时代，人们批评仲景还不算冒天下之大不韪。那时，仲景的地位还不是很高，圣人的宝座还没坐稳。吴又可时代，批评仲景便要有极大的勇气了。温病学虽肇基于吴又可，但后期的温病学家完全失去了吴氏的创新精神，而极力向《内经》靠拢。吴又可怎样评价《伤寒论》呢？

他说："业医者，所记所诵，连篇累牍，俱是伤寒。及其临证，悉见温疫，求其真伤寒百无一二，不知屠龙之技虽成而无所施，未免指鹿为马矣。"这无异于说《伤寒论》没有什么用，又说："历年较之，温疫四时皆有，及究伤寒，每至严寒，虽有头痛、身痛、恶寒、无汗、发热，总似太阳证，至六七日失治，未尝传经。每用发散之剂，一汗而解。间有不药亦自解者，并未尝因失汗以致发黄、谵语、狂乱、胎刺等证。此皆感冒肤浅之病，非真伤寒也。伤寒感冒均系风寒，不无轻重之殊。究竟感冒居多，伤寒稀有。况温疫伤寒感受有霄壤之隔。今鹿马攸分，盖见伤寒世所绝少也。"由吴氏看来，医家简直不用学《伤寒论》。这还不算，他又说：

"治温疫数百人，才遇二三正伤寒……及治正伤寒数百人，才遇二三真阴证……今伤寒科盛行之医，历数年间，或者得遇一真阴证。"如此说来，伤寒三阴篇，更是无用中的无用了，那仲景书还有什么价值呢！仲景书既无价值，仲景何能称圣人呢？不过，吴氏还没有说仲景书全是空话。或竟是骗人。他给仲景留了一条退路，说大约仲景关于温病的书亡佚了。

张子和竟叫人"慎勿滞仲景纸上语"，这无异说《伤寒论》一书很多空话、假话，大多是不切实际的教条。今将《儒门事亲·卷九》有关文字引如下。

"他日见戴人，问以伤寒事，超然独出仲景言外之意。谓余曰：公慎勿滞仲景纸上语，惑世杀人也。余他日再读仲景书，方省其旨。戴人云，人常见伤寒疫气动时辄避。曰：夫伤寒多变，须朝夕再视。若十人病，已不能治，况阖郡之中皆亲故人乎！"

刘完素是张子和的拜门先生，对仲景书也抱极大怀疑态度，他说："人之伤寒也，则为病热。古今通谓之伤寒病……六经传受，自浅至深，皆是热证，非有阴寒之病。"（伤寒直格·序）刘氏否认阴寒证是为了维护自己的"火热论"，吴氏则是为了创温病"戾气说"。可见，一种新学说的创立，必须对旧学说有所否定，有时难免矫枉过正。然而，即使在今天，虽然仍很推崇《伤寒论》，实际上完全按仲景法治病的人几乎没有。比如麻黄汤、桂枝汤，许多医生终年难得照原方一用，学方剂时，却首先学此方，要死记硬背，应付考试。这种学用脱节的现象，实际上是对仲景学说的否定。可是，如果有人公然批驳《伤寒论》，那些不常用仲景方的人又要大发火，他们会说《伤寒论》无一字不对。倘请他讲一下仲景学说的所以然，则要么强词夺理，要么到处支支吾吾，这是一种病态心理。

笔者高度评价仲景体系的科学价值，并不认为批评仲景的人没有偏颇，但同样高度赞赏他们的怀疑精神。

> 我要在科学和科学哲学两方面澄清这些主题，在这两方面，逻辑可以援助批判并帮助评价知识增长。
>
> ——拉卡托斯
> 《数学、科学和认识论》，第 341 页

第二节 《伤寒论》与当代逻辑

本书以上各节考察《伤寒论》所用的逻辑理论，都限于古典形式逻辑或普通逻辑，基本上未涉及当代逻辑，而且主要是把《伤寒论》当作公理系统来研究。我们可否以当代逻辑来研究仲景学说呢！显然可以。笔者以为，潜在优势较大的有以下六方面。

一、《伤寒论》与自然演绎系统

自然演绎逻辑是当代形式逻辑的一个分支，它的演绎手段只包括推理规则，而不用逻辑公理及其有关的繁杂程序，它判定推论方式之有效性的方法更接近于日常实践的思维方式。简言之，自然演绎逻辑完全着眼于鉴定推论形式是否有效，它给出了保证推论形式有效的一套规则，我们可以用这套规则检验《伤寒论》的某些条文推理是否正确。

举例说明之前，有必要向读者交代，自然演绎系统仍属于形式逻辑。它不讨论推理所依据的前提是否真实，前提的真假是具体科学实践所解决的问题。总之，逻辑不能代替实验证实。

自然演绎系统的第一个（假言推论）有效形式如下：

P———→q

　　　P

———————

∴　　　q

逻辑形式化（符号化、人工语言化），使外行人莫名其妙，其实上述形式化的演绎推理换成自然语言推理实例，极简单：

如果甲发烧，则甲病了。

现在甲发烧，所以甲病了。

这里，前一句是前提，后一句是据前提所得推论。发烧是否一定有病，不是逻辑解决的问题，但这个推理的形式是有效的。

《伤寒论》中这么简单的推理条文很少，比较典型的是第101条："有柴胡证，但见一证便是，不必悉具。"这句话可改写成上举实例的形式。细查小柴胡证，共18条，其中第100、394条推理无效，第231条勉强，为防累赘，不一一说明。

自然演绎推理的规则与公理系统不同。其一是前提引入规则，即在证明的任何步骤上，都可以引入前提。公理系统的前提则都要预先给出，而且是直观的。其二是置换规则，见下文。

此前本书用公理系统考察《伤寒论》时，之所以预设的公理很多，使人觉得有些烦琐，就是要尽量满足公理系统的要求，但仍然不能完全满足。例如第17条：

"若酒客病，不可与桂枝汤，得之则呕，以酒客不喜甘故也。"按公理系统解此条，必须预设酒客不喜甘作为公理，其中暗含的桂枝汤味甘，也要作为公理先给出。因为这一经文不重要，本书未预设这两条公理，因而不能给以严格的公理系统证明。按自然演绎系统看此条，则推理有效。至于前提是否真实，在公理系统中不为直觉承认，便不真。在自然演绎系统中，前提的真假完全留给有关学科去证实或证伪。

再如第100条："呕家不可用建中汤，以甜故也。"便突然冒出建中汤味甜，呕家不喜甜两个前提。若按公理化方法解此条，相当烦琐。自演绎系统看此条，建中汤内有胶饴，常识知其味甜，但呕家是否均不喜甜，便须临床观察证实。

自然演绎系统的另一个规则叫作置换规则。它是说：在证明的任何步骤上，命题的任何部分都可以用与之等值的命题置换，置换后所得到的式子与原式等值。这一规则对理解《伤寒论》的方药体系很重要，方药是体现治则的，治则完全相同的方药之间是等值的。所以，我们不必死守仲景的方药体系，在中医学中这是普遍现象。每一种证，都可以有几种或几十种方药治疗，就是承认置换规则。所以中医治病，同一患者同时让十位医生诊治，可有十个表面看来出入很大的处方，而它们都可能将患者治好。至于究竟哪一种方药最好，自然也是观察和实验解决的问题，不能单靠逻辑方法解决。

置换规则不仅可以从逻辑上解释中医一证多方的问题，还可用以解决现存同一含义的术语（均可改写成命题形式）的不统一。至于统一等值的不同命题，更是规则允许的。术语方面，比如太阳中风与表虚证就急需统一，《伤寒论》此类术语尚多。

命题方面，如阳明篇第179～182四条经文都等值于"胃中燥实，大便难"（即所谓阳明府实证）显然应该统一，类似问题在经文较多的各篇都存在。

以上结合自然演绎逻辑的少数原理，讨论了一下《伤寒论》，日后也许会有人做全面探讨。读者不难发现，用此种逻辑逐条讨论一遍，还有一大串前提待实验证实，我们不能对逻辑方法期望太多。

二、《伤寒论》与多值逻辑

本书以上各节，基本上是用二值逻辑考察《伤寒论》这一公理体系，只在第一章说明公理1时提到对阴阳学说不能全靠二值逻辑理解。不过，二值逻辑是多值逻辑的基础，凡有限多值逻辑体系均可化为二值逻辑体系，无穷多值逻辑也可以用有穷多值或二值逻辑处理，这是现代电脑技术的逻辑理论依据。否则，电脑就不能只用1和0解决非二值逻辑的问题。仲景将一阴一阳化为三阴三阳就是颇为成功的尝试。笔者相信，本书上述解法对读者理解《伤寒论》主干的形成有相当大的帮助。比如，通常理解八纲，便是二值的，就是说非阴即阳、非表即里、非寒即热、非虚即实。这样理解也不妨碍解决阴阳表里兼病、寒热虚实错杂。

但是，伤寒病理并不这样简单，有不少问题用二值逻辑解决不好，或者即使能解决也弄得体系非常烦琐，仲景就常常不得不放弃二值逻辑。比如：

1. 少阳病的原意有"半在表，半在里"或表里之间的意思，即从表到里的中间状态，于是需求助于三值逻辑。

2. 据二值逻辑，太阳病只有表虚、表实两种。显然，即使不学逻辑，头脑清晰的人也会感到这种没有中间状态的分法不尽合理。自然现象应以连续状态为主，从表虚到表实两极端之间还应有不同程度的变化。因而在麻黄汤、桂枝汤证之间，仲景又给出了大青龙证、桂枝二麻黄一证、桂枝麻黄各半证以及桂枝二越婢一证。显然，仲景认为从麻黄汤证到桂枝汤证之间，至少还有四种状态，它们既非极端表实，也非极端表虚。若再掺入桂枝加桂、桂枝加附子等汤证，情况就更加复杂。总之，单靠非表实即表虚这种逻辑已不足以理解仲景心法了。

3. 承气汤有四方，四逆汤有至少五方，泻心、栀子豉都有一套方，均为考虑到伤寒证的多值。

4. 由一阴一阳推至三阴三阳，虽然大体上可以直觉理解，但作为公理不很满意，所以本书将六经作为公设。从多值逻辑来看，六经是一种三值或六值逻辑公理，少阳是太阳和阳明的中间状态（逻辑值）。少阴是太阴和厥阴之间的逻辑值。从太阳到厥阴，有四个中间逻辑值。

看到以上举例，读者可能要问：二值逻辑有这么多局限性，何必求助于它解释《伤寒论》呢？笔者以为，人类认识客观事物时，总要先将其构造和过程适当简化、固定，否则便无法认识，在人类思维发育的早期，尤其是这样。二值现象的确是普遍存在，最早为人们发现的。中国古人尤其重视这一规律，并视为最重要的哲学原理。

至于如何处理《伤寒论》中二值与多值混用的问题，笔者以为可以试将整个伤寒论体系多值化，同时按二值和六值处理。第一层次按二值处理，如八纲、八法、八脉（浮沉、迟数、大小、长短等，可以更多，选单纯脉中的相对脉象）等。第二层次按六值处理，如生理上的六经，病理上的六病等，这些都是书中已有的。再把各经病的虚实、寒热及相应治则六值化，便大体上完成了伤寒理法体系的多值化。方剂是对应治则的，自然同时多值化。药物的寒热温凉、升降收散（攻补与治则用语重复），亦可多值化。传统理论已将寒热温凉细分为 8 值左右，可供参考。

关于多值逻辑常识以及伤寒体系怎样多值化的具体问题，本书不再讨论。关于阴阳学说的逻辑理论探讨，见书末所附"阴阳学说的逻辑值"一文。

三、《伤寒论》与模态逻辑

模态逻辑是为了研究模态命题的真假强度而发展起来的。前已述及，平面几何中没有模态命题，但是《伤寒论》中有大量模态命题。如：（括号内为条文号）

太阳病，下之后，其气上冲者，可与桂枝汤。（15）

凡服桂枝汤吐者，其后必吐脓血。（19）

见病，若发汗，若吐，若下，若亡血，亡津液，阴阳自和者，必自愈。（58）

汗家重发汗，必恍惚心乱，小便已阴痛。（88）

以上从太阳上、中篇随手检出几条简短条文为例，其中使用了必然、可能这种模态词，涉及必然性、或然性，属于狭义模态。

上一节讨论"必"字的逻辑意义时，已说明对这种模态命题如何看，故不再解有"必"字的各条。以下着重解"可"字。

仲景用可字有两义，一谓可以或可能，一谓应该或宜于。

上举第 15 条是说：太阳病，下之后，有气上冲，服桂枝汤可能痊愈。

下面两条中的可字，解作可能或可以便不妥。

脉浮者，病在表，可发汗。

咽喉干燥者，不可发汗。（83）

这两个可字，是应该、宜于的意思。现代模态逻辑，认为它们也是模态词。

古典形式逻辑也讨论过模态命题，但主要讨论模态判断间的对应关系。现代模态逻辑还讨论模态判断之间的相容和遗传关系，比如，非形式化的讨论上文第 19 条，由于我们不能完全摆脱自然语言和医学常识的影响，便认为服桂枝汤与吐脓血之间无必然联系，所以不接受这一推理。按现代模态逻辑解释，该条是一个遗传命题，条件是前件（服桂枝汤吐）与后件（吐脓血）有含义上的联系。所以要使这一命题成立，需找出二者之间的含义联系，主要是对前件的含义进行深入研究。

四、《伤寒论》与模糊逻辑

近年来，中医已经引进了模糊逻辑。中医、中西医结合研究，一方面追求客观化、精确化，一方面探索医学体系中模糊逻辑、模糊数学原理。当代西医也已经把模糊逻辑用于诊断。《伤寒论》与模糊逻辑的关系怎样呢？

首先，仲景给出了大量的模糊命题。比如，凡涉及八纲的条文都应看作是模糊的。实际上，下一章第九节将说明，当代西医也远不是精确科学。关于八纲与模糊逻辑的关系，见本书末所附"八纲研究中的逻辑问题"一文，此处从略。书末所附"阴阳学说的逻辑值"一文，对理解中医学的模糊逻辑问题也有帮助，读者可参看。笔者的总看法是：关于人体这种大系统的科学，由于每一环节都可有多因素参与影响，极难像理论物理那样，构造一个以单因素或少量因素之间的因果关系为基础的严密而精确的逻辑体系。医学体系中，推理的模糊性比较好解决，概念的模糊性很难解决，数量指标的模糊性只能以数理统计的方法解决。当代横断科学和信息科学技术为尽可能地解决医学的模糊性提供了理论和手段，《伤寒论》研究，要自觉地运用这些理论和手段。

模糊逻辑重点研究的"语言值逻辑"与《伤寒论》关系不大，暂不讨论。

五、《伤寒论》与归纳逻辑

广义地讲《伤寒论》与归纳逻辑，可以说，今经文体系虽然基本上是一个演绎体系，但是，它是反复使用归纳逻辑方法，得出许多局部原理之后才建立起来的。可以说，没有仲景及其前人运用归纳逻辑，就没有最后这个演绎体系。比如，它的方药体系要基于对个别药物的经验认识的逐渐积累，再由简单的复方到较复杂的复方无数次观察、分析、归纳，至今仍不能算是典型的演绎体系。

就是它的病理体系，也必有长期的归纳过程，今经文中还有明显的痕迹。

请看太阳上篇叙述中风桂枝证的第2、12、13条。第12条最详细，有鼻鸣干呕，却无头痛，第13条很简单，却多了头痛又没有脉缓、鼻鸣干呕，按说它紧接前条是不必要的，然而，不综看这两条就归纳不出第2条来。笔者认为，这些条文并非出自一种文献，仲景是归纳了几种著作或作了多次观察才归纳出第2条这个中风纲领。若非出于比较归纳，他没有必要把太阳病桂枝证的不同叙述反反复复地罗列。

今《伤寒论》经文中最典型的归纳结论是"柴胡证，但见一证便是，不必悉具"，这是归纳所有小柴胡证经文之后得出的。

当然，不存在毫无理论指导的归纳。仲景时代，归纳热病规律不可能完全抛弃《内经》的理论，但是，当《内经》的三阴三阳框架容不下仲景观察到的事实以及他的推论时，便要对旧框架进行大胆改造。所以，《伤寒论》中的六经与《内经·热论》篇的三阴三阳实指已相去甚远。

当代归纳逻辑主要用于验证科学理论，而把发现理论（假说）的过程，看作与直觉、灵感相关联的想象和猜测，不属于常规泄辑研究的范围。还有，当代归纳逻辑也高度形式化了，是否还有必要用归纳法研究《伤寒论》呢？显然还有必要。因为仲景的理论不仅没有经过高度形式化的验证，而且现经文本身就有许多归纳不全的缺点，上一节已对这些缺点做过说明。

不过，笔者更希望读者进行实验证实。我们的目的主要不是以经验经，而是以众多的事实（经验或实验观察所得）来验证。归纳逻辑的真谛是崇尚观察和实验，特别是后者。

应该强调，现代归纳逻辑的发展与概率论密切相关。考察现代科学实验所遵奉的逻辑原理，可以说多数实验要证实的问题，就是预想结果出现的频率。这样我们又可得出另一个结论：一切科学命题的真与假都是相对的，除非人们先验地认定支持有关命题的事件出现的频率为百分百或零。然而，这两个极端又是理性不愿意承认的。

不知读者是否发现，上述结论自相矛盾，然而人们宁可信奉它。

总之，经过反复归纳建立的《伤寒论》演绎体系，再经过现代归纳逻辑的验证是必要的。

六、《伤寒论》与递归论

递归又称回归，原是一种数学运算。19世纪30年代出现递归论，成为关于运算的一般理论，这种理论特别受逻辑学家重视，是因为通过它形成了理想计算机理论等重要成就而与计算机技术密切相关。

目前，国内已有人用回归方程研究《伤寒论》的某些条文，所以这里有必要略提《伤寒论》与递归论的关系。不过，据笔者所知，此类研究仍近似非数学化的归纳研究，并无明显的优势，而且不便于从总体上研究伤寒体系。

以上极粗浅地讨论了《伤寒论》与当代逻辑。由于笔者在各方面都刚刚入门，故可能有常识性错误。至于如何应用电脑技术研究《伤寒论》，因为自己太外行，又已经有了大量的有关研究，本书干脆藏拙了。不过有一点是可以断言的：研究《伤寒论》的逻辑原理是应用电脑技术研究它的必由之路。假如研究者对《伤寒论》逻辑体系的理解是混乱的，则无论使用何种高级电脑，仍然会走进死胡同。

浅见认为，最有前途的中医逻辑研究，是二值逻辑与某种多值逻辑混合使用，解释并修正几种主要的辩证论治体系。这种研究最便于使用电脑技术，一方面提高效率和可靠性，另一方面又可研制既经济又高效的专用电脑设备，克服目前有关设施复杂、昂贵、不便操作、可靠性又差，因而难以推广的缺点，充分发挥电脑技术在中医临床、教学和科研方面的作用。

读者必然发现，本节没有讨论《伤寒论》与辩证逻辑。笔者认为，应将辩证逻辑视为多值逻辑。有关浅见，已在第一章第一节略做说明，其余浅见，请看书后所附"阴阳学说的逻辑值"一文。

现代科学诞生于欧洲，但它的家却是整个世界。在最近两个世纪中，西方文化方式曾长期而纷乱地影响亚洲文化。东方的贤哲对自己的文化遗产极其珍视，这是毫不奇怪的。在过去和现在，他们都一直百思莫解，不知道那种控制生命的秘密可以从西方传到东方，而不会胡乱破坏他们自己十分正确地加以珍视的遗产。事情越来越明显，西方给予东方影响最大的是它的科学和科学观点。这种东西只要有一个有理智的社会，就能从一个国家传播到另一个国家，从一个民族流传到另一个民族。

——怀特海
《科学与近代世界》，第 3 页

第六章 《伤寒论》的科学反思

以上新解，有就仲景论仲景者，有就中医论中医者，有中西医结合论仲景和中医者，涉及的知识有中西医基础、临床、中外文化史和逻辑学、近现代方法学和思维学等。读者或深感拙见属闻所未闻者已特多，但笔者仍颇感意犹未尽。仲景和中医学留给我们的问题显然还有很多，比如：中西医结合的准确含义是什么？怎样看待中西医乃至中西文化的异同？什么是中医学特色？《伤寒论》的科学性在哪里？中医学为什么至今相对独立于现代医学？近代科学为什么没有起源于中国？科学哲学对我们认识《伤寒论》和中西医有何帮助？怎样看科学和真理？自然哲学医学和实验医学是将永远和平共处，还是必然要融化为一体？等等。中国人讨论这些问题已有一百年，近来又有许多学者探索，笔者一直在关注这些问题并在困惑中进行思索。解剖完《伤寒论》这个样板之后，有必要表达一下我们的反思结果。

> 科学是这样一种企图,它要把我们杂乱无章的感觉经验同一种逻辑上贯彻一致的思想体系对应起来。
>
> ——爱因斯坦
> 《爱因斯坦文集》,第 1 卷,第 384 页

第一节 科学和《伤寒论》的科学性

近代以来中西文化通约的结果是中国文化大面积西化,自然科学方面尤其如此,中医似乎是唯一的例外。

近代中西文化争论,也包括中西医之争。人们也曾经想用西医通约或同化、统一中医,统一的标准是科学。于是,中西医论争的焦点就是:中医是否科学?至今中医界对这个问题仍很敏感,所以,这里最好先回答《伤寒论》是否科学。

笔者的回答是明确的:《伤寒论》完全称得起科学。

然而,近年来曾有国内权威说过:中医学不是现代意义上的科学。要用强大的现代科学体系来使中医从古代的自然哲学式的、思辨的论述中解脱出来,要换装,变成用现代科学语言表达的唯象理论。

许多中医界同道对上述判断和见解不很满意,我们应该怎样看《伤寒论》的科学性呢?

常人所谓科学,多强调"有效"或"灵验"。许多人以为中医存在的基础——亦即其科学性(?),在于它的疗效与西医相近,甚或往往在某些方面超过西医。

这种理解出于常识,所以,对中医存在和灵验是否等于科学,我们不必深究。

按常识的科学标准衡量一下中西医热病学,我们应该承认西医更科学一些。目前热病已不再是威胁人类生命的大敌,当代人类疾病谱的大异于数十年前,主要应归功于西医。

不过,至少目前在中国,对付热病还不是完全靠西医,困为仲景方法或有关中医方法在某些方面较西医更"灵验"。所以,按常识标准看《伤寒论》,它仍然称得上科学,不过,这种标准更近乎技术。

那么究竟什么是科学呢？

本节题记引用了爱因斯坦的看法，他多次表达过同样的见解，如他又说："对于科学，就我们的目的来说，不妨把它定义为：寻求我们感觉经验之间规律性关系的有条理的思想。"（《爱因斯坦文集》第 3 卷，第 251 页）按照这一定义，《伤寒论》（中医同）显然属于科学。

不过，当代科学学仍难以给科学下一个理想的定义。我国 1979 年版《辞海》说："科举是关于自然、社会和思维的知识体系。……科学的任务是揭示事物发展的规律探求客观真理，作为人们改造世界的指南。"这个定义包括自然科学、社会科学和思维科学。它明确了科学的两个要素：（1）是一种知识体系；（2）揭示了事物发展的规律。因而含有客观真理。按此标准看《伤寒论》，它无愧于一门科学。

英国科学学家贝尔纳主张从五个侧面认识科学：一是指体制，即完成科学社会任务的组织；二是指方法，即发现事实和规律的一切方法的总和；三是指累积而成的知识体系；四是指科学构成生产发展的主要因素；五是指科学构成新思想和世界观产生的源泉。这五方面中，第一、第四属于对科学的外在描述，第二、第三属于内在限定，第五是讨论哲学与科学的关系，这是就大科学的概念而言。

本书主要对《伤寒论》进行内在考察，即看其理论出发点及其建立体系的方法是否符合科学要求。书中偶或讨论仲景学说与哲学的关系，必要时还有科学史考察。总之，本书不是以西医，而是以整个科学方法论以及当代科学哲学为标准看仲景学说或中医的科学性。

毫无疑问，《伤寒论》完全可看作是累积而成的知识体系，而且它有发现事实和规律的方法，所以，《伤寒论》完全称得上科学。

那么，为什么近代有过中医不科学之说，今天又有人说它不是现代意义上的科学呢？为此有必要再就科学技术多说几句。

西方曾有过关于科学技术的最广义的说明：科学是人类为弄清自然"怎么样"（How）和"为什么"（why）而形成的知识体系。技术是人类为适应或战胜自然，解决"做什么"和"怎么做"而发明的操作手段，这种看法可一直追溯到亚里士多德。

应用科学无不包括理论知识和应用技术两部分，广义的科举应包括技术。但是，从概念上将科学和技术分开，有助于理解科学的含义。不知其所以然但能达到目的的操作，仍可称作技术。科学则在于弄清研究对象是什么和为什么,而且不一定有直接实用目的。现代意义上的技术要求知道所以然,而且是科学转化为生产力的中间环节。因此有人提出将科学分为理论科学和技术科学,而理论科学包括自然科学、数学和社会科学。

为说明《伤寒论》的科学性,还有必要先简介一下科学技术的历史形态。

科学是人类认识的一种历史现象,因而有过不同的形态。原始社会早期,无所谓科学。自原始社会后期至今,科学有过神话、自然哲学和实证科学三种历史形态,前两种形态在各主要古老文明民族中都出现过,而且各具特色。实证科学首先出现于近代欧洲,而后传播至全世界,形成当代世界统一的科学,实证科学又分为近代早期的机械论科学、近代后期的有机自然观科学和现代整体观的大科学。就这个意义上讲,当代世界上已没有发展中的自然哲学形态的科学。如果说有,大约也只有中医学可以当得起,所以,中医不是现代意义上的科学。

技术在古代基本上表现为个体化的技艺,近代以来,则以标准化的技术为主。

按上述看法考察一下《伤寒论》的科学性,不难看出,仲景关于人体生理、病理以及有关药理"怎么样"和"为什么",与西医颇不同,那时有关知识似乎也太粗疏些,某些近代学者说中医不科学就是着眼于这种"不同"和"粗疏"。然而,仲景毕竟据以构筑了相当严密而有效的体系,这一体系显然不是神话,但又不是实验科学,而应属于自然哲学。问题是,《伤寒论》这个自然哲学医学体系具有当代医学所无,而且不能完全代替的理论,这些理论并非都是唯象的或思辨的,而且也不是都有现成的现代科学语言表达。

在技术方面,笔者以为,仲景疗法——经方,介乎个体化技艺与标准化技术之间,经方家在运用仲景方时是相当"标准"的。

有人认为,中医药学中最值得研究的是它的大量的"方",认为中西医结合就是将其中的"经验方"全部纳入西医体系,便是出于此种理解。笔者认为,这是看轻了中医,因为重视"方"仅仅是重视古人积累的经验,那样的中医不过是一堆无系统而很可供挑选的矿藏。笔者不这样看,而更看重其中成体系的知识及其构筑体系方法,《伤寒论》正是进行此种研究的最佳样板。

不过,仲景学说——或扩大些说中医学理论——也确与近现代科学精神有所不同，只是在笔者看来这种不同不全在其哲学思辨或唯象与否。

> 现代自然科学——它同希腊人的天才直觉和阿拉伯人的零
> 散的无联系的研究比较起来，可以说得上是唯一的科学。
>
> ——恩格斯
> 《自然辩证法》，第 171 页

第二节 《伤寒论》和近代科学精神

知识体系论对科学的定义带有学究气，亚里士多德的说法也未能一语道破科学的精义。笔者想就此通俗地谈一下个人的看法。

近代科学精神有两点最为突出：其一是实验精神，其二是人定胜天的精神。

什么是实验呢？就是动手实践来证实或证伪判断或命题。实验不是不要概念和推理，相反，它要求更严密的逻辑。不过，实验精神的突出特点还是它抛开书本上的权威、抛开冥思苦想的思辨，动手向自然要真理，《伤寒论》还不是这种精神的产物。

我们固不能否认自由思维的重要性，也不应漠视现代意义上的哲学对科学发展的推动作用。但是，若想最简明通俗而又一针见血地说明近代科学的始动因素，则是先驱者们的实验精神。这种精神是反对权威、反对宗教束缚、渴望理智自由、怀疑一切教条等思想的凝聚，体现这种精神的最典型的代表人物是伽利略，这样我们便可理解为什么哥白尼的日心说问世近百年（《天体运行论》的摘要非正式问世于 1526 年）并未造成西方精神世界大恐慌。伽利略由于在 1610 年后不断提出支持日心说的观察依据，特别是 1612 年发表《论太阳黑子的书信》便立即受到与他关系很好的教会的警告。一旦他综合各种证据，发表《关于哥白尼和托勒密两大世界体系的对话》（按：对话的形式并不激烈，这使笔者想起范缜的"神灭论"和李贽的"焚书"和"续焚书"，他们对当时统治思想的攻击远较对话为激烈，但受到的迫害要比对话轻，所以中国古代的思想统治至少有很多时期不像欧洲那样严厉），连曾经颇赏识他的教皇也立即下令对他进行审判并拘禁。至于人所共知的比萨斜塔自由落体实验，虽未对亚里士多德体系构成致命的打击，却典型地在常识意义上体现了实验精神——理论正确与否的最后试金石是实验。这一简单的实验完全不超出常识范围，许多人在生活中多次经历过，为什么在亚里士多德之后近二千年中竟无人想到呢？可见权威和教条对人们的思想禁锢势力有多么大，而勇敢的怀疑精神又多么可贵。中医史上有一个与落体实验近似的例子，即吴又可提出戾气说冲破六淫说，不同的是吴氏未进行实验，相同的是新理论完全可以来自生活常识，故本书虽颇推崇张仲景的思维天才，但更提倡实验精神。任何科学体系，一旦不能再发现并消化新事实，便已经凝固，再不能有所发展了。近代科学发现新事实、证实新学说的标准方法是实验方法和观察方法，尤其是前者。

建立在观察和实验基础上的科学称实证科学或经验科学，这里，经验二字是与先验相区别。汉语经验一词原意虽指"经过验证并且有效"，但今人多理解为零碎的生产或生活常识，故有必要说明，经验科学中经验二字是从科学认识论方面对现代科学的概括，它的对立面是"先验"。西方文字中，经验和实验往往是一个词。所以，将经验科学称为实验或实证科学更准确。

为保证实证科学的可靠性，近代科学先驱曾经不得不矫枉过正，努力排斥形而上学思辨（早期的科学习称自然哲学，那时的哲学则习称形而上学，逻辑学则有时称作辩证法）。不可否认，正是实验精神才使近代科学由古希腊的自然哲学形态变为实证科学形态。

本书提出了许多新见解，推翻了许多成说，而且引进了西医知识。但是，严格说来，本书也来能充分体现实验精神，仍属于对前人的解释，这种本质上属于文献注疏性的科学研究有以下局限性。

"中国历史悠久的文献学性的文化常常在传统规范的框架下由后人解释前人的东西，因而只能是一种'积累式'的发展，缺乏创造性。所谓'积累式'如同数学中的公式一样，可以永远地加下去，但只是永远地向1趋近而已，不会有所创新。"（《文明的困惑》，转引自管会生主编《计算机操作大全·代序》，兰州大学出版社1994年版）因此，即便要发扬中医特色，也必须准备接受或提出新规范和新方法，否则永远不会有突破，最后必然被对手涵盖并超越。笔者提醒一切《伤寒论》专家和中医学专家，要勇敢地引进实验精神。

所谓人定胜天的精神，用另一句中国成语来说，就是人类要"巧夺天工"。巧夺天工的科学精义是人类控制自然，征服自然，代替自然，甚至创造自然所没有的东西和能力。以生命科学（包括医学）为例，目前显然正在努力撇开自然过程，完成"人造的"生命——包括人体生命——而且超越现有人类，当代科学也有野心创造一个新的宇宙。许多人或许对这样的"巧夺天工"表示忧虑，科学界也在重新考虑如何与自然保持和谐，但我们不得不注意科学的发展趋势仍然是想做自然的主人。

巧夺天工是人类的天性，中外上古神话和主要宗教教义无不有人类征服自然，创造世界的内容，那便是最早的科学理论。然而，那时人类只有很有限的经验手段，征服自然只是幻想。后来，某些民族和某些人放弃了征服自然的努力和信心，或者逃避现实，或者认为只能顺从自然。在中国古代，完全逃避现实的思想只在南北朝时期佛教盛行时一度表面上处于统治地位。其他时期，顺应自然的思想一直是主流。积极入世的儒家和逃避社会的道家都是积极顺应自然主义者，中医学自《内经》便强调"无代化，无违时"（《素问·五常政大论》）的顺应自然思想，所以，中医学还不能算是巧夺天工的科学。中国古代最鲜明的征服自然主义学派是法家，而且只有荀子明确提出"制天命而用之"的思想。

如果说，自然哲学科学也能巧夺天工，那也只限于经验性地利用或仿效自然，如我国古代天文学、炼丹术、冶金术等都有过当时看来很神奇的发明。此类发明虽可有某些自然哲学科学理论，但总的说来还是只知其然不知其所以然，许多发明可重复性不强。如战国时代的吴越已能冶炼铸造至今光彩夺目的刀剑，这种技术后来失传，就是因为它具有不可言传、从而使多数人掌握的神秘性。当然，我们更不能要求古代炼丹术能发现并解释原子裂变现象，再进一步实现人工原子构造变化。中国古代的"四大发明"和众多的"小发明"（比如人痘术——实则一大发明），之所以必然要经过近现代科学的洗练才能提高，而后再反输入中国，原因也在此。古代科学技术可以建造万里长城和金字塔，可以制定相当精密的历法并预测日月蚀，可以织出轻妙绝伦的丝绸，可以烧制漂亮的瓷器和玻璃，可以冶炼铸造精美的钟鼎和锐利的刀剑，然而，绝不可能建造摩天大楼，不可能实现人类登月飞行，不可能发明人造纤维和人造橡胶，不可能提炼出放射性元素，更不可能解决人体器官移植、计划免疫、体外受精和试管婴儿，也不能发明食盐加碘。为什么？就是因为古代科学——自然哲学理论及其相应的技术或工艺，不可能达到近现代科学技术的水平。科学的古代与近现代之间，曾经有一次革命性质变。

以上所说绝无贬低中国古代科学技术水平之意，因为自然哲学科学技术是人类科学技术史的必然阶段，单就这一阶段而言，中国先哲曾长期保持领先地位。

为再次说明现代科学通过实验真正做到了巧夺天工，我们举例介绍一下 19 世纪 20 年代西医对中药麻黄的研究。至迟在仲景时代，中医先贤对麻黄的兴奋、止喘、强心、利尿、发汗等作用已有很肯定的经验知识。但是，先贤们从未深入研究它为什么有那么多作用，更未想到可否人工制造一种药物来代替它。这一步只有留待西医来解决。本来早在上一世纪中末叶，西医已有可能解决这一问题，然而，终于等到出了一个中国西医陈克恢——他具备对中药感兴趣的背景条件，又掌握了近现代科学的实验方法——才着手研究。他先证实了古人的经验可靠，再分析麻黄的各种药理成分，再证实主要有效成分是麻黄碱，再研究麻黄碱的分子结构，最后完成了麻黄碱的人工合成。就这样，终了实现了麻黄科学的"巧夺天工"。

> 现代自然科学同古代人的天才的自然哲学的直觉相反，同阿拉伯人的非常重要的但是零散的并且大部分已经无结果地消失了的发现相反，它唯一地达到了科学地、系统地和全面的发展。
>
> ——恩格斯
> 《自然辩证法》，第 6 页

第三节　近代科学起源与中国

古今科学有何不同或自然哲学科学怎样才能变为实证科学呢？上文已特别指出近现代科学的实验和巧夺天工精神，但是似乎还不足以说明全部问题。自 20 世纪来，世界有关学界不断地以另一个问题来寻找有关答案——为什么近现代科学没有起源于中国？

介绍这个问题之前，我们先简单讲一下近代科学起源或革命。

科学在近代发生质变而与古代科学不同，从内部看主要表现在科学精神和方法上。爱因斯坦的看法并不全面，笔者认为至少应有以下补充和说明。

1. 反对教条、反对权威、反对迷信的精神。

2. 面对自然，坚信从无情而不以人意为转移的事实中求知识的必要性和可能性。

3. 深入自然，坚信了解事实细节的必要和可能，也坚信据以做出抽象结论的必要和可能。

4. 思维的新工具——归纳逻辑的复兴。

5. 分析的受控实验方法作为标准研究方法的确立。

6. 数学自身的发展及其作为科学方法的普遍运用。

7. 观察和实验工具——科学研究仪器的广泛介入。

在上述精神和方法的指导下，近代科学完成了物理学、化学、生物学知识体系。这个体系在 19 世纪中末叶第一次使人类能够在牢固的科学基础上总体认识自然界，其中主要是：非生命物质结构统一于原子并揭示其从微观到宏观的有序性，生命现象的结构统一于细胞并揭示其从简单到复杂、从低级到高级的有序性，不同性质的物质之间与不同形式能量之间的互相转化及其守恒性。

这就是人们熟悉的哥白尼——牛顿革命和拉瓦锡——麦克斯韦——达尔文革命。

科学内部革命的本质是科学精神和科学方法的革命。所谓科学精神，如上文所说，即巧夺天工和诉诸实验的精神。古人——即便是持唯物主义世界观的经验论科学家也不具备这两种精神。

所谓科学方法，其实只有一种方法，即认识或思维方法。问题是怎样认识和思维？是千方百计地维护权威、维护教条还是永不满足地创新？是实事求是地观察、实验，还是凭空冥思苦想地思辨？是利用一切先进工具和仪器进行观察还是满足于一般生产生活经验所得？是自觉地遵循逻辑原理并充分运用数学进行严格的推理和计算，还是满足于模糊印象？古代学者多数从日常经验出发进行不很严密的思维，较出色的人才有观察和观测依据——他们主要是天文学家。许多人满足于空对空地思辨，甚至排斥可靠的经验，更多的人进行思维就是为了认识经典和权威所说为什么正确。进入近代，上述情况大变，而且变化越来越快，于是，这时的科学所揭示的自然奥秘与古代认识有质的不同。结果，在西方，古人留下的知识中，至今还称得起科学的就只有欧几里得几何学、托勒密的三角学和亚里士多德逻辑学（按照爱因斯坦的看法，后二者是一回事）。

显然《伤寒论》研究不具备上述方法和精神。

近代科学为什么没有起源于中国呢？

这个复杂的问题似乎至今没有定论。

直到18世纪，欧洲人对中国文明虽然往往了解得很不全面，但却把它当作典范而深表向往。而后，出现另一种倾向：认为任何一种重要的科学发明或发现都绝不可能在欧洲以外的地方诞生。

西方人较为认真地讨论中国科学问题，始自19世纪30年代，那时西方学者仍然认为：西方产生了自然科学，东方没有产生。或者：东方很少有超过最浅近最初步的自然史式的知识的科学，即便很欣赏中国文明的学者也这样看。

著名科学家怀特海说："从文明的历史和影响的广泛看来，中国的文明是世界上自古以来最伟大的文明。中国人从个人情况来说，从事研究的禀赋是无可置疑的，然而中国的科学毕竟是微不足道的。如果中国如此任其自生自灭的话，我们没有任何理由认为它能在科学上取得任何成就。"（《科学与近代世界》，商务印书馆1989年版，第6页）

全面研究中国科学技术史并且在西方广为宣传，始自英国汉学家李约瑟博士。他的巨著 SCIENCE&CIVILISATION IN CHINA（汉译《中国科学技术史》）在中国和世界科技史界影响了几代人，可惜他的中国医学史尚未问世，这位可敬的学者最近过世了。

李约瑟博士出身于化学专家，促使他研究中国科学技术的主要原因之一是中医学的奥秘，然而中国医学史在他那里竟然如此难产，可见认识和评价中医是一个很复杂的问题。

李约瑟对中国古人的科学精神是肯定的，他说：

"中国人的严谨、科学精神和组织性，与印度在政治和事物务上的懒散正好形成了对比。"（《中国科学技术史》第一卷第二分册，第465页）

可是，对于近代科学为什么没有起源于中国，李约瑟博士似乎又同意爱因斯坦的看法。可是后者的看法只是一种暗示，他只回答了西方近代科学诞生的两个内部条件，没有考虑外部条件，更未回答中国古代科学技术成就基于什么条件。

李约瑟更重视自然地理原因，他反复强调过中国古代多水旱灾害迫使中国古人只好重视实用技术。

西方学者也有人强调经济原因的，贝尔纳说：

"中国人缺少动机，中国的经济不需要对外贸易。"（《历史上的科学》，

第 750 页)

　　大约为了照顾中国人的感情，近来有的外国学者对上述问题，回避正面答案，说近代科学起源于欧洲纯粹是偶然现象，讨论此类问题没有意义。笔者不这样看，因为偶然当中有必然。近代科学起源于欧洲可能是偶然的，但是，构成近代科学起飞的条件应该是必然的。只是这些条件偶然（？）首先在欧洲具备，而不是在中国形成。

　　从外部看，近代科学起飞的必然条件有哪些呢？我们认为成有以下四点。

　　1. 全面继承古希腊科学遗产。

　　2. 资本主义生产方式的出现。

　　3. 伴随宗教改革和文艺复兴而来的个性解放——反权威、反教条的科学精神。

　　4. 东方——特别是阿拉伯和中国科学技术的引进。

　　显然，近代之前的中国从未具备上述条件。

　　五四运动前后，中国新文化运动的倡导人号召向西方学习两样东西——民主与科学。那时激进的思想家对中国文化遗产大多评价很低——他们认为中国从未有过科学，甚至没有过萌芽科学的文化背景。中国科学的落后不在近代，甚至也不在明末，而是在两千多年前。对此曾有较为系统论述的著名学者有：严复、梁启超、陈独秀、胡适、冯有兰等人。倒是政治家们对这个问题较为冷静，从孙中山到毛泽东都不赞成一味贬低中国传统文化。

　　随着时势变迁，某些学者也改变了初衷。如胡适便曾专门论述过"中国哲学里的科学精神与方法"，他认为，儒家思想本质上是理性的。清代考据学的精神和所运用的方法，与近代科学之间并无二致，甚至西方科学方法最早也体现在文献整理上。

　　近十多年来，东西方科学史比较研究进展很快，其中凡内容较为充实的著述，无不涉及近代科学为什么没有源于中国的问题。综合各家看法，对这一问题的解释约有：（1）自然地理的限制；（2）封建制度的限制；（3）小农经济的限制；（4）重人伦轻自然的文化即儒家文化限制；（5）文学型文化主干的限制；（6）早熟的有机自然观限制；（7）天人合一、道统独尊、崇祖好古、经世致用等观念的限制；（8）思维方式或思维模式的限制；（9）实用理性的限制；（10）重农轻商思想的限制，等等。假如详细收集各家见解，似乎所有中国古代文化因素都抑制近代科学的起源。

上述各种解释，都可以举出有说服力的例证。不过我们再看一下近代科学崛起于西方的必要条件就容易明白，上述各种限制能够长期存在的原因只有一个——古代世界文化交流的限制。假如东西方之间没有古代文化交流难以克服的地理障碍，近代科学应该同时——至少大体同时在东西方出现而且共同发展，正像现代科学在全世界范围内共同发展一样。当代中西医有这样好的交流条件，我们实在无理由主观上将它们隔绝。

简单说来，近代科学首先在西方腾飞乃是当时世界各主要文明积累的异质文化急剧融合的结果。

看来，我们应该重视异质文化之间的融合，因为融合之后常出现文化飞跃现象，在科学技术方面尤其是这样。

中西医结合亦可视为异质文化融合，我们期待它导致某种医学飞跃，是合乎逻辑的。

欲巧夺天工的现代医学，离全面征服自然、代替自然还很远，也许是无限远。所以，现代医学和其他现代科学一样，不排斥一切传统医学。它不仅要研究一切人类已知的经验事实，也应该汲取一切有用的古典理论。《伤寒论》无论就其包含的经验事实还是其作者对这些经验事实之间的联系所做的逻辑处理——即其理论体系，都足以作为中医学体系的样板与当代西医热病学之间进行互补性研究。

以上大约说清了怎样看《伤寒论》的科学性，那么，如何实现中西医学之间的融合呢？

> 当一个复杂现象中起作用的因子数目太大时，科学方法在多数情况下就无能为力了。
>
> ——爱因斯坦
>
> 《爱因斯坦文集》，第3卷，184页

第四节 中西医体系互补与理论结合

《伤寒论》或中医学具备实用性（即有效或灵验）、知识系统性并在某种程度上揭示了人体生命现象的客观规律，从这三方面看，它称得起科学技术。它何以不能像当代医学一样巧夺天工因而不能看作现代意义上的科学，上文已从科学的历史形态角度做出简单回答。现在我们可以从另一角度给出一个可能更容易理解的答案：它没有足够的基础自然学科做保证。恩格斯说：

"在自然科学的历史发展中最先发展起来的是关于简单的位置移动的理论，即天体和地上物体的力学，随后是关于分子运动的理论，即物理学，紧跟着它、几乎和它同时而且有些地方还先于它发展起来的，是关于原子运动的科学，即化学。只有在这些统治着非生物界的运动形式的不同的知识部门达到高度的发展以后，才能有效地阐明各种显示生命过程的运动进程。"（《自然辩证法》，第53页）

当代科学像一张严密而巨大的知识之网，更像一座基础深厚且牢固的知识大厦。近代之前，人类从不可能织出这张大网或建造出这样的大厦。当代医学是这座大厦的顶层，当代哲学则是它的外装修。

就科学的内在联系看当代医学或西医，它不过是生命科学在人体生命上的应用，生命科学则是非生命科学在生命现象方面的应用。总之，医学的科学性，最终取决于它的基础学科——数学（此处暂按常识把数学看作基础自然科学）、物理、化学知识的科学性，至少在生物模式医学范围内可以这样看问题。读者应不难理解，生理学就是生命物理学，生化学就是生命化学。恩格斯和爱因斯坦对此都有明确的论述。

恩格斯说："生理学当然是有生命物体的物理学，特别是它的化学，但同时它又不再专门是化学，因为一方面它的活动范围被限制了，另一方面它在这里又升到了更高的阶段。"（《自然辩证法》，第234页）

爱因斯坦说："物理学之所以对医学有影响，是由于它使人信任科学方法。它还给医生必不可少的工具和概念。它还诱导生物学家以一种非常简单的方法来处理生命现象。"（《爱因斯坦文集》，第三卷391页）

近代医学发展的早期，西方医学家先致力于人体宏观构造的研究，那时的数学、物理和化学还不足以解释生命现象。但是，医学从同时代的科学中引进了实验方法。数、理、化真正成为医学的基础，特别是化学促进医学理论进步，主要是19世纪以来的事。当代医学生，若没有足够的基础自然科学知识，已不可能掌握西医理论和技术。

如此说来，以近现代自然科学为基础的当代西医，是否已经涵盖了中医的一切知识，最后趋向完美了呢？显然不是。

我们先不与中医对比，只需看一下当代医学面临的难题——许多不治和难治之症，就能明白它还远未完美。道理很简单，科学发展永远没有尽头，问题是中医学能否给当代西医以补充。站在发展当代医学的立场上，我们有必要反思一下，医学发展至当代形态是否有可能丢掉或忽视些什么。据笔者长期对中西医体系的理性思考和实践经验体会，当代医学在总体把握对象时确有不如《伤寒论》或中医学全面、方便而且有效之处。目前西医已经注重克服这方面的不足，那么，在中西医并存的情况下，首先考虑从理论上吸取中医之长应该是明智的。

为什么会这样呢？本节题记所引爱因斯坦的说法应是一种很内行的见解。生命现象——特别是人体生命过程是最复杂的多因素过程，最善于解决单因素过程的分析实验方法不可能总体把握人体，整体综合方法或许是永远不能忽视的。

实际上，中医的长处还不限于在总体把握上。为说明中西医之间具有全面互补性因而有必要进行二者的整体结合，我们具体看看它们各比对方多了什么或更有说服力。

西医比中医多了什么？简单说来，有以下几方面。

1. 在形态学方面，从大体到组织、从系统到胚胎、从宏观到微观——直到分子构造和发生，西医所有的中医大部分都没有。

2. 在机能方面，从生理到生化也都是中医几乎没有。

3. 在病因病理方面，病理解剖基于形态学，病理生理基于生理生化学，自然大多为中医所无。病因方面，西医关于物理、化学、生物、遗传、心理、社会等病因的详细分类和诸项观察，特别是微生物病因学的理论也为中医所无。

4. 在诊断手段方面，西医的一切生理、生化检查、检验仪器都为中医所无。

5. 在防治手段方面，西医的免疫手段、预防感染手段、预防中毒手段、帮助人体在特殊环境中生存的手段、直接干预人体内环境的手段、纠正和维持人体营养的手段、各种物理治疗仪器和药物基本上为中医所无，各种人工合成的药物和制剂也基本上为中医所无。各种人造器官，各种大型、复杂、细密的手术，更是中医所短。

6. 在研究手段方面，西医的逻辑手段、实验手段、数学手段和各种专用仪器，也为中医所无。

如果再考虑到西医的社会表现方式，它的社会化、法律化、工业化、集约化、标准化的组织管理和实施方式也非中医所可比，它和工业、农业、国防、教育、服务等行业和部门的互相渗透、制约也达到中医不可企及的程度。

总之，伴随近现代科学技术同步发展并且以其为靠山的现代西医，已成为现代大科学的有机组成部分而且已成为带头科学之一，它与当代社会各方面的关系（即便在中国）也远比中医密切。

西医这么发达，中医还能比它多什么呢？我们按照"知识结构"分析一下中医体系的三个层次，就能发现它的长处。

1. 生药及其复方的临床应用经验和理论：这是中医学体系的外围保护带。

到 19 世纪末，西医所用药物的百分之九十仍是生药而且也有许多复方，古代西医自然和中医一样完全用生药及其粗加工的制剂治病（暂不论非药物手段）。但是，和中医使用的生药品种相比，特别是和中药复方种类相比，无论古代西医还是近代西医在这方面的经验知识和理论把握都不如中医，这种差异不能完全用中国最复杂的植被类型与封建医疗制度相结合来解释（有的学者这样看中医）。

20 世纪以来，西医背靠物理、化学（尤其后者），迅速用人工合成或人工提取的药物全面代替了生药及其复方，取得了辉煌的成就，因而忽视了生药及其复方的开发。大约近 20 年来，西医开始注意纠正这一偏差。就已研究过的生药种类而言（包括中国医学界在这方面做的工作）已经超过传统中医使用过的药物，若就复方而言，有关研究还很不够。问题是即便已经研究过的传统中药，现有认识也很不够，这主要是因为生药药理成分的复杂性，还为目前西医的药理分析实验方法难以解决，至于中医复方，就更是分析方法的大敌。已知的此种复方，有 10 万个左右。在理论上，中医复方可以无穷。总之，在开发生药，对它们进行现有研究的同时，西医有必要考虑如何接受中医的有关知识，这一点不难理解。

2. 中医学对病生理的整体或宏观综合认识：这是中医学体系的"硬核"。

中医没有微观认识手段，也没有分析实验研究，然而它特有的整体把握理论和长期实践发挥了宏观综合观察之所能，中医学的脉诊、色诊、舌诊的长处已经受到中国西医界（搞中西医结合的人）的重视。笔者以为，中医对其他临床宏观表现——包括自觉和他觉症状，特别是对前者的细致分析和整体把握尤其应受到当代医学的重视。在辨病手段和理论很有限的情况下，中医学能够用"证"来指导治疗，主要得益于这种整体综合观察。西医没有证的概念，当代西医辨病的理论和手段可谓发达，但是，至少目前在很多情况下，辨明病并非就决定了治疗方法而且保证有效。况且，已知的病达数千种，在实际工作中，辨明病并非总是可能而且必要的，所以，西医有必要引进并深化"证"的概念。"证"是一种病理概念，虽然临床上的实际证是无穷的——即每个病人都在"证"坐标系中占有自己的特定位置，但基本证型却很简单。这就是中医常识中的"八纲"（最基本的是四纲，见本书末附二）、"气血""六经""藏府""经络"辨证。八纲和气血辨证，不需要改变西医的基本概念就可引进，其他辨证则需进行较多的理论整合，故可暂缓。看来，不需费很多力气便可完成中西医体系"硬核"的部分融合。

3. 阴阳思想或对立统一思想：这是中医体系的"超硬核"。

这一哲理是中医学信奉的最高原理或中医学体系中起构造作用的最基本的原理。该原理在西医学体系中没有明确的表达，所以，将它引进西医将完成中西医体系"超硬核"的互补。这不但是必要的，而且是可能的。详见本书第五章第一节。

总之，中医学体系的"超硬核""硬核"和"外围保护带"中都有可补西医之短的东面。就目前来看，二者之间的外围接触最多。进行这方面的互补，主客观上的困难最少。通约硬核时，困难即较大，但阻力主要在中医方面，特别是中医很难接受将藏府或藏象学说统一于解剖生理学。融合"超硬核"的困难则主要在西医方面。至于针灸和经络问题，西医已经原则上接受，尽管目前尚无自觉满意的理论解释。

其他各种中西医的传统和非传统的非药物疗法，基本上都属于各自的"外围保护带"，医家并不担心被别人拿去，也不拒绝将别人的东西拿来，因为它们一般不会与理论"硬核"发生冲突。

笔者认为，从中西医热病学比较研究入手，最容易帮助读者理解如何完成中西医体系之间在"硬核"和"超硬核"方面的融合。对《伤寒论》进行逻辑研究，又最便于认识中西医体系的异同。

如果再简单概括地说明中西医理论如何结合或互补：就是中医要在认识研究对象的细节方面取西医之长——承认分析实验研究的长处，拿来它的一切研究结论；西医则要在整体把握对象方面取中医之长，承认综合观察的长处，拿来它的一切研究结论。西方学者并不讳言分析方法之不足，托夫勒说：

"在当代西方文明中得到最高发展的技巧之一就是拆零，即把问题分解成尽可能小的一些部分。我们非常擅长此技，以致我们竟时常忘记把这些细部重新装到一起。"

这种思维方式在当代西医研究中确实仍很突出。比如，读者都知道心脑血管病和肿瘤是当代人类的大敌，中西医都在努力研究。我们若查一下西医想怎样解决它们，就会发现：西医对心脑血管病不仅有了确定哪一段血管出了问题的诊断手段，也有了从局部解决破裂、狭窄或阻塞的手段，这是西医一贯的长技，对心血管病也确有疗效。对于肿瘤，西医的定位诊断手段更多，分类也更细，但在治疗上同样是设法制造针对肿瘤靶细胞的药物导弹，注重在局部消灭之，可是，至今仍无很满意的疗效。然而，在理论上，西医也知道心脑血管病和肿瘤不是短时间由局部原因造成的，只是它仍不注重怎样通过全身调整防治这类疾病。

按照上述思路看《伤寒论》，虽然它的科学基础不够牢固也不完备，但是，在总体把握对象方面它确有全面而方便的长处，我们显然不能否认其科学性。这不是说仲景的总体把握方法，至今仍绝对保持优势或可以永远保持优势。

笔者以为，站在发扬仲景和发展中医的立场上，我们应该全力加强中医理论和当代生命科学及其自然科学基础理论之间的联系。完成这一步，自然需借助西医，因为显然没有必要从头建立中医生理学和生化学。统一的生理生化学必须体现或吸取中医理论特色，但应避免时下中医界与某些横断学科牵强或肤浅联系的思维方式——仅仅为证明中医理论完全无误。

> 经验事实给（科学家）规定的外部条件，不容许他在构造他的概念世界的时候过分拘泥于一种认识论体系。因而，从一个有体系的认识论者看来，他必定像一个肆无忌惮的无政府主义者……
>
> ——爱因斯坦
> 《爱因斯坦文集》，第 1 卷，第 480 页

第五节 《伤寒论》和科学反思传统

所谓科学反思传统，指近代以来西方对如何获得真知或评价科学真理的不同认识。它是关于科学认识论的学问，在西方属于科学哲学，我国目前更习惯称作自然辩证法。

直到19世纪中叶，科学界对真理的看法还是绝对的、单值的，那时还没有较全面的科举真理评价学说。

如何评价科学真理是一个很复杂的问题。

以真理的标准而言，读者很可能认为这个问题很简单，因为我们已有唯一的标准，其实并不然。即以中医而论，许多读者不会因为一次甚或多次按传统理论治病失败而坚决放弃它，人们会说那是没有学好中医，或者尽力对传统理论进行某些补充以便解释为什么会失败。所以，即便在纯自然科学领域，许多人也很难放弃虽然已经落后但为自己熟悉的理论。假如是关乎政治和信仰的社会科学理论，其真理性更不是一场笔墨官司或几个反驳证据就可推翻，这岂不是说真理等于权势支持的思想或习惯性信仰了吗！笔者自然不这样看，不过，直至今日，许多人实际上在奉行这样的标准。

西方科学反思传统分两大派。有人称之为科学传统和技术传统；有人称之为唯理论传统和经验论传统，有人叫哲人传统和匠人传统，简单说来，就是一派重视理性思考，一派重视经验验证。

东方习惯按唯心、唯物看认识论，而且暗示前者必然谬误，后者一般正确。实际上唯理论和经验论并非与唯心、唯物分别等价，也不能说它们分别绝对谬误或正确。

这两类传统在中医发展史早期是有的，比如，《汉书·艺文志》将医书分为医经和经方，前者属于科学或唯理论传统的作品，后者属于技术和经验论传统的作品。

中医公认《伤寒论》为经方之祖，那么仲景岂非技术专家或经验论者了！实则非然。古人已承认："前乎仲景，有法无方。后乎仲景，有方无法。方法俱备，唯仲景此书。"（方有执《伤寒论条辨·跋》）这一判断虽失之绝对，但说仲景完成了第一个理法方药俱备并且经得起实践检验的辨证论治体系并不过分，中医所谓"法"，即有系统的理论知识；所谓

"方"，即医疗技术知识。仲景正是将当时唯理论传统与经验论传统所得的知识有机地结合为一体。

然而，后世中医未能充分继承并发扬科学反思传统，特别是唐代之后，《内经》和《伤寒杂病论》一统医学理论的天下，医界不允许从根本上怀疑它们的正确性。直到近代西医传入中国，中医学的理论核心才受到震动。

应该说，近代中西医遭遇战对双方来说都是一种机遇。出现对立面，是科学的幸运，因为这时极有可能发生科学突破或飞跃。这时也正是科学哲学用武之时。

今人遗憾的是，科学反思传统至今在我国未能良好发育。

科学反思精神与近代科学精神一致，本质上是一种怀疑精神，是对立面争论的精神。持不同认识论观点的双方，都设法追求并维护本方知识的可靠性、确定性，即各有自己的真理标准，而批判对方的标准。提倡怀疑精神，对学术上的对立面又持宽容态度是科学进步的必要条件，这就是我们所说的"百花齐放，百家争鸣"。可惜实际上我们习惯于用思想大一统观念看问题，长期不允许对立面存在。

不同科学反思传统，实际上是不同认识论流派或不同哲学流派对知识或真理的看法。

所以，在简介西方科学哲学流派前，笔者先就我国的情况说几句科学与哲学通俗谈。

在认识科学与哲学的关系时，有一个尖锐的问题待回答：即哲学是科学的管家婆、助产妇或是科学的仆妇？历史证明，哲学扮演科学的管家婆或监护人角色时——这样的哲学往往是权势支持的意识形态——科学发展便大受遏制，甚至造成科学精神窒息。因此，当科学界一致刻意迎合某种哲学观念，不再能听到异样的声音时，情况便很不妙。这并非否定哲学对科学的正面推动作用，目前似乎没有著名科学家公开持排斥哲学的观点。怀特海说："哲学具有批评宇宙观的功用。……假如我对哲学的功用没有看错的话，它便是一切知识活动中最富有成效的一种"（何钦译《科学与近代世界》，商务印书馆 1989 年版，序言）。据笔者理解，维也纳学派打着否定形而上学的旗号，实际上否定了哲学的科学意义，他们们便是逻辑学。石里克说："哲学就是那种确定或发现命题意义的活动……它虽然不是一门科学，却仍然是很有意义的、非常重要的东西，所以今后可以像从前一样被尊为科学的女王"（洪谦主编《逻辑经验主义》，商务印书馆1989年版，第9页）。关于科学女王的看法是否正确姑且勿论。他又说："在古代，真正说来一直到近代，哲学只不过等于每一种纯理论科学研究"，倒颇有见地，因为马克思主义也认为哲学是对自然科学和社会科学的概括和总结。可以说，哲学是关于理论的理论，它与科学是对立统一的关系。但说到底，我们还是要承认哲学源自科学。恩格斯在《反杜林论》中说："确立辩证的同时又是唯物主义的自然观，需要具备数学和自然科学知识。"又说："像唯心主义一样，唯物主义也经历了一系列发展阶段，甚至随着自然科学领域中每一个划时代的发现，唯物主义也必然要改变自己的形式。"（《马克思恩格斯选集》第四卷，第224页）这与古时哲学和科学分不清并不矛盾。在两者共同发展的过程中，后者，才是真正的原动力。自然，笔者也不赞成科学变成哲学的管家婆，只要二者尚未完全融合，我们最好视它们互为助产妇。浅见以为，既然对立统一是普遍规律，就应该承认唯心与唯物也是对立统一的。为建立一种宽松的科学气氛，我们只需反对两种哲学：一种是认为人类不必也不可能认识世界，另一种是认为人类已经完全认识了世界，不必再认识。除此之外，我们不但允许，而且应鼓励人们按照各种哲学去认识世界。自然科学家总是属于那种渴求知识的人，我们不必担心宽松的气氛会使他们变成懒汉。

上述浅见对我国科学界有重要的现实意义，已经有人指出："科学技术对于社会历史和文化形态的深刻影响，今天已越来越为人们注重。1978年诺贝尔奖得主，苏联著名物理学家卡皮察甚至提出，科学技术水平将是最终决定两种社会制度胜负的次定因素：

'假如按人口平均产量限度，这个限度在资本文义制度和社会主义制度下和社会主义制度下都能达到，那么，劳动生产率更高，劳动较灵活的社会制度将会状获胜。生产率和劳动条件决定于工艺完善，而工艺由学者们研制，所以，科学工作水平最高的社会制度将是先进的社会制度。在资本主义同社会主义竞赛中，为科学发展创造较好条件的社会制度将获得胜利"（朱亚宗、王新荣著《中国古代科学与文化》，国防科技大学出版社1992年版，自序）。

如果说上述看法将科学与政治联系值得商榷，那么，中西医并存意味着科学竞赛是许多人早就承认的。假如，中医界内部首先不能为科学发展创造较好的条件，那么中医最终被淘汰便是无足惊异的。

西方科学哲学讨论的核心问题都是：怎样获得的知识才可靠、准确？怎样评价科学真理？上举两类传统的学者们的看法大相径庭。

唯理论传统可以追溯到古希腊的柏拉图，近代以来的代表人物有笛卡尔、莱布尼兹、斯宾诺莎、黑格尔等。他们认为感官知觉常不可取，为寻求知识的确定性（即科学性或真理性）必须从一些绝对可靠的最初原理出发，这些原理在他们看来是"先验的"或"天启的"，可以从"澄明"的心灵中发现。在他们看来，建立体系的标准逻辑方法是演绎法。这方面登峰造极者是黑格尔，他把逻辑看作基本科学，说："逻辑是纯科学，即全面发展的纯粹知识"，必须以逻辑作为科学的开端（杨一之译《逻辑学》，商务印书馆1966版。第5页）。

唯理论代表人物多属唯心主义哲学家，但这不等于他们对科学无贡献，如笛卡尔创立解析几何、莱布尼兹发现微积分（他们二人并提出与牛顿相竞争的物理体系）、康德提出天体形成的星云假说等，均为当代学界熟知。不过，总的说来，他们的成就在数学和逻辑学等抽象科学方面。

经验论的出现是近代科学兴起的标志。经验主义认为，经验所得或实证知识是唯一的真知，感性观察是知识的最初源泉及最后的评判者，他们不相信任何从假说出发演绎而来的真理，这方面的代表人物有培根、洛克、孔德、休谟、穆勒、马赫、罗素、维特根斯坦、石里克、卡尔纳普、来欣巴哈等，这个名单从16世纪一直排列20世纪40年代。

经验论者又可称为"实证主义"者，但并非都持唯物主义哲学观，崇尚经验的人并非都承认有一个不以经验为转移的外在世界。

第一代实证主义者自培根始至穆勒止，他们的名著《新工具》和《逻辑》（中国最早译本为严复译《穆勒名学》）影响很大。在他们看来，发现科学原理的标准方法是归纳法，至于知识体系的构筑，既可用归纳法，也可用演绎法。一般认为，他们与近代自然科学密切相关，代表着科学的归纳时代，穆勒尤以全归纳主义者著称。

第二代实证主义的代表人物是马赫，他认为世界仅仅由人的感觉组成，而感觉属于心理问题。他的这种主观难心主义立场曾受到列宁的深刻批判，但他对实验、比较、类比、演绎、归纳、想象等各种方法的逻辑解剖，揭示了它们从经验到理论概括运动中的作用。

罗素是数学家和逻辑学家，他是维也纳学派的先驱，曾在数学的逻辑证明上做出巨大贡献，此后才真正出现了逻辑实证主义或逻辑经验主义的科学哲学学派，人称新实证主义。

新实证主义在20世纪二三十年代最盛行；该学派要解决的中心问题是：知识的经验验证。

新实证主义的盛行与19世纪末到20世纪初发生的科学危机有关，此期间发生了希尔伯特——普朗克——爱因斯坦革命，这时欧氏几何学、牛顿物理同与其相关的逻辑学、方法论和其他数学理论遇到大危机，本书的多数读者或许不很熟悉这场革命。

这场革命首先向欧几里得公理开刀，比如"两点之间的距离以直线最近"这样一条连低等动物也自明的公理，被证明是非自明的。这还不要紧，最重要的突破是人们对欧氏的第五公设："过直线外一点能且仅能作一条直线与之平行"提出怀疑，认为改变此公设同样可以构筑自洽而有用的几何体系，即罗巴切夫斯基（1792—1856）几何和黎曼几何，它们与欧氏几何的公理和定理大不相同。

如：对第五公设，平行线　　　对三角形内角和

在欧氏几何中等于一，　　　在欧氏几何中等于二直角。

在黎氏几何中等于零，　　　在黎氏几何中大于二直角。

在罗氏几何中等于无穷，　　在罗氏几何中小于二直角。

此外，罗氏几何还推翻了欧氏几何的相似形定理，黎曼几何则连"过二点能且仅能作唯一的直线"也推翻了。

几何学上的这场革命，导致了科学哲学中的约定主义或假设主义，亦即经验批判主义。这种思想认为，科学体系可以完全不以经验为基础，也没有判断"真"与"假"的标准。简言之，科学原理就是约定。最出名的约定主义著作是彭加勒的《科学与假设》，不过他不把整个科学看作约定，他区分了原理和定律，原理是约定，经验定律却不是，工具主义、实用主义和逻辑实证主义均源自约定主义。

物理学内部也接着发生革命。1900年，普朗克首创量子论，实验证明能量变化不连续，能量不是无限可分的，这一学说打破了自牛顿以来物理学家认为一切自然过程都是连续的经典观点（这种观点实可直接追溯到古希腊的亚里士多德或更早，而且一脉相承直到牛顿）。1905年，爱因斯坦创立狭义相对论，对经典物理构成更大冲击。经典物理认为，空间和时间是绝对不变的，与物体运动无关，而相对论认为时间和空间是相对的。在不同的参照系中，测量时间和空间的结果不同。经典物理认为质量与能量

无关,而相对论认为质量与能量相当,质量随物体运动速度增大而增大。紧接着发现的玻尔互补原理、海森伯测不准原理等重大理论连爱因斯坦也不能接受,因为爱国斯坦和普朗克本意仍在修补经典物理。然而,人类历史上最坚固的大厦——牛顿物理学终于需要修补其基础。

好在由于约定主义或逻辑实证主义走得太远,数学和逻辑学在另一个极端发生危机。最后,拉卡托斯(科学研究纲领论者)只好承认:数学是拟经验的。

简介上述科学革命,并非作者赞同工具主义,约定主义、实证主义等科学观(爱因斯坦等多数第一流的科学家也不赞成上述科学观),而是希望读者由此相信任何科学理论都不是永恒的真理,我们更无必要把仲景学说和其他中医学经典视为万世不刊的教条,中医学进步缓慢的内部原因之一就是几乎无人敢于突破经典。

现代科学真理评价学说的代表有:奎因的工具主义、波普的证伪主义、库思的规范论和拉卡托斯的科学研究纲领论等。

奎因以科学概念体系的实用性检验知识的意义,将早期美国实用主义哲学家詹姆士和杜威的真理工具论与逻辑实证主义合流。工具论至今在西方仍有影响,有人就以这种观点看待中医学的经络学说。

所谓证伪主义,即认为科学理论的真理性取决于它本身是否有可证伪性,是否承认一个判决实验,若实验与理论不符,是否坚决放弃该理论。根本不可证伪的理论(如某些哲学、逻辑学、数学理论)自然没有真理性,不是科学理论。假如一个体系对不断出现的证伪实例只能做出修订——用特设理论解释,它便是不科学的,即非真理。

库恩的科学观与波普不同,他把科学性归结为套范式,即科学共同体的学者们共同信奉的基本假定、定律、有关研究方法、重要仪器技术、价值观念和自然观。规范决定了共同体研究什么和怎样研究,符合规范的便是科学真理,否则便是非真理。科学革命便是旧规范面临危机无法立足,而被新规范取代。规范革命可以表现为哲学上的、社会学上的(均属外部的),但仍以科学理论内部的硬核发生革命性变化为主。库恩的学说可以解释科学史上的某些典型现象,但有两点不足:一是他过分强调规范突变,新规范的产生必然是旧规范的毁灭,这不符合科学史。不过,他认为,规范庞大的体系较之单薄的体系,一般更稳定,即更难发生范式革命,这对我们理解中医体系的生命力所在有所帮助。

"科学范式论"影响较大，近年有国内学者潘卫星按照库恩的这一理论对中医体系的方法论进行了简明而通俗的说明，书名《反光》。笔者不敢保证潘氏的看法全部正确，但确信当代中医界青年同行读一下该书必有很大收获。

拉卡托斯的科学研究纲领方法论，较之库恩思想更圆满些，也更通俗些。比如他说"我所重视的一切研究纲领，都有一个共同的特点；他们全都能预言新奇的事实。这些事实或者是过去做梦也没想到的，或者确实与以前的纲领相矛盾"（欧阳绛等译《科学研究纲领方法论》，商务印书馆1992年版，第7页）。他举出哈雷按牛顿纲领计算出76年后彗星（即哈雷彗星）在天空再现的时间（精确到分）和确切的位置，后来果然应验。爱因斯坦预言，昼（日全食时）夜测量两恒星间的距离，结果将不相同（因光线受太阳作用而发生弯曲所致）并应验而大轰动，相对论的另一个预见是原子弹问世。这些强有力的预言都在爱因斯坦在世时证实，无疑加速了相对论的传播，并确认了爱因斯坦的伟大天才地位。总之，能不断预言新事实的便是进步的科学研究纲领。即相对科学的，更逼近真理的纲领。反之，不能预言新事实，或在新事实面前穷于应付，进行修修补补的便是退步的或相对不科学的研究纲领。

综上所述，到拉卡托斯，基本上摆脱了科学真理单值的看法，也摆脱了简单机械的判断标准，因而摆脱了怀疑主义、实用主义、工具主义、约定主义、相对主义的真理观。

单纯经验主义或单纯唯理论都不足以说明科学认识的复杂本质，近数十年来，出现了两种传统日渐融合的趋势。

以上对科学反思传统的极简略的介绍，显然很枯燥。读者可能认为，医学是应用科学，它源于人类解除肉体痛苦，具有明确的功利目的，抽象地讨论其科学性，似乎没有什么意义。其实不然，中医界并不一味排斥有关抽象理论。读者试回顾一下近20年来几乎普及的中医辨证法、中医"三论"、中医方法学、中医思维学等新学说，它们都在抽象地说明中医学的科学性或真理性，这些学说也无不是外来思想启发的结果。

回顾西方的科学认识论传统，对我们进一步认识《伤寒论》和中医学乃至一切中国传统科学的科学性会有所启发。我国古代并非完全没有上述两种传统，但和西方相比，我们的先哲远远缺乏那种对知识确定性的执着追求精神。和近现代西方科学反思研究活跃的情况相比，我们的有关研究尤其显得僵化。几十年来，国内没有形成不同的学派，因而就谈不上学术批评或争鸣，结果是我们不得不引进近几十年来回外有关研究成果再从头消化。

笔者遗憾地发现，中医界尤其缺乏科学反思精神。自汉末到清末，敢于像西方数学家、物理学家那样进行自我否定即否定经典的人只有吴又可、王清任二人。翻一下今天的出版物，大多数讨论中医理论和方法的文章都习惯写一些空话、套话，而且似乎都为了证明它已经包括了当代最新的科学理论。少数人努力喊出的异样声音，引起的反应是如此渺然，甚至在这些声音发出之前便被遏止。此种心态，注定中医理论研究不可能有重大进展，也不可能弄清《伤寒论》这个中医体系的样板。

> 科学的医学和其他科学一样，只有通过实验的道路，也就
> 是说，将推理直接和严格地应用于观察和实验为我们提供的事
> 实上才能确立。
>
> ——贝尔纳
> 《实验医学研究导论·绪论》

第六节 自然哲学医学与实验医学

认识实验医学与传统医学的关系，不始于今天。早在19世纪末叶，至少已经有一位著名的医学家——贝尔纳开始慎重地思考这一问题，只是他把自然哲学医学称作经验主义医学。

所谓自然哲学医学，即其赖以建立体系的基本原理直接自哲学原理借来，而哲学原理是最抽象最一般地说明整个世界的本质和规律的。换言之，自然哲学医学中关于人体生命现象的理论还很少，一般不超出当时的常识。中医的阴阳说、五行说为什么是哲学原理，它们在《伤寒论》体系中有何作用，本书已有具体说明，此处从略。我们且来看西方古代医学理论。

古希腊医学的集大成者为希波克拉底，其著作《希波克拉底文集》相当于中医之《内经》。仔细读一下希氏著作我们会感到很惊奇，因为其中甚至没有内脏的解剖生理病理常识，其体系的形成主要靠当时的四元素（土、水、风、火）和四元质（干、湿、寒、暖）说，医家据以类比出人

体四体液（血液、黑胆液、黏液、黄疸液）。人体生理状态便是四体液调和而平衡，病变则因其失调。病程变化规律受毕达哥拉斯数本体论影响，也是直接借用哲理说明医理。

自然哲学医学体系的理论与实践之间距离很大，即理论不足以全面统率或严密说明当时的医疗经验，导致体系松散，西方古代医学体系之松散尤其突出。从逻辑结构严密程度上看，西方古典医学体系无可与《伤寒论》相比，所以本书要向读者说明仲景给我们做出的这个样板中有哪些逻辑原理。

现在我仍讨论实验医学。

下文基本上采用19世纪法国著名生理家克洛德·贝尔纳著《实验医学研究导论》的看法。近年英国科学史专家 J. D. 贝尔纳在其巨著《历史上的科学》中说："《实验医举研究导论》一书至今仍然差不多是唯一的榜样。即由一位伟大的创造性的科学家，而不是哲学家对种种科学过程所做的分析的榜样，他对科学的影响必然与时俱增"（夏康农等译《实验医学研究导论》，商务印书馆1991年版，序）。确实，即便自当代高度看，贝尔纳的看法也少有可挑剔处，我们基本上引用他的成说便可说明什么是实验医学了。

实验医学与其他实验科学一样，是建立在观察和实验方法上的。观察与实验有何不同呢？贝尔纳并不认为二者间有截然界限，不过他更重视实验。他说："我们可以把实验医学称之为科学医学的第二阶段，第一阶段是观察医学，第二阶段根据第一阶段得到充实。"（第208页）

为说明观察与实验的区别，他举例说："观察科学的典型是天文学，我们能预测天文现象，但我们不能改变它。实验科学的目的在于发现自然现象的规律，不仅为预测它们，而且为了调节它们和做它们的支配者，物理学和化学就是如此。"（第206页）不过，在医学研究中，有目的有计划的观察在方法上与实验也很接近，所以贝尔纳认为：

"就广义而言，实验是人类认识的唯一源泉。"（第15页）

"怀疑是实验的基础，但不应与哲学上的怀疑和体系派的否定混为一谈。"（第213页）

"实验医学是科学医学的同义语，只有将科学精神日益引导到医生中间才能形成。"（第215页）

"那么，什么是实验呢？实验其实是一种判断，它必然要求两种事实

的比较。所谓积极的，有意义的实验，正是精神活动想做的一种比较。"（第12页）

"科学医学和其他科学一样，只有通过实验的道路，也就是说将推理直接和严格地用于观察和实验为我们提供的事实上才能建立。实验方法从本质上看，只是推理，没有别的。"（第2页）

贝尔纳对经验（主义）和科学的看法至今值得我们注意。

"其实，经验主义，这就是观察或偶然产生的经验，因而他是各种科学的起源，它必然是科学的第一阶段。……今天，医学实践在大多数情况下是凭经验的，但这不等于说，医学永远不会脱离经验主义。……经验主义丝毫不否定实验科学……甚至必须补充说，经验主义永远不会从任何一门科学中完全消失。"（第201页）

关于实验医学的体系问题，贝尔纳这样看：

"实验医学就其科学的本质来讲，没有体系。治疗或治病（的经验体系）它什么也不排斥。实验医学相信并承认一切，只要它建立在观察的基础上并被实验证明。……我们称之为实验医学的东西丝毫不是一种新的医学理论……这是属于全人类的医学，属于各个时代的医学，是一致公认的并且确实观察到的实验医学。"（第217页）

贝氏关于如何认识经验（主义）医学与实验医学的关系的看法至今有助于我们认识中西医关系，他的看法较之近现代中外许多外行或内行人对这一问题的看法更可取。

"经验主义的医学和实验医学不是不能并存的，相反，要密切结合起来，因为这两种医学都是建立实验医学所必需的。"（第228页）

读者可能不同意中医为"经验主义医学"或"经验体系医学"，但它总不是实验医学。一百多年来，我国中西医并存的史实说明贝氏的看法是正确的，尽管他的原意指当时西方经验主义医学与实验医学的关系。至于两种医学要"密切结合起来"的看法，虽与我们今天说的"中西医结合"含义不尽相同，但也相去不远。那么，怎样才能结合呢？按贝氏的看法，显然是将经验进行实验证明。

不过，贝尔纳也提出了可能使一些人担心的看法，他说：

"实验医学不是医学上的新体系，相反，它否定各种体系。事实上，实验医学来临的结果，将使各种个人的观点从科学里消失，以便用一些非个人的和一般的理论来取代它们。这些（新）理论，正如在其他科学里一

样，将只是一种由实验提供的事实进行有规律的推理的协调。"（第229页）

我们可否把否定各种体系的实验医学，视作世界统一的医学呢？笔者高度评价《伤寒论》体系的科学性，但是，即便不考虑贝尔纳的观点，我们也不认为仲景体系完美无缺。后世中医曾经发展或吸收过它，实验医学也应该能吸收它、消化它。

> 毋庸置疑，医学实验比任何其他科学都要困难，然而，正因为如此，实验对医学来说永远比其他科学更必要，更不可缺少。一门科学越是复杂，就越是重要。
>
> ——贝尔纳
> 《实验医学研究导论·绪论》

第七节　关于医学的精确性

最后，再简述两点浅见。

第一是关于医学是否将和其他科学一样精确。

"近代科学的开创者们满脑子都是毕达哥拉斯主义精神。……近代科学始终坚信尽可能精确定量的描述和定律的思想"（沃尔夫《十六、十七世纪科学、技术和哲学》，第9页）。

"关于生物领域里的规律性，我们所洞察到的还很不深刻，但至少也已足以使人感觉到它是受着确定性的必然性的支配的。人们只要想一想遗传中有规律的秩序，以及毒物（比如酒精）对生物行为的影响就可明白。这里所缺少的仍然是对那些具有广泛普遍性的联系的了解，而不是秩序知识的本身"（《爱因斯坦文集》第3卷，第184页）。

爱因斯坦是一位从怀疑的经验论者转向的唯理论者，他不相信"掷色子的上帝"，不愿意接受概率学说，对量子论和测不准原理始终持怀疑态度，他说："相信世界在本质上是有秩序的和可认识的这一信念，是一切科学工作的基础。"（《爱因斯坦文集》第1卷，第284页）按照他的见解，医学最终应该是精确的。

然而，实验医学发展至今日仍与基础自然学科不同，它与数、理、化相比，远非精确科学，生命现象或过程至今仍基本上不能用精确的数学公式表示或推演。其中最精确的部分恐怕是关于遗传的统计规律，此外多数是定性描述和推理。尽管当代医学积累了那么多数据，而且临床上已大量应用，但无论就其推理的可靠性还是就其定量的精确性而言，还远不能令人满意。总的看来，生命现象的规律至今都是统计性或概率性的，医学很难形成一个具有严格因果关系的体系。当代逻辑学、数学、信息科学技术及其他横断学科，为实现医学的精确化提供了许多新的原理和手段，极有可能迅速推动这一过程。不过，医学精确性的表现形式和程度恐怕最终仍与数理化不同，这是中医学和其他传统医学将会长期存在，并且能够给当代医学以补充的重要原因。

第二是医学能否成为科学？本书写到这里，再提出这样的问题，似乎很可笑。其实不然，因为医学最终要落实到临床，它要以大量的主观感觉作为推理依据。

当代医学虽被称为实验医学，但是到目前为止，多数疾病的诊断、疗效观察甚或预防，都要依据患者的自觉症状（有时是唯一的证据）。如何将自觉症状客观化、精确化，是实验医学最难解决的问题。

按照当代西方流行的某些科学哲学流派的看法，如维也纳学派主张"科学知识仅能对于宇宙的形式关系有所表达，可无法对于许多生活间的体验内容有所表达"（洪谦《维也纳学派》，商务印书馆 1989 年版，第107页）。那么，自觉症状是患者的体验，无法被别人理解或接受，不可能作为认识表达，因而永远属于个人的、主观的、仅能"理会"的对象，科学对它们无能为力。于是只要临床医学还倚重医患双方的体验，便永远不可能成其为科学，我们显然不能同意这种看法。当代医学采用了各种各样的检测仪器，但是有经验的医生大约更重视患者的主诉、病史和直观检查（也是体验），因为单靠仪器常会发生临床悲剧。不过，笔者相信，自觉症状全部客观化至少在理论上是可以最终实现的。

《伤寒论》的作者不使用任何仪器，其病生理与诊断部分，完全靠研究医患双方的直观感觉来判断疾病的性质，以决定治法（辨脉证并治）。它不仅构造了典型的知识系统，而且竟然基本上使用了公理化方法，这不能不说是中国古代医学的杰出贡献，值得当代医学借鉴。当代已有可能将仲景体系中的信息，部分或大部客观化，并可注入大量新的客观信息，故可确信，仲景体系完全有可能，也有必要提高其科学性和精确性。当然，这也不排除突破仲景体系，建立基于西医病理生理的类似体系。

附一 阴阳学说的逻辑值

阴阳学说是中国古代的重要哲学理论，至今仍用于中医，本文试探讨这一学说的逻辑值。它的多值逻辑含义似无人指出过，文中将予重点讨论。

一、阴阳学说的二值逻辑含义

阴阳学说最浅层上的逻辑含义，即逻辑学上的"二价法则"。不过，它与传统逻辑的二价法则来路不同。传统二价法则即排中律或矛盾律，其意是说，一个命题只能或假或真，而不能既真又假。或者说，两个相互矛盾的思想既不能同真，也不能同假，其中必有一个是假的，而另一个是真的。总之，传统二价法则由讨论命题或思想的真假而引出。

二值阴阳说则不是这样来的，中国古人似乎不屑由"昨天下过雨或没下过雨""今天在下雨或没有下雨""明天可能下雨"这些孤立的简单判断中探讨思维规律，而是直接用阴阳二价（即二值）法则限定自然。其古代表述方式是："阴阳者，天地之道也。"换成二价逻辑表述方式应是：

自然万物，非阴即阳。

于是一下子穷尽了自然（包括时间、空间、实体和现象）的阴阳性质判断。

阴阳被视为天地之道，最初应是万物不出阴阳二值的意思，这种逻辑符合比较初级的直觉。如人分为男女，动物分为雌雄，天空有日月，每天分昼夜，气候分寒暖，一年有冬夏，日用不可离水火，植物有荣枯，生物有生死，空间分六合，等等，这时还没有注意到中间状态。

《内经》说："阴阳者，有名而无形。故数之可十，离之可百，数之可千，推之可万。"（《灵枢·阴阳系日月》）但这种孤立的、绝对的、非此即彼的法则的命题，在《内经》中并不多，列举如下：

"水为阴，火为阳。"（《素问·阴阳应象大论》）

"天为阳，地为阴；日为阳，月为阴。"（《素问·六节藏象论》）

"外者为阳，内者为阴。"（《素问·阴阳离合论》）

"去者为阴，至者为阳；静者为阴，动者为阳；迟者为阴，数者为阳。"（《素问·阴阳别论》）对来去、动静、迟数这些已属于性质的概念再分阴阳属性，显然已很抽象。古人还曾用阴阳法则推演社会现象，因与医学无关，而且未发展到多值，本文不讨论。

《内经》很推崇阴阳法则，以为"明于阴阳，如惑之解，如醉之醒"（《灵枢·病传》）。为什么没有"数之可千，推之可万"地运用这种二价法则呢？因为古人发现单靠阴阳二价法则还不便于解释推导医理，因而前进一步，提出了形式逻辑和其他二值逻辑不能容纳的新命题。

二、二值逻辑不能容纳的阴阳命题

按近来比较统一的看法，多值阴阳命题有三个。

命题1：阴阳对立依存或阴阳互根。

《内经》说：

"阴阳离决，精气（生命基础）乃绝。"（《素问"生气通天论》）

"阴中有阳，阳中有阴。"（《素问·天元纪大论》）

"阴在内，阳之守也；阳在外，阴之使也。"（《素问·阴阳应象大论》）

《道德经》说：

"有无相生，难易相成，长短相较，高下相倾，音声相和，前后相随。"

看来，古人不满足于认识截然分开、孤立存在的阴阳，而强调阴阳不能分离，阴中有阳，阳中有阴。推而广之，真中有假，假中有真；动中有静，静中有动，这显然为二值逻辑所不容。

命题2：阴阳消长转化或阴阳相生。

《内经》说：

"寒极生热，热极生寒。"（《素问·阴阳应象大论》）

"重阴必阳，重阳必阴……寒甚则热，热甚则寒。故曰寒生热，热生寒，此阴阳之变也。"（《灵枢·论疾诊尺》）

上举《道德经》引文也明显强调对立面转化。

二值逻辑即使承认转化，也只限于从无到有、从假到真、从否定到肯定的突变，故没有第三值。上举引文初看亦强调突变，实则有渐变之意。阴阳寒热之变化，不能一变即至重极，于是，阴阳现象或过程应是多值的。

命题3：阴阳保持动态平衡状态。

《内经》说：

"凡阴阳之要，阳密乃固（阴平乃强）。两者不和，若春无秋，将冬无夏。因而和之，是谓圣度。故阳强不能密，阴气乃绝。阴平阳密，精神乃治。"（《素问·生气通天论》）"阴阳均平，以充其形，九候若一，命曰平人（无病之人）。"（《素问·调经论》）

《内经》论医，故紧密结合人体讲阴阳。

上举引文，似只强调平衡而没有讲动态，今不必再引经文补充，请参看命题2。阴阳既互相转化，平衡自然是动态的，故本命题中，亦可删去"动态"二字。

二值逻辑既只讲（如果讲的话）突变，就不会有对立面动态平衡的概念，换言之，二值逻辑不可能发现或研究这种思维形式和规律。

当代中医学者和研究古代哲学的学者，常以阴阳学说和对立统一学说进行类比。对立统一学说也有作为定律的三个命题，对立统一三定律与上述阴阳学说三命题之间似乎对应得不很好。本文探讨阴阳学说的逻辑意义，不讨论它与对立统一学说之间的关系。

显然，欲进一步讨论阴阳学说的逻辑意义，必须引进多值逻辑。

三、阴阳学说逻辑值的特殊性

逻辑值用于表示一个命题的真假程度。"真"用"1"表示，"假"用"0"表示，既不真，又不假，用1/2表示，于是有了三值逻辑。此后逻辑学逐渐提出多种有穷多值及无穷多值逻辑理论。

阴阳逻辑多值的含义之一，是指判断事物属于"阴"或属于"阳"的程度，即认为万事万物的阴阳属性应在极端的"阴"与极端的"阳"之间取一个值阈作为常态，其正常变化，要在常态范围内。超出此范围，就发生质变，成为另一事物。《内经》以水火为极端阴阳的代表（征兆），二者不相济（互相作用），就无变化，不能生万物。

阴阳逻辑多值的含义之二，是指复杂事物——特别是人的生命现象，其构造是阴阳多值的，其变化过程也是阴阳多值的。然而，常态下人体又是阴阳平衡（阴平阳密）的。

阴阳多值逻辑的取值范围，也应该与表示命题真假程度的多值逻辑有所不同。后者的取值范围通常规定为0——→1。阴阳逻辑的取值范围应规定为 -1——→ +1，这样更符合阴阳思想的原意。不过，当代多值逻辑已有这样规定取值范围的，笔者的规定不是创举。

现在来看怎样推出多值阴阳逻辑的具体值。限于笔者的逻辑知识水平和特定的研究对象，以下推导尚不能完全做到形式化和数学化。

四、古代多值阴阳理论

中国古代多值阴阳理论有四值、六值、八值、六十四值等四种（暂不考虑西汉人扬雄所著的《太玄经》）。中医学基本上只用六值，四值和八值偶有痕迹，本文重点讨论六值，六十四值不见于中医经典，本文仅略提一下。古人也有阴阳无穷多值的思想，但无具体推演，本文从略。

在推演六值阴阳理论的逻辑值之前，先简单说明一下其他三种多值阴阳说的出处和笔者的粗浅见解。

四值、八值、六十四值阴阳说均出于《周易》。

四值说原称四象，即将阴阳各分太少，形成太阳、少阳、少阴、太阴这样由阴至阳四个术语。

八值说即八卦，四对卦名分别是乾坤（天地）、艮兑（山泽）、坎离（水火）、巽震（风雷）。

六十四值说即六十四卦，卦名不再列。

读者多知道卦象中暗含二进制原理，这里推演它们的逻辑值时先不按自 −1 —→ +1 计算，仅指出它们的十进制数值。

四象的十进制数值为：太阴 =0，少阴 =1，少阳 =2，太阳 =3。

八卦的十进制数值为：坤 =0，震 =1，坎 =2，兑 =3，艮 =4，离 =5，巽 =6，乾 =7。各相对两卦的数值和都等于7。

六十四卦十进制数值分别等于 0——63，但是今所见卦序既非由 0 至 63，也不是相反。

总之，按二进制原理求四、八、六十四值阴阳说的逻辑值如上（均已变为十进制），本文不再讨论它们。以下讨论六值阴阳说。

五、六值阴阳理论的逻辑值

所谓六值阴阳理论即三阴三阳说，这种学说主要为中医学所采用，唐代之前似仅用于中医。

三阴三阳的六个术语，按今《伤寒论》的排列顺序依次是太阳、阳明、少阳、太阴、少阴、厥阴，后人称之为六经。

《内经》作者已发现三阴三阳说与阴阳二价法则相矛盾，所以设问："今三阴三阳，不应阴阳，其故何也？"（《素问·阴阳离合论》）答案之一说是为了"离合推步"（见同篇王冰注），即为了逻辑推理。答案之二："阴阳之三也何谓？……气有多少，异用也。"（《素问·至真要大论》）答案之三说："阴阳之气，各有多少，故曰三阴三阳也。"《素问·天元纪大论》）古人很难说清六经的逻辑意义，除上举解释外，《内经》中还有多处说明，基本上都指阴阳盛衰的六种状态。王冰看出这是推理工具，但不能说清其多值逻辑含义。

笔者既将六经看作六个逻辑值，且来试看各应取何值。

最简明的方法是在数轴上讨论。读者大约不会误会，六经虽然有三阴三阳，但各经又是各自有阴阳的。

$$(-1) \longleftarrow \!\!\!\!\!\!\! 0 \!\!\!\!\!\!\! \longrightarrow (+1)$$

按阴阳学说应有以下规定和推论。

1. 阴的取值范围为 -1 至 0，阳的取值范围为 0 至 $+1$。

2. 当阴或阳取 0 值时，无论对方取何值，部属于孤阴或孤阳状态，即变化停止，生命死亡。

3. 阴阳均取 0 值，便是虚无，不但无生命，而且无万物。

4. 经验告诉我们，不但阴阳不能取 0，它们的绝对值也不能太小。小到一定程度，无论对方取何值，都不能再转化至新的平衡状态。在人体或生物体，这是死证的临界值。在非生命界，此时就要发生突变。

5. 所以，在生理状态（包括不致死的病理状态）下，各经的阴或阳的绝对值都大于 0，而且大于临界值。

6. 所以，各经的阴阳算术和（即各经逻辑值）的绝对值，都不能大于 1 减去临界值的绝对值。设各经的逻辑值为 $V1 \to V6$，临界值为 $-m$ 和 m，则 1 大于 $|V| + |m|$。

7. 六经值总算术和应等于或接近 0，这就是总体阴阳平衡状态。疾病愈重，离 0 愈远。

8. 怎样规定阴阳临界值呢？这似乎是实验解决的问题，本文不打算再推演六经各自的阴阳取值，故留待另文讨论。

9. 怎样规定各经的逻辑值呢？多值逻辑允许均分取值范围，按多值逻辑均分取值范围规则，六值逻辑应将取值范围均分为五段，这样加端点为六值。但是，生命现象不允许取两极端值，故需将 -1 至 $+1$ 区间均分为七段，这样加端点为八值，所以"六经"——三阴三阳实际上是"八卦"——四阴四阳的一个特例，因生命现象中不允许有纯阳（乾）、纯阴（坤）和很接近这两极的状态。于是，六经的逻辑值便为（由小至大）：$-5/7$，$-3/7$，$-1/7$，$1/7$，$3/7$，$5/7$，即：

太阴 $= -5/7$　　少阴 $= -3/7$　　厥阴 $= -1/7$

太阳 = 5/7　　阳明 = 3/7　　少阳 = 1/7

以上逻辑值满足了六经逻辑值总算术和等于0。

更准确地说，各经的逻辑值都不是一个固定不变的数字，而是在这个值附近摆动。六经逻辑值的总算术和，也是在0附近摆动。

以上推理，完全可变为数学符号形式。

设阴为I，阳为A，六经逻辑值为Vn（即V1—V6）则有：

$Vn = In + An =$

积分 $V1 + V2 + \cdots\cdots V6 = 0$（此式可推出）

$(-1 < I < = -M < 0 < M < = A < 1)$

关于I、A、m具体取值，本文暂不讨论。

附二　八纲辨证研究中的逻辑问题

八纲辨证研究是近四十年来中医基本理论研究中最受重视而且很有成就的领域，近十多年来有关实验研究报告达到很高的水平。笔者发现，其中有某些重要逻辑问题有待澄清，以下略述浅见。

一、关于阴阳与其他六纲的概念层次关系

八纲是四对互相矛盾的概念，古人已认识到它们之间不是同一层次的并列关系。张景岳称阴阳为纲领，表里寒热虚实为六变。程钟龄指出阴阳统率表里寒热虚实，便是强调阴阳高于其他六纲。

阴阳属于什么概念呢？笔者在此强调指出，八纲中的阴阳属于医学哲学层次的概念，是一切生理病理现象的纲纪，并不特指某种或几种现象。

有些人不清楚阴阳概念的哲学本质，试图通过一次实验，一劳永逸地证实阴阳学说，结果造成认识混乱，如 cAMP 与 cGMP 的发现曾被人们误以为揭示了阴阳的真正物质基础而轰动一时。其实，阴阳作为哲理，是普遍规律。若不想承认古人归纳出的这一原理，把它当作演绎出发点或解释性理论，而想再从头通过实验研究归纳证明它，则需要无穷次实验，得出无穷个论据，cAMP 与 cGMP 不过是无穷论据之一，以往发现的大量宏观和微观论据并不比它意义小，它的意义是在分子层次上增加了一个实验论据。我们承认这是一次认识的深化，然而，须知生物化学中已有许多离子层次上的论据，当然，我们不应否认有关研究的价值。

还有的研究不自觉地出现概念偷换，如"关于阴阳的实验研究"，实

际上研究"阴虚"和"阳虚"等。"阴虚"和"阳虚"不仅是两纲合成概念，而且其中的阴阳，已非八纲中的阴阳。这时阴特指"体液（津、血、精等）"，阳特指"气（生理中的气）"。遗憾的是这种混乱的根源在当代中医教种书和权威著作中，其中未能说清"阴证""阴虚"与"亡阴"等有关术语中的阴阳概念有何不同，特别是没有认识到八纲中的阴阳是医学哲学概念。

其他六纲是阴阳衍生的概念，它们的外延虽较小，也只有表证的外延最清楚，可以作为分析实验研究的选题，通过有限指标证实。欲就"寒热"进行分析研究，必须另加限定，如"寒体与热体的实验研究"即研究体质的寒热。欲分析实验虚实必须再用表里、上下、气血、脏腑等至少一个概念加以限定，否则无法选定一个或一小类特定的证进行临床观察、实验设计和操作。

若对这六纲进行整体综合研究，可以不必另加限定，但必须采用大样本，进行多指标同步测试、动态观察、相关分析并举，而且预先清楚临床上的基本证型，当代信息科学理论和技术手段使此类研究成为可能。

目前更多的临床选题，采取西医病名加中医证型模式，在逻辑上是允许的，最终是否便于据以进行归纳综合，尚待探讨。

二、关于八纲之间的概念合成

将八纲进行各种组合（古人正是这样做的），便产生一系列次级（因而相对具体）概念，如虚寒证、实热证、表虚证、里实证（阴阳与虚实组合时，阴阳概念已特化或偷换，上文已论及）。再进一步组合，如表寒虚证、里热实证、表里俱热实证、半表半里证等等，便接近一个临床辨证实例而很自然地与治则相联系，这基本上是张仲景的功劳。总之，中医证型无不是多个生理、病理概念的组合，辨证愈细，加入组合的概念愈多。但无论怎样组合，中心词总是寒热虚实（气滞、血瘀、痰饮积聚等亦可纳入广义的寒热虚实），这说明寒热虚实是最基本的中医病理概念。有的学者把八纲均视为"机体典型反应状态"并不很准确。

寒热与虚实相比，以虚实更重要。虚实二者，以虚更重要。上述浅见不再详细说明道理，仅供同道们总体把握八纲参考。试看近十多年来的证实质研究，以虚证研究最多，已足证明拙见无大误。《内经》说"邪之所凑，其气必虚""邪之所在，皆为不足"，可见古人也更重视虚。

值得注意的是，八纲之间并非任何两纲均可自由组合，阴阳便不能与表里寒热组合，没有表阳证、里阴证、阳热证之说（虽有阴寒之说，其阴指里），这是因为这种组合并未使新概念增加信息量或实际上与逻辑上均不可能。以表为例，表阳证是同义语的反复，表阴证在逻辑上不可能。总之，不同质的概念组合才能加深内涵，产生新概念，特别是一个概念不能与它衍生的概念再组合，我们可以称之为概念组合伦理原则。理论研究、临床观察和实验研究中均应注意概念要恰当匹配。

阴阳为什么不能与其他概念平行或组合呢？这是由于一事物一旦分阴阳，就穷尽了一切可能。进一步再分（八纲均属二分法），只能分别隶属于阴阳，即比阴阳要低一个层次。举例来说，肝病分阴阳是允许的，但再分肝血病和肝气病，则必须分别属于肝阴或肝阳，而不能与之并列，因为气属阳、血属阴是既定的。现在将肝阳与肝气并列或认为肝血病是肝阴病的进一步发展，都是思维上的混乱。因此，有关概念颇待斟酌。

三、关于表里的概念和推理

表里由普通名词变为中医术语进入八纲，辨表里的本意指判断病在表还是在里，但是自从外感学说提出"表证"概念后，它成为八纲中外延最清楚的概念，里证则外延不清。我们应把里证视作负概念，非表证便是里证。

有人可能欣赏逻辑学上定义概念的方法，给表证下一个抽象定义：六淫侵袭体表造成的病证。这种定义无益于认识表证，故中医通过症状描述限定它。

不过，伤寒表证（太阳病）的概念并非完全由经验归纳而来，至少脉浮、项强主要从推理来（推理过程从略）。该两脉证与现代表证临床表现的符合率均不超过50%，得不到统计学支持，对它们的诊断价值要有正确认识。由此我们需注意，对古人描述明确的证，也要经过临床验证。

现代西医承认表证事实，但至今没有很满意的病理解释，故表证病理是值得研究的课题。

里证外延不清，不宜选作实验课题，而应通过逻辑处理。一旦表证研究清楚，非表证就是里证，因为这正是里证的来路。

四、关于寒热的逻辑问题

在八纲中，寒热是最典型的相对概念。中医把寒热视为完全针锋相对的病理过程，传统理论中用于辨寒热的指标（脉证）完全是同类指标的两极值，故实验研究可以选用同类指标而按其值阈判断寒热，这种情况与表里虚实不同。

自西医看来，推理上有困难的是为什么感受寒邪会发热并可以变为热证。古人只能用热化（即阴阳转化）说来解释，并认识到体质因素对是否化热及程度有重要影响，这一点应受到当代临床和实验研究的足够注意。

另一个问题是对有发热的寒证做出现代病理解释，中医病机推理不能满意地说明此种现象。这既然是事实，便可选作研究课题。现代医学基本上没有病理上的寒热与治则上的温凉之说，引进这些概念进行研究，对中西医都有好处。

五、虚实问题的逻辑纠葛

上文已指出，虚实在八纲中最重要，然而对虚实的概念至今有争论，关键是虚实与表里寒热不同。在传统理论中，虚实既非针锋相对，也不是一方为正概念，另一方为负概念。限定一方，不等于就能通过逻辑处理解决另一方，也不能用同类指标的不同值阈去判断。

目前公认的虚实命题是："邪气盛则实，正气夺则虚。"

这个巧妙的命题初看很清楚，细想有很多疑问。如：邪气如何度量？正气难道只有不足而无亢盛？阴盛或阳亢莫非均因邪气引起？"相火妄动"是否实证？热病大承气汤证难道只有邪气盛而无正气夺？少阴病何以有急下证？如何看虚实真假？为什么同一热病患者可用寒凉攻邪方治愈，也可用温补扶正方治愈？笔者以为，全面弄清虚实在逻辑上需把握以下要点：

1. 邪客是实证的必要条件，但非充分条件。

2. 正夺是虚证的必要条件，也是充分条件。

3. 邪气盛的概念多歧。无形之邪气盛，必因正气与之激战，而现机能亢进之象；有形之邪则均属邪盛，但未必见机能亢进。

4. 凡病必夺正气，不能想象病后反较病前正气更充实。故严格而言，凡外感均属虚实夹杂，凡内伤必有正气夺。临床辨证强调主要矛盾方面，邪盛为主，即断为实；正夺为主，即断为虚；双方相当或分处不同部位，即为虚实夹杂。

5. 除极端状态（大实或大虚危证），用偏于扶正或偏于攻邪之方法均可愈病。病愈并非全凭治疗，乃人体从不同方面得治疗之帮助。今人如何施治，取决于对不同学派的理解及经验。

以上是中医式的逻辑分析，实验研究的任务是将这种近乎哲理的概念具体化（即客观化、精确化）。浅见以为，当代医学手段用以判断正气夺否有许多指标可采用。有形实邪的具体所指，也可通过西医手段扩大其范围。机能是否亢进，也有成熟的方法测试（并非见亢进就是实证）。最难解决的是邪气的度量，因为即便毒性强且量多并非就一定见实证，所以，还要结合中医理论综合判断。

六、八纲辨证与模糊逻辑

八纲是一套模糊概念，八纲辨证基本上是模糊推理，不过，模糊概念并非模糊推理的必然前提。比如，若"有一分恶寒，必有一分表证"是确定的，则由恶寒推出表证，便不模糊。但八纲辨证大多不是这么简单，《伤寒论》有一条经文说："太阳病，或已发热，或未发热，必恶寒，体痛，呕逆，脉阴阳俱紧者，名为伤寒。"这是古人把辨太阳伤寒尽量精确化的努力。意思是说，据恶寒等脉证推断为伤寒太阳病（表实证）是确定的。不过，我们明白了模糊逻辑便不能这样看，而应把这个脉证群看作太阳伤寒的最大似然模型或条件概率模型。

传统八纲辨证，据四诊所得脉证推理，为使推理尽量可靠，得出每一纲的诊断都需要一群条件，这是中医在不自觉地运用模糊逻辑，当代证实质研究应充分认识到这一点。一般说来，单因素或单指标实验研究（均属分析研究）只能得出或然结论，甚至完全无诊断意义。现代研究采用了许多微观的、定量的指标，但不等于它们有特异诊断价值。追求有特异诊断意义的单项或少数指标，不应该是证本质研究的主要方向。有的专家已经提出进行"多学科、多途径、多指标、同步测试、相关分析"研究，于是，模糊逻辑有了用武之地。不过，笔者认为，模糊逻辑更适合于对八纲进行综合研究。

附三　《伤寒论》白文

说明：

为方便读者随时核对《伤寒论》原文以体会本书解法，并使有余力的读者自学《伤寒论》，谨附上《伤寒论》白文。

此白文以新辑宋本《伤寒论》（1956 年重庆市中医学会编注，重庆人民出版社出版）为蓝本，每条标明两种文号。中文号在每条前，为宋本条文号，阿拉伯字号在每条末，为《伤寒论讲义》（1964 年成都中医学院主编，中医学院试用教材重订本，上海科学技术出版社出版）条文号。

拙作《伤寒论新解》内引用经文及标出的经文号，均用阿拉伯字码、但所指是宋本条文号，即白文每条前中文号。

伤寒论原序

论曰：余每览越人入虢之诊，望齐侯之色，未尝不慨然叹其才秀也。怪当今居世之士，曾不留神医药，精究方术，上以疗君亲之疾，下以救贫贱之厄，中以保身长全，以养其生，但竞逐荣势，企踵权豪，孜孜汲汲，惟名利是务；崇饰其末，忽弃其本，华其外，而悴其内，皮之不存，毛将安附焉。卒然遭邪风之气，婴非常之疾，患及祸至，而方震栗，降志屈节，钦望巫祝，告穷归天，束手受败，赍百年之寿命，持至贵之重器，委付凡医，恣其所措，咄嗟呜呼！厥身已毙，神明消灭，变为异物，幽潜重泉，徒为啼泣。痛夫！举世昏迷，莫能觉悟，不惜其命，若是轻生，彼何荣势之足云哉！而进不能爱人知人，退不能爱身知己，遇灾值祸，身居厄地，蒙蒙昧昧，蠢若游魂。哀乎！趋势之士，驰竞浮华，不固根本，忘躯徇物，危若冰谷，至于是也。

余宗族素多，向余二百。建安纪元以来，犹未十稔，其死亡者，三分有二，伤寒十居其七。感往昔之沦丧，伤横夭之莫救，乃勤求古训，博采众方，撰用《素问》《九卷》《八十一难》《阴阳大论》《胎胪药录》，并平脉辨证，为《伤寒杂病论》合十六卷。虽未能尽愈诸病，庶可以见病知源，若能寻余所集，思过半矣。

夫天布五行，以运万类，人禀五常，以有五藏，经络府俞，阴阳会通，玄冥幽微，变化难极，自非才高识妙，岂能探其理致哉！上古有神农、黄帝、岐伯、伯高、雷公、少俞、少师、仲文，中世有长桑、扁鹊，汉有公乘阳庆及仓公，下此以往，未之闻也。

观今之医，不念思求经旨，以演其所知，各承家技，终始顺旧，省疾问病，务在口给。相对斯须，便处汤药；按寸不及尺，握手不及足，人迎趺阳，三部不参，动数发息，不满五十，短期未知决诊，九候曾无仿佛，明堂阙庭，尽不见察，所谓窥管而已。夫欲视死别生，实为难矣。孔子云："生而知之者上，学则亚之，多闻博识，知之次也。"余素尚方术，请事斯语。

上编

辨太阳病脉证并治（上）

一、太阳之为病，脉浮，头项强痛而恶寒。（1）

二、太阳病，发热汗出，恶风脉缓者，名为中风。（2）

三、太阳病，或已发热，或未发热，必恶寒，体痛，呕逆，脉阴阳俱紧者，名曰伤寒。（3）

四、伤寒一日，太阳受之，脉若静者，为不传。颇欲吐，若躁烦，脉数急者，为传也。（4）

五、伤寒二三日，阳明少阳证不见者，为不传也。（5）

六、太阳病，发热而渴，不恶寒者，为温病。若发汗已，身灼热者，名曰风温。风温为病，脉阴阳俱浮，自汗出，身重，多眠睡，鼻息必鼾，语言难出。若被下者，小便不利，直视失溲，若被火者，微发黄色，剧则如惊痫，时瘛疭；若火熏之，一逆尚引日，再逆促命期。（6）

七、病有发热恶寒者，发于阳也；无热恶寒者，发于阴也。发于阳，七日愈。发于阴，六日愈。以阳数七，阴数六故也。（7）

八、太阳病，头痛至七日以上自愈者，以行其经尽故也。若欲作再经者，针足阳明，使经不传则愈。（8）

九、太阳病，欲解时，从巳至未上。（9）

十、风家，表解而不了了者，十二日愈。（10）

十一、病人身大热，反欲得衣者，热在皮肤，寒在骨髓也；身大寒，反不欲近衣者，寒在皮肤，热在骨髓也。（11）

十二、太阳中风，阳浮而阴弱，阳浮者，热自发，阴弱者，汗自出。啬啬恶寒，淅淅恶风，翕翕发热，鼻鸣干呕者，桂枝汤主之。（12）方一

桂枝汤方

桂枝三两（去皮）　芍药三两　甘草二两（炙）　生姜三两（切）大枣十二枚（擘）

上五味，㕮咀三味，以水七升，微火煮取三升，去滓，适寒温，服一升。服已须臾，啜热稀粥一升余，以助药力，温覆令一时许，遍身漐漐微似有汗者益佳，不可令如水流漓，病必不除。若一服汗出病差，停服后，不必尽剂。若不汗，更服依前法。又不汗，后服小促其间，半日许令三服尽。若病重者，一日一夜服，周时观之，服一剂尽，病证犹在者，更作服。若不汗出，乃服至二三剂。禁生冷、黏滑、肉面、五辛、酒酪、臭恶等物。

十三、太阳病，头痛，发热，汗出，恶风，桂枝汤主之。（13）

十四、太阳病，项背强几几，反汗出恶风者，桂枝加葛根汤主之。（14）方三

桂枝加葛根汤方

葛根四两　麻黄三两（去节）　桂枝二两（去皮）　芍药二两　生姜三两（切）　甘草二两（炙）　大枣十二枚（擘）

上七味，以水一升，先煮麻黄、葛根减二升，去上沫，内诸药，煮取三升，去滓，温服一升。覆取微似汗，不须啜粥，余如桂枝法将息及禁忌。

十五、太阳病，下之后，其气上冲者，可与桂枝汤，方用前法。若不上冲者，不得与之。（15）方四

十六、太阳病三日，已发汗，若吐，若下，若温针，仍不解者，此为坏病，桂枝不中与之也，观其脉证，知犯何逆，随证治之。（16）桂枝本为解肌，若其人脉浮紧，发热汗不出者，不可与之也，常须识此，勿令误也（17）方五

十七、若酒客病，不可与桂枝汤，得之则呕，以酒客不喜甘故也。（18）

十八、喘家作桂枝汤，加厚朴、杏子佳。（19）方六

十九、凡服桂枝汤吐者，其后必吐脓血也。（20）

二十、太阳病，发汗，遂漏不止，其人恶风，小便难，四肢微急，难以屈伸者，桂枝加附子汤主之。（21）方七

桂枝加附子汤方

桂枝三两（去皮）　芍药三两　甘草三两（炙）　生姜三两（切）　大枣十二枚（擘）　附子一枚（炮，去皮，破八片）

上六味，以水七升，煮取三升，去滓，温服一升，本云：桂枝汤，今加附子，将息如前法。

二一、太阳病，下之后，脉促，胸满者，桂枝去芍药汤主之。（22）方八

桂枝去芍药汤方

桂枝三两（去皮）　甘草二两（炙）　生姜三两（切）　大枣十二枚（擘）

上四味，以水七升，煮取三升，去滓，温服一升。本云：桂枝汤，今去芍药，将息如前法。

二二、若微寒者，桂枝去芍药加附子汤主之。（22）方九

桂枝去芍药加附子汤方

桂枝三两（去皮）　甘草二两（炙）　生姜三两（切）　大枣十二枚（擘）　附子一枚（炮，去皮，破八片）

上五味，以水七升，煮取三升，去滓，温服一升。本云：桂枝汤，今去芍药加附子，将息如前法。

二三、太阳病，得之八九日，如疟状，发热恶寒，热多寒少，其人不呕，清便欲自可，一日二三度发。脉微缓者，为欲愈也；脉微而恶寒者，此阴阳俱虚，不可更发汗、更下、更吐也；面色反有热色者，未欲解也，以其不能得小汗出，身必痒，宜桂枝麻黄各半汤。（23）方十

桂枝麻黄各半汤方

桂枝一两十六铢（去皮）　芍药　生姜（切）　甘草（炙）　麻黄（去节）各一两大枣四枚（擘）　杏仁二十四枚（汤浸，去皮尖及两仁者）

上七味，以水五升，先煮麻黄一二沸，去上沫，内诸药，煮取一升八合，去滓，温服六合。本云：桂枝汤三合，麻黄汤三合，并为六合，顿服，将息如上法。

二四、太阳病，初服桂枝汤，反烦不解者，先刺风池、风府，却与桂枝汤则愈。

二五、服桂枝汤，大汗出，脉洪大者，与桂枝汤，如前法。若形似疟，一日再发者，汗出必解，宜桂枝二麻黄一汤。（25）方十二

桂枝二麻黄一汤方

桂枝一两十七铢（去皮）　芍药一两六铢　麻黄十六铢（去节）　生姜一两六铢（切）　杏仁十六个（去皮尖）　甘草一两二铢（炙）　大枣四枚（擘）

上七味，以水五升，先煮麻黄一二沸，去上沫，内诸药，煮取二升，去滓，温服一升，日再服。本云：桂枝汤二分，麻黄汤一分，合为二升，分再服。今合为一方，将息如前法。

二六、服桂枝汤，大汗出后，大烦渴不解，脉洪大者，白虎加人参汤主之。（26）方十三

白虎加人参汤方

知母六两　石膏一斤（碎，绵裹）　甘草三两（炙）　粳米六合　人

参三两

上五味，以水一斗，煮米熟，汤成去滓，温服一升，日三服。

二七、太阳病，发热恶寒，热多寒少，脉微弱者，此无阳也，不可发汗，宜桂枝二越婢一汤。（27）方十四

桂枝二越婢一汤方

桂枝（去皮） 芍药 麻黄 甘草（炙）各十八铢 大枣四枚（擘）
生姜一两二铢（切） 石膏二十四铢（碎，绵裹）

上七味，以水五升，煮麻黄一二沸，去上沫，内诸药，煮取二升，去滓，温服一升。本云：当裁为越婢汤，桂枝汤，合之，饮一升，今合为一方，桂枝汤二分，越婢汤一分。

二八、服桂枝汤，或下之，仍头项强痛，翕翕发热，无汗，心下满微痛，小便不利者，桂枝去桂加茯苓白术汤主之。（28）方十五

桂枝去桂加茯苓白术汤方

芍药三两 甘草二两（炙） 生姜三两（切） 茯苓 白术各三两
大枣十二枚（擘）

右六味，以水八升，煮取三升，去滓，温服一升。小便利则愈。本云：桂枝汤，今去桂加茯苓白术。

二九、伤寒脉浮，自汗出，小便数，心烦，微恶寒，脚挛急，反与桂枝，欲攻其表，此误也。得之便厥，咽中干，烦躁吐逆者，作甘草干姜汤与之，以复其阳；若厥愈足温者，更作芍药甘草汤与之，其脚即伸；若胃气不和，谵语者，少与调胃承气汤；若重发汗，复加烧针者，与四逆汤。（29）方十六

甘草干姜汤方

甘草四两（炙） 干姜二两

上二味，以水三升，煮取一升五合，去滓，分温再服。

芍药甘草汤方

芍药 甘草（炙） 各四两

上二味，以水三升，煮取一升五合，去滓，分温再服。

调胃承气汤方

大黄四两（去皮，清酒洗） 甘草二两（炙） 芒硝半升

上三味，以水三升，煮取一升，去滓，纳芒硝，更上火微煮令沸，少少温服之。

四逆汤方

甘草二两（炙）　　干姜一两半　　附子一枚（生用，去皮，破八片）

上三味，以水三升，煮取一升二合，去滓，分温再服。强人可大附子一枚，干姜三两。

三十、问曰：证象阳旦，按法治之而增剧，厥逆，咽中干，两胫拘急而谵语。师曰：言夜半手足当温，两脚当伸。后如师言。何以知此？答曰：寸口脉浮而大，浮为风，大为虚，风则生微热，虚则两胫挛，病形象桂枝，因加附子参其间，增桂令汗出，附子温经，亡阳故也。厥逆，咽中干，烦躁，阳明内结，谵语烦乳，更饮甘草干姜汤。夜半阳气还，两足当热，胫尚微拘急，重与芍药甘草汤，尔乃胫伸。以承气汤微溏，则止其谵语，故知病可愈。

辨太阳病脉证并治（中）

三一、太阳病，项背强几几，无汗恶风，葛根汤主之。（31）方一

葛根汤方

葛根四两　　麻黄三两（去节）　　桂枝二两（去皮）　　生姜三两（切）　甘草二两（炙）　　芍药二两　　大枣十二枚（擘）

上七味，以水一斗，先煮麻黄、葛根，减二升，去白沫，内诸药，煮取三升，去滓，温服一升，覆取微似汗，余如桂枝法将息及禁忌，诸汤皆仿此。

三二、太阳与阳明合病者，必自下利，葛根汤主之。

三三、太阳与阳明合病，不下利，但呕者，葛根加半夏汤主之。（33）方三

葛根加半夏汤方

葛根四两　　麻黄三两（去节）　　甘草二两（炙）　　芍药二两　桂枝二两（去皮）　　生姜二两（切）　　半夏半升（洗）　　大枣十二枚（擘）

上八味，以水一斗，先煮葛根、麻黄，减二升，去白沫，内诸药，煮取三升，去滓，温服一升，覆取微似汗。

三四、太阳病，桂枝证，医反下之，利遂不止，脉促者，表未解也；喘而汗出者，葛根黄芩黄连汤主之。（34）方四

葛根黄芩黄连汤方

葛根半斤　　甘草二两（炙）　　黄芩三两　　黄连三两

上四味，以水八升，先煮葛根减二升，内诸药，煮取二升，去滓，分

温再服。

三五、太阳病，头痛，发热，身疼，腰痛，骨节疼痛，恶风，无汗而喘者，麻黄汤主之。（35）方五

麻黄汤方

麻黄三两（去节） 桂枝二两（去皮） 甘草一两（炙） 杏仁七十个（去皮尖）

上四味，以水九升，先煮取麻黄减二升，去上沫，内诸药，煮取二升半，去滓，温服八合，覆取微似汗，不须啜粥，余如桂枝法将息。

三六、太阳与阳明合病，喘而胸满者，不可下，宜麻黄汤。

三七、太阳病，十日以去，脉浮细而嗜卧者，外已解也，设胸满胁痛者，与小柴胡汤；脉但浮者，与麻黄汤。（37）方七

小柴胡汤方

柴胡半斤 黄芩 人参 甘草（炙） 生姜各三两（切）大枣十二枚（擘）半夏半升（洗）

上七味，以水一斗二升，煮取六升，去滓，再煎，取三升，温服一升，日三服。

三八、太阳中风，脉浮紧，发热恶寒，身疼痛，不汗出而烦躁者，大青龙汤主之。若脉微弱，汗出恶风者，不可服之，服之则厥逆，筋惕肉瞤，此为逆也。（38）方八。

大青龙汤方

麻黄六两（去节） 桂枝二两（去皮） 甘草二两（炙） 杏仁四十枚（去皮尖） 生姜三两（切） 大枣十枚（擘） 石膏如鸡子大（碎）

上七味，以水九升，先煮麻黄减二升，去上沫，内诸药，煮取三升，去滓，温服一升，取微似汗，汗出多者，温粉粉之。一服汗者，停后服。若复服，汗多亡阳，遂虚，恶风烦躁，不得眠也。

三九、伤寒脉浮缓，身不疼，但重，乍有轻时，无少阴证者，大青龙汤发之。（39）方九

四十、伤寒表不解，心下有水气，干呕发热而咳，或渴，或利，或噎，或小便不利，少腹满，或喘者，小青龙汤主之。（40）方40

小青龙汤方

麻黄三两（去节） 芍药三两 细辛三两 干姜三两 甘草（炙）三

两　桂枝（去皮）三两　五味子半升　半夏（洗）半升

上八味，以水一斗，先煮麻黄减二升，去上沫，内诸药，煮取三升，去滓，温服一升。若渴，去半夏加栝蒌根三两；若微利，去麻黄加荛花如一鸡子，熬令赤色。若噎者，去麻黄加附子一枚，炮；若小便不利，少腹满者，去麻黄加茯苓四两；若喘，去麻黄，加杏仁半升，去皮尖。且荛花不治利，麻黄主喘，今此语反之，疑非仲景意。

四一、伤寒心下有水气，咳而微喘，发热不渴；服汤已，渴者，此寒去欲解也，小青龙汤主之。（41）方十一

四二、太阳病，外证未解，脉浮弱者，当以汗解，宜桂枝汤。（42）方十二

桂枝汤方

桂枝（去皮）　芍药　生姜（切）各三两　甘草二两（炙）　大枣十二枚（擘）

上五味，以水七升，煮取三升，去滓，温服一升。须臾，啜热稀粥一升余，以助药力，取微汗。

四三、太阳病，下之微喘者，表未解故也，桂枝加厚朴杏子汤主之。（43）方十三

桂枝加厚朴杏子汤方

桂枝三两（去皮）　甘草二两（炙）　生姜三两（切）　芍药三两大枣十二枚（擘）　厚朴二两（炙，去皮）　杏仁五十枚（去皮尖）

上七味，以水七升，微火煮取三升，去滓，温服一升，覆取微似汗。

四四、太阳病，外证未解，不可下之，下之为逆。欲解外者，宜桂枝汤。（方）十四。

四五、太阳病，先发汗，不解，而复下之，脉浮者不愈。浮为在外，而反下之，故令不愈，今脉浮，故在外，当须解外则愈，宜桂枝汤主之。（45）方十五

四六、太阳病，脉浮紧，无汗发热，身疼痛，八九日不解，表证仍在，此当发其汗。服药已微除，其人发烦，目瞑，剧者必衄，衄乃解。所以然者，阳气重故也。（46）麻黄汤主之。方十六

四七、太阳病，脉浮紧，发热，身无汗，自衄者愈。

四八、二阳并病，太阳初得病时，发其汗，汗先出不彻，因转属阳明，续自微汗出，不恶寒。若太阳病证不罢者，不可下，下之为逆，如此

可小发汗。设面色缘缘正赤者，阳气怫郁在表，当解之熏之。若发汗不彻，不足言，阳气怫郁不得越，当汗不汗，其人烦躁，不知痛处，乍在腹中，乍在四肢，按之不可得，其人短气但坐以汗出不彻故也，更发汗则愈。何以知汗出不彻？以脉涩故知也。（48）

四九、脉浮数者，法当汗出而愈，若下之，身重心悸者，不可发汗，当自汗出乃解。所以然者，尺中脉微，此里虚，须表里实，津液自和，便自汗出愈。

五十、脉浮紧者，法当身疼痛，宜以汗解之，假令尺中迟者，不可发汗，何以知？然，以荣气不足，血少故也。

五一、脉浮者，病在表，可发汗，宜麻黄汤。方十七

五二、脉浮而数者，可发汗，宜麻黄汤。方十八

五三、病常自汗出者，此为荣气和，荣气和者，外不谐，以卫气不共荣气谐和故尔，以荣行脉中，卫行脉外，复发其汗，荣卫和则愈，宜桂枝汤。方十九

五四、病人藏无他病，时发热自汗出，而不愈者，此卫气不和也，先其时发汗则愈，宜桂枝汤。方二十

五五、伤寒脉浮紧，不发汗，因致衄者，麻黄汤主之。（55）方二十一

五六、伤寒不大便六七日，头痛有热者，与承气汤，其小便清者，知不在里，仍在表也，当须发汗；若头痛者，必衄，宜桂枝汤。（56）方二十三

五七、伤寒发汗，已解，半日许复烦，脉浮数者，可更发汗，宜桂枝汤。

五八、凡病，若发汗，若吐，若下，若亡血，亡津液，阴阳自和者，必自愈。

五九、大下之后，复发汗，小便不利者，亡津液故也。勿治之，得小便利，必自愈。

六十、下之后，复发汗，必振寒，脉微细。所以然者，以内外俱虚故也。（60）

六一、下之后，复发汗，昼日烦躁不得眠，夜而安静，不呕不渴，无表证，脉沉微，身无大热者，干姜附子汤主之。（61）方二十四

干姜附子汤方

干姜一两　附子一枚（生用，去皮，切八片）

上三味，以水三升，煮取一升，去滓，顿服。

六二、发汗后，身疼痛，脉沉迟者，桂枝加芍药生姜各一两人参三两新加汤主之。（62）方二十五

桂枝加芍药生姜各一两人参三两新加汤方

桂枝三两（去皮）　芍药四两　甘草二两（炙）　人参三两　大枣十二枚（擘）　生姜四两

上六味，以水一斗二升，煮取三升，去滓，温服一升。本云：桂枝汤，今加芍药，生姜，人参。

六三、发汗后，不可更行桂枝汤，汗出而喘，无大热者，可与麻黄杏仁甘草石膏汤。（63）方二十六

下后不可更行桂枝汤，若汗出而喘，无大热者，可与麻黄杏仁甘草石膏汤。

麻黄杏仁甘草石膏汤方

麻黄四两（去节）　杏仁五十个（去皮尖）　甘草二两（炙）　石膏半斤（碎，绵裹）

上四味，以水七升，煮麻黄减二升，去上沫，内诸药，煮取三升，去滓，温服一升。

六四、发汗过多，其人叉手自冒心，心下悸，欲得按者，桂枝甘草汤主之。（64）方二十七

桂枝甘草汤方

桂枝四两（去皮）　甘草二两（炙）

上二味，以水三升，煮取一升，去滓，顿服。

六五、发汗后，其人脐下悸者，欲作奔豚，茯苓桂枝甘草大枣汤主之。（6）方二十八

茯苓桂枝甘草大枣汤方

茯苓半斤　桂枝四两（去皮）　甘草二两（炙）　大枣十五枚（擘）

上四味，以甘澜水一斗，先煮茯苓减二升，内诸药，煮取二升，温服一升，日三服。

作甘澜水法：取水二斗，置大盆内，以杓扬之，水上有珠子五六千颗相逐，取用之。

六六、发汗后，腹胀满者，厚朴生姜半夏甘草人参汤主之。（66）方二十九

厚朴生姜半夏甘草人参汤方

厚朴半斤（炙，去皮）　生姜半斤（切）　半夏半升（洗）　甘草二两　人参一两

上五味，以水一斗，煮取三升，去滓，温服一升，日三服。

六七、伤寒若吐若下后，心下逆满，气上冲胸，起则头眩，脉沉紧，发汗则动经，身为振振摇者，茯苓桂枝白术甘草汤主之。（67）方三十

茯苓桂枝白术甘草汤方

茯苓四两　桂枝三两（去皮）　白术　甘草（炙）　各二两

上四味，以水六升，煮取三升，去滓，分温三服。

六八、发汗，病不解，反恶寒者，虚故也，芍药甘草附子汤主之。（68）方三十一

芍药甘草附子汤

芍药　甘草（炙）各三两　附子一枚（炮、去皮、破八片）

上三味，以水五升，煮取一升五合，去滓，分温三服。（疑非仲景方）

六九、发汗，若下之，病仍不解，烦躁者，茯苓四逆汤主之。（69）方三十二

茯苓四逆汤方

茯苓四两　人参一两　附子一枚（生用，去皮，破八片）　甘草二两（炙）　干姜一两半

上五味，以水五升，煮取三升，去滓，温服七合，日二服。

七十、发汗后恶寒者，虚故也。不恶寒但热者，实也。当和胃气，与调胃承气汤。（70）方三十三

调胃承气汤方

芒硝半升　甘草二两（炙）　大黄四两（去皮，清酒洗）

上三味，以水三升，煮取一升，去滓，纳芒硝，更煮两沸，顿服。

七一、太阳病，发汗后，大汗出，胃中干，烦躁不得眠，欲得饮水者，少少与饮之，令胃气和则愈。若脉浮，小便不利，微热消渴者，五苓散主之。（71）方三十四

五苓散方

猪苓十八铢（去皮）　泽泻一两六铢　白术十八铢　茯苓十八铢　桂

枝半两（去皮）

上五味，捣为散，以白饮和，服方寸匕，日三服，多饮暖水，汗出愈，如法将息。

七二、发汗已，脉浮数，烦渴者，五苓散主之。(72) 方三十五

七三、伤寒汗出而渴者，五苓散主之；不渴者，茯苓甘草汤主之。(73) 方三十六

茯苓甘草汤方

茯苓二两　桂枝二两（去皮）　甘草一两（炙）　生姜三两（切）

上四味，以水四升，煮取二升，去滓，分温三服。

太阳病，小便利者，以饮水多，必心下悸，小便少者，必苦里急也。

七四、中风发热，六七日不解而烦，有表里证，渴欲饮水，水入则吐者，名曰水逆，五苓散主之。(74) 方三十七

七五、未持脉时，病人手叉自冒心，师因教试令咳，而不咳者，此必两耳聋无闻也。所以然者，以重发汗虚故如此。(75) 发汗后，饮水多必喘，以水灌之亦喘。(76)

七六、发汗后，水药不得入口为逆。若更发汗，必吐下不止。(77) 发汗吐下后，虚烦不得眠，若剧者，必反覆颠倒，心中懊憹，栀子豉汤主之。若少气者，栀子甘草豉汤主之；若呕者，栀子生姜豉汤主之。(78) 三十八

栀子豉汤方

栀子十四个（擘）　香豉四合（绵裹）

上二味，以水四升，先煮栀子得二升半，内豉，煮取一升半，去滓，分为二服，温进一服（得吐者，止后服）。

栀子甘草豉汤方

栀子十四个（擘）　甘草二两（炙）　香豉四合（绵裹）

上三味，以水四升，先煮栀子、甘草取二升半，内豉，煮取一升半，去滓，分二服，温进一服，得吐者，止后服。

栀子生姜豉汤方

栀子十四个（擘）　生姜五两　香豉四合（绵裹）

上三味，以水四升，先煮栀子生姜，取二升半，内豉，煮取一升半，去滓，分二服，温进一服，得吐者，止后服。

七七、发汗，若下之，而烦热，胸中窒者，栀子豉汤主之。(79) 方

三十九

七八、伤寒五六日，大下之后，身热不去，心中结痛者，未欲解也，栀子豉汤主之。(80) 方四十

七九、伤寒下后，心烦腹满，卧起不安者，栀子厚朴汤主之。(81) 方四十一

栀子厚朴汤方

栀子十四个（擘） 厚朴四两（炙，去皮） 枳实四枚（水浸，炙令黄）

上三味，以水三升半，煮取一升半，去滓，分二服，温进一服（得吐者，止后服）。

八十、伤寒，医以丸药大下之，身热不去，微烦者，栀子干姜汤主之。

栀子干姜汤方

栀子十四个（擘） 干姜二两

上二味，以水三升半，煮取一升半，去滓，分二服，温进一服（后吐者，止后服）。

八一、凡用栀子豉汤，病人旧微溏者，不可与服之。

八二、太阳病发汗，汗出不解，其人仍发热，心下悸，头眩，身𥆧动，振振欲擗地者，真武汤主之。方四十三

真武汤方

茯苓 芍药 生姜（切）各三两 白术二两 附子一枚（炮、去皮、破八片）

上五味，以水八升，煮取三升，去滓，温服七合，日三服。

八三、咽喉干燥者，不可发汗。

八四、淋家不可发汗，汗出必便血。

八五、疮家虽身疼痛，不可发汗，汗出则痉。

八六、衄家不可发汗，汗出必额上陷脉急紧，直视不能眴，不得眠。

八七、亡血家，不可发汗，发汗则寒栗而振。

八八、汗家重发汗，必恍惚心乱，小便已阴疼，与禹余粮丸。方四十四（本方阙）

八九、病人有寒，复发汗，胃中冷，必吐蛔。

九十、本发汗而复下之，此为逆也。若先发汗，治不为逆。本先下之

而反汗之，为逆，若先下之，治不为逆。(92)

九一、伤寒，医下之，续得下利清谷不止，身疼痛者，急当救里。后身疼痛，清便自调者，急当救表。救里宜四逆汤，救表宜桂枝汤。(93)方四十五

九二、病发热头痛，脉反沉，若不差，身体疼痛，当救其里，宜四逆汤。(94)

四逆汤方

甘草二两（炙）　干姜一两半　附子一枚（生用，去皮，破八片）

上三味，以水三升，煮取一升二合，去滓，分温再服。强人可大附中一枚，干姜三两。

九三、太阳病，先下而不愈，因复发汗，以此表里俱虚，其人因致冒，冒家汗出自愈。所以然者，汗出表和故也。里未和，然后复下之。(95)

九四、太阳病未解，脉阴阳俱停，必先振栗汗出而解。但阳脉微者，先汗出而解；但阴脉微者，下之而解。若欲下之，宜谓胃承气汤。(96)方四十六

九五、太阳病，发热汗出者，此为荣弱卫强，故使汗出，欲救邪风者，宜桂枝汤。(97)方四十七

九六、伤寒五六日，中风，往来寒热，胸胁苦满，嘿嘿不欲饮食，心烦喜呕。或胸中烦而不呕，或渴，或腹中痛，或胁下痞硬，或心下悸、小便不利，或不渴、身有微热，或咳者，小柴胡汤主之。(98)方四十八

小柴胡汤方

柴胡半斤　黄芩三两　人参三两　半夏半升（洗）　甘草（炙）　生姜各三两（切）　大枣十二枚（擘）

上七味，以水一斗二升，煮取六升，去滓，再煎，取三升，温服一升，日三服。若胸中烦而不呕者，去半夏、人参，加栝蒌实一枚。若渴者，去半夏，加人参合前成四两半，栝蒌根四两。若腹中痛者，去黄芩，加芍药三两。若胁下痞硬，去大枣，加牡蛎四两。若心下悸、小便不利者，去黄芩，加茯苓四两。若不渴、外有微热者，去人参，加桂枝三两，温覆微汗愈。若咳者，去人参、大枣、生姜，加五味子半升，干姜二两。

九七、血弱气尽，腠理开，邪气因入，与正气相搏，结于胁下，正邪纷争，往来寒热，休作有时，嘿嘿不欲饮食，藏府相连，其痛必下，邪高

痛下，故使呕也，小柴胡汤主之。服柴胡汤已，渴者属阳明，以法治之。（99）方四十九

九八、得病六七日，脉迟浮弱，恶风寒，手足温，医二三下之，不能食，而胁下满痛，面目及身黄，颈项强，小便难者，与柴胡汤，后必下重。本渴饮水而呕者，柴胡不中与也，食谷者哕。（100）

九九、伤寒四五日，身热恶风，颈项强，胁下满，手足温而渴者，小柴胡汤主之。（101）方五十

一〇〇、伤寒，阳脉涩，阴脉弦，法当腹中急痛，先与小建中汤，不差者，与小柴胡汤主之。（102）方五十一

小建中汤方

桂枝三两（去皮）　芍药六两　生姜三两（切）　甘草二两（炙）大枣十二枚（擘）　胶饴一升

上六味，以水七升，煮取三升，去滓，温服一升，日三服。呕家不可用小建中汤，以甜故也。

一〇一、伤寒中风，有柴胡证，但见一证便是，不必悉具。凡柴胡汤病证而下之，若柴胡证不罢者，复与柴胡汤，必蒸蒸而振，却复发热汗出而解。

一〇二、伤寒二三日，心中悸而烦者，小建中汤主之。（105）方五十二

一〇三、太阳病，经过十余日，反二三下之，后四五日，柴胡证仍在者，先与小柴胡；呕不止，心下急，郁郁微烦者，为未解也，与大柴胡汤下之则愈。（106）方五十三

大柴胡汤方

柴胡半斤　黄芩三两　芍药三两　半夏半升（洗）　生姜五两（切）枳实四枚（炙）　大枣十二枚（擘）

上七味，以水一斗二升，煮取六升，去滓，再煎，温服一升，日三服。一方，加大黄二两，若不加，恐不为大柴胡汤。

一〇四、伤寒十三日不解，胸胁满而呕，日晡所发潮热，已而微利。此本柴胡证，下之以不得利，今反利者，知医以丸药下之，此非其治也。潮热者，实也。先宜服小柴胡汤以解外，后以柴胡加芒硝汤主之。

柴胡加芒硝汤方

柴胡二两十六铢　黄芩一两　人参一两　甘草一两（炙）　生姜一两

（切） 半夏二十铢（本云五枚，洗） 大枣四枚（擘） 芒硝二两

上八味，以水四升，煮取二升，去滓，内芒硝，更煮微沸，分温再服。不解，更作。

一〇五、伤寒十三日，过经谵语者，以有热也，当以汤下之。若小便利者，大便当硬，而反下利，脉调和者，知医以丸药下之，非其治也。若自下利者，脉当微厥，今反和者，此为内实也，调胃承气汤主之。（108）方五十五

一〇六、太阳病不解，热结膀胱，其人如狂，血自下，下者愈。其外不解者，尚未可攻，当先解其外。外解已，但少腹急结者，乃可攻之，宜桃核承气汤。

桃核承气汤

桃仁五十个（去皮尖） 大黄四两 桂枝二两（去皮） 甘草二两（炙） 芒硝二两

上五味，以水七升，煮取二升半，去滓，内芒硝，更上火微沸，下火，先食温服五合，日三服。当微利。

一〇七、伤寒八九日，下之，胸满烦惊，小便不利，谵语，一身尽重，不可转侧者，柴胡加龙骨牡蛎汤主之。（110）方五十七

柴胡加龙骨牡蛎汤

柴胡四两 龙骨 黄芩 生姜（切） 铅丹 人参 桂枝（去皮）茯苓各一两半 半夏二合半（洗） 大黄二两 牡蛎一两半（熬） 大枣六枚（擘）

上十二味，以水八升，煮取四升，内大黄，切如棋子，更煮一两沸，去滓，温服一升。本云：柴胡汤，今加龙骨等。

一〇八、伤寒腹满谵语，寸口脉浮而紧，此肝乘脾也，名曰纵，刺期门。（111）方五十八

一〇九、伤寒发热，啬啬恶寒，大渴欲饮水，其腹必满，自汗出，小便利，其病欲解，此肝乘肺也，名曰横，刺期门。

一〇〇、太阳病二日，反躁，凡熨其背，而大汗出，大热入胃，胃中水竭，躁烦，必发谵语。十余日，振栗，自下利者，此为欲解也。故其汗，从腰以下不得汗，欲小便不得，反呕，欲失溲，足下恶风，大便硬，小便当数而反不数及不多，大便已，头卓然而痛，其人足心必热，谷气下流故也。（113）

一一一、太阳病中风，以火劫发汗，邪风被火热，血气流溢，失其常度。两阳相熏灼，其身发黄。阳盛则欲衄，阴虚小便难。阴阳俱虚竭，身体则枯燥，但头汗出，剂颈而还，腹满微喘，口干咽烂，或不大便，久则谵语，甚者至哕，手足躁扰，捻衣摸床，小便利者，其人可治。(114)

一一二、伤寒脉浮，医以火迫劫之，亡阳，必惊狂，卧起不安者，桂枝去芍药加蜀漆牡蛎龙骨救逆汤主之。(115) 方六十

桂枝去芍药加蜀漆牡蛎龙骨救逆汤方

桂枝三两（去皮）　甘草二两（炙）　生姜三两（切）　大枣十二枚（擘）　牡蛎五两（熬）　蜀漆三两（洗去腥）　龙骨四两

上七味，以水一斗二升，先煮蜀漆减二升，内诸药，煮取三升，去滓，温服一升。本云：桂枝汤，今去芍药，加蜀漆、牡蛎、龙骨。

一一三、形作伤寒，其脉不弦紧而弱，弱者必渴，被火必谵语，弱者发热脉浮，解之当汗出愈。(116)

一一四、太阳病，以火熏之，不得汗，其人必躁，到经不解，必清血，名为火邪。(117)

一一五、脉浮，热甚，而反灸之，此为实，实以虚治，因火而动，必咽燥，吐血。(118)

一一六、微数之脉，慎不可灸。因火为邪，则为烦逆，追虚逐实，血散脉中，火气虽微，内攻有力，焦骨伤筋，血难复也。脉浮，宜以汗解。用火灸之，邪无从出，因火而盛，病从腰以下必重而痹，名火逆也。欲自解者，必当先烦，烦乃有汗而解。何以知之？脉浮，故知汗出解（120）。

一一七、烧针令其汗，针处被寒，核起而赤者，必发奔豚。气从少腹上冲心者，灸其核上各一壮，与桂枝加桂汤，更加桂二两也。

桂枝加桂汤方

桂枝五两（去皮）　芍药三两　生姜三两（切）　甘草二两（炙）大枣十二枚（擘）。

上五味，以水七升，煮取三升，去滓，温服一升。本云：桂枝汤，今加桂满五两。所以加桂者，以泄奔豚气也。

一一八、火逆下之，因烧针烦躁者，桂枝甘草龙骨牡蛎汤主之。

桂枝甘草龙骨牡蛎汤方

桂枝一两（去皮）　甘草二两（炙）　牡蛎二两（熬）　龙骨二两

上四味，以水五升，煮取二升半，去滓，温服八合，日三服。

一一九、太阳伤寒者，加温针，必惊也。（123）

一二〇、太阳病，当恶寒发热，今汗自出，反不恶寒发热，关上脉细数者，以医吐之过也。一二日吐之者，腹中饥，口不能食；三四日吐之者，不喜糜粥，欲食冷食，朝食暮吐，以医吐之所致也，此为小逆。（124）

一二一、太阳病，吐之，但太阳病当恶寒，今反不恶寒，不欲近衣者，此为吐之内烦也。

一二二、病人脉数，数为热，当消谷引食，而反吐者，此以发汗，令阳气微，膈气虚，脉乃数也。数为客热，不能消谷。以胃中虚冷，故吐也。（126）

一二三、太阳病，过经十余日，心下温温欲吐，而胸中痛，大便反溏，腹微满，郁郁微烦，先此时自极吐下者，与调胃承气汤。若不尔者，不可与。但欲呕，胸中痛，微溏者，此非柴胡汤证，以呕，故知极吐下也。

一二四、太阳病，六七日表证仍在，脉微而沉，反不结胸，其人发狂者，以热在下焦，少腹当硬满，小便自利者，下血乃愈。所以然者，以太阳随经，瘀热在里故也，抵当汤主之。（128）方六十四

抵当汤方

水蛭（熬）　虻虫各三十个（去翅足，熬）　桃仁二十个（去皮尖）大黄三两（酒洗）

上四味，以水五升，煮取三升，去滓，温服一升，不下，更服。

一二五、太阳病，身黄，脉沉结，少腹硬，小便不利者，为无血也；小便自利，其人如狂者，血证谛也，抵当汤主之。（129）方六十五

一二六、伤寒有热，少腹满，应小便不利，今反利者，为有血也，当下之，不可余药，宜抵当丸。（130）方六十六

抵当丸方

水蛭二十个（熬）　虻虫二十个（去翅足，熬）　桃仁二十五个（去皮尖）　大黄三两

上四味，捣分四丸。以水一升，煮一丸，取七合服之。晬时当下血，若不下者，更服。

一二七、太阳病，小便利者，以饮水多，必心下悸，小便少者，必苦里急也。（131）

辨太阳病脉证并治（下）

一二八、问曰：病有结胸，有藏结，其状何如？答曰：按之痛，寸脉浮，关脉沉，名曰结胸也。（132）

一二九、何谓藏结？答曰：如结胸状，饮食如故，时时下利，寸脉浮，关脉小细沉紧，名曰藏结。舌上白胎滑者，难治。（132）

一三〇、藏结无阳证，不往来寒热，其人反静，舌上胎滑者，不可攻也。（133）

一三一、病发于阳而反下之，热入因作结胸，病发于阴，而反下之，因作痞也。所以成结胸者，以下之太早故也。结胸者，项亦强，如柔痉状，下之则和，宜大陷胸丸。（135）方一。

大陷胸丸方

大黄半斤　葶苈子半斤（熬）　芒硝半斤　杏仁半升（去皮尖，熬黑）

上四味，捣筛二味，内杏仁、芒硝研如脂，和散。取如弹丸一枚，别捣甘遂末一钱匕，白蜜二合，水二升，煮取一升，温顿服之。一宿乃下。如不下，更服，取下为效。禁如药法。

一三二、结胸证，其脉浮大者，不可下，下之则死。

一三三、结胸证悉具，烦躁者亦死。

一三四、太阳病，脉浮而动数，浮则为风，数则为热，动则为痛，数则为虚，头痛发热，微盗汗出，二反恶寒者，表未解也。医反下之，动数变迟，膈内拒痛，胃中空虚，客气动膈，短气躁烦，心中懊憹，阳气内陷，心下因硬，则为结胸，大陷胸汤主之。若不结胸，但头汗出，余处无汗，剂颈而还，小便不利，身必发黄。（138）方二

大陷胸汤方

大黄六两（去皮）　芒硝一升　甘遂一钱匕

上三味，以水六升，先煮大黄减二升，去滓，内芒硝，煮一两沸，内甘遂末，温服一升。得快利，止后服。

一三五、伤寒六七日，结胸热实，脉沉而紧，心下痛，按之石硬者，大陷胸汤主之。（139）方三

一三六、伤寒十余日，热结在里，复往来寒热者，与大柴胡汤；但结胸，无大热者，此为水结在胸胁也，但头微汗出者，大陷胸汤主之。（140）方四。

大柴胡汤方

柴胡半斤　枳实四枚（炙）　生姜五两（切）　黄芩三两　芍药三两　半夏半升（洗）　大枣十二枚（擘）

上七味，以水一斗二升，煮取六升，去滓，再煎，温服一升，日三服。一方，加大黄二两，若不加，恐不为大柴胡汤。

一三七、太阳病，重发汗而复下之，不大便五六日，舌上燥而渴，日晡所小有潮热，从心下至少腹硬满而痛，不可近者，大陷胸汤主之。(141) 方五

一三八、小结胸病，正在心下，按之则痛，脉浮滑者，小陷胸汤主之。(142)

小陷胸汤方

黄连一两　半夏半升（洗）　栝蒌实大者一枚

上三味，以水六升，先煮栝蒌取三升，去滓，内诸药，煮取一升，去滓，分温三服。

一三九、太阳病，二三日，不能卧，但欲起，心下必结，脉微弱者，此本有寒分也。反下之，若利止，必作结胸，未止者，四日复下之，此作协热利也。(143)

一四〇、太阳病下之，其脉促，不结胸者，此为欲解也；脉浮者，必结胸；脉紧者，必咽痛；脉弦者，必两胁拘急；脉细数者，头痛未止；脉沉紧者，必欲呕；脉沉滑者，协热利；脉浮滑者，必下血。(144)

一四一、病在阳，应以汗解之，反以冷水潠之，若灌之，其热被劫不得去，弥更益烦，肉上粟起，意欲饮水，反不渴者，服文蛤散；若不差者，与五苓散。(145) 寒实结胸，无热证者，与三物小陷胸汤，白散亦可服。(146) 方七

文蛤散方

文蛤五两

上一味，为散，以沸汤和一寸匕服，汤用五合。

五苓散方

猪苓十八铢（去黑皮）　白术十八铢　泽泻一两六钱　茯苓十八铢　桂枝半两（去皮）

上五味，为散，更于臼中杵之，以白饮和方寸匕服之，日三服，多饮暖水，汗出愈，如法将息。

白散方

桔梗三分 巴豆一分（去皮心，熬黑，研如脂） 贝母三分

上三味，为散。内巴豆更于臼中杵之，以白饮和服。强人半钱匕，羸者减之。病在膈上必吐，在膈下必利。不利，进热粥一杯；利过不止，进冷粥一杯。身热皮粟不解，欲引衣自覆。若以水潠之，洗之，益令热劫不得出。当汗而不汗则烦，假令汗出已，腹中痛，与芍药三两如上发。

一四二、太阳与少阳并病，头项强痛，或眩冒，时如结胸，心下痞硬者，当刺大椎第一间、肺俞、肝俞，慎不可发汗，发汗则谵语、脉弦，五日谵语不止，当刺期门。（147）方八

一四三、妇人中风，发热恶寒，经水适来，得之七八日，热除而脉迟身凉，胸胁下满，如结胸状，谵语者，此为热入血室也，当刺期门，随其实而取之。（148）方九

一四四、妇人中风，七八日续得寒热，发作有时，经水适断者，此为热入血室，其血必结，故使如疟状，发作有时，小柴胡汤主之。（149）方十

小柴胡汤方

柴胡半斤 黄芩三两 人参三两 半夏半升（洗） 甘草三两 生姜三两（切）大枣十二枚（擘）

上七味，以水一斗二升，煮取六升，去滓，再煎取三升，温服一升，日三服。

一四五、妇人伤寒，经水适来，昼日明了，暮则谵语，如见鬼状，此为热入血室，无犯胃气及上二焦，必自愈。（150）方十一

一四六、伤寒六七日，发热，微恶寒，支节烦疼，微呕，心下支结，外证未去者，柴胡桂枝汤主之。（151）方十二

柴胡桂枝汤方

桂枝（去皮）一两半 黄芩一两半 人参一两半 甘草一两（炙）半夏二合半（洗） 芍药一两半 大枣六枚（擘） 生姜一两半（切）柴胡四两

上九味，以水七升，煮取三升，去滓，温服一升。本云：人参汤，作如桂枝法，加半夏、柴胡、黄芩；复如柴胡法，今用人参作半剂。

一四七、伤寒五六日，已发汗而复下之，胸胁满微结，小便不利，渴而不呕，但头汗出，往来寒热，心烦者，此为未解也，柴胡桂枝干姜汤主

之。

柴胡桂枝干姜汤方

柴胡半斤　桂枝三两（去皮）　　干姜二两　栝蒌根四两　黄芩三两
牡蛎二两（熬）　甘草二两（炙）

上七味，以水一斗二升，煮取六升，去滓，再煎取三升，温服一升，
日三服。初服微烦，复服，汗出便愈。

一四八、伤寒五六日，头汗出，微恶寒，手足冷，心下满，口不欲
食，大便硬，脉细者，此为阳微结，必有表，复有里也，脉沉亦在里也。
汗出，为阳微。假令纯阴结，不得复有外证，悉入在里，此为半在里半在
外也。脉虽沉紧，不得为少阴病。所以然者，阴不得有汗，今头汗出，故
知非少阴也。可与小柴胡汤，设不了了者，得屎而解。（153）方十四。

一四九、伤寒五六日，呕而发热者，柴胡汤证具，而以他药下之，柴
胡证仍在者，复与柴胡汤。此虽已下之，不为逆，必蒸蒸而振，却发热汗
出而解。若心下满而硬痛者，此为结胸也，大陷胸汤主之。但满而不痛
者，此为痞，柴胡不中与之，宜半夏泻心汤。

半夏泻心汤方（154）

半夏半升（洗）　黄芩　干姜　人参　甘草（炙）各三两　黄连一两
大枣十二枚（擘）

上七味，以水一斗，煮取六升，去滓，再煎，取三升，温服一升，日
三服。须大陷胸汤者，方用前第二法。

一五〇、太阳少阳并病，而反下之，成结胸，心下硬，下利不止，水
浆不下，其人心烦。（155）

一五一、脉浮而紧，而复下之，紧反入里，则作痞，按之自濡，但气
痞耳。（156）

一五二、太阳中风，下利，呕逆，表解者，乃可攻之。其人漐漐汗出，
发作有时，头痛，心下痞硬满，引胁下痛，干呕，短气，汗出，不恶寒
者，此表解里未和也。十枣汤主之。（157）

十枣汤方

芫花（熬）甘遂　大戟　大枣十枚

上三味等分，分别捣为散。以水一升半，先煮大枣肥者十枚，取八
合，去滓，内药末。强人服一钱匕，羸人服半钱，温服之，平旦服，若下
少病不除者，明日更服，加半钱，得快下利后，糜粥自养。

一五三、太阳病，医发汗，遂发热恶寒。因复下之，心下痞，表里俱虚，阴阳气并竭，无阳则阴独。复加烧针，因胸烦。面色青黄，肤瞤者，难治；今色微黄，手足温者，易愈。（158）

一五四、心下痞，按之濡，其脉关上浮者，大黄黄连泻心汤主之。（159）方十七

大黄黄连泻心汤方

大黄二两　黄连一两

右二味，以麻沸汤二升渍之，须臾，绞去滓，分温再服。

一五五、心下痞，而复恶寒汗出者，附子泻心汤主之。（160）方十八

附子泻心汤方

大黄二两　黄连一两　黄芩一两　附子一枚（炮，去皮，破，别煮取汁）

上四味，切三味，以麻沸汤二升渍之，须臾，绞去滓，内附子汁，分温再服。

一五六、本以下之，故心下痞，与泻心汤。痞不解，其人渴而口燥烦，小便不利者，五苓散主之。（161）方十九，一方云：忍之一日乃愈。

一五七、伤寒汗出，解之后，胃中不和，心下痞硬，干噫食臭，胁下有水气，腹中雷鸣，下利者，生姜泻心汤主之。（162）方二十

生姜泻心汤方

生姜四两（切）　甘草三两（炙）　人参三两　干姜一两　黄芩三两　半夏半升（洗）　黄连一两　大枣十二枚（擘）

上八味，以水一斗，煮六升，去滓，再煎，取三升，温服一升，日三服。附子泻心汤主，本云：加附子，半夏泻心汤主，甘草泻心汤同体别名耳。生姜泻心汤本云人参黄芩汤，去桂枝、加术，加黄连，并泻肝法。

一五八、伤寒中风，医反下之，其人下利日数十行，谷不化，腹中雷鸣，心下痞硬而满，干呕，心烦不得安。医见心下痞，谓病不尽，复下之，其痞益甚，此非结热，但以胃中虚，客气上逆，故使硬也，甘草泻心汤主之。（163）方二十一

甘草泻心汤方

甘草四两（炙）　黄芩三两　半夏半升（洗）　大枣十二枚（擘）　黄连一两　干姜三两

上六味，以水一斗，煮取六升，去滓，再煎取三升，温服一升，日三

服。

一五九、伤寒，服汤药，下利不止，心下痞硬。服泻心汤已，复以他药下之，利不止。医以理中与之，利益甚。理中者，理中焦，此利在下焦，赤石脂禹余粮汤主之。复不止者，当利其小便。(164) 方二十二

赤石脂禹余粮汤方

赤石脂一斤（碎）　　太一禹余粮一斤（碎）

上二味，以水六升，煮取三升，去滓，分温三服。

一六〇、伤寒吐下后发汗，虚烦，脉甚微，八九日心下痞硬，胁下痛，气上冲咽喉，眩冒，经脉动惕者，久而成痿。(165)

一六一、伤寒发汗，若吐若下，解后，心下痞硬，噫气不除者，旋覆代赭汤主之。(166) 方二十三

旋覆代赭汤方

旋覆花三两　　人参二两　　生姜五两　　代赭一两　　甘草三两（炙）　　半夏半升（洗）大枣十二枚（擘）

上七味，以水一斗，煮取六升，去滓，再煎取三升，温服一升，日三服。

一六二、下后，不可更行桂枝汤；汗出而喘，无大热者，可与麻黄杏子甘草石膏汤。(167) 方二十四

麻黄四两　　杏仁五十个（去皮尖）　　甘草二两（炙）　　石膏半斤（碎，绵裹）

上四味，以水七升，先煮麻黄，减二升，去白沫，纳诸药，煮取三升，去滓，温服一升。

一六三、太阳病，外证未除，而数下之，遂协热而利，利下不止，心下痞硬，表里不解者，桂枝人参汤主之。

桂枝人参汤方

桂枝四两（别切）　　甘草四两（炙）　　白术三两　　人参三两　　干姜三两

上五味，以水九升，先煮四味，取五升，内桂，更煮取三升，去滓，温服一升，日再，夜一服。

一六四、伤寒大下后，复发汗，心下痞，恶寒者，表未解也。不可攻痞，当先解表，表解乃可攻痞。解表宜桂枝汤，攻痞宜大黄黄连泻心汤。(169) 方二十六

一六五、伤寒发热，汗出不解，心中痞硬，呕吐而下利者，大柴胡汤主之。（170）方二十七

一六六、病如桂枝证，头不痛，项不强，寸脉微浮，胸中痞硬，气上冲喉咽不得息者，此为胸有寒也，当吐之，宜瓜蒂散。（171）方二十八

瓜蒂散方

瓜蒂一分（熬黄） 赤小豆一分

上二味，各别捣筛，为散已，合治之，取一钱匕。以香豉一合，用热汤七合，煮作稀糜，去滓、取汁合散，温，顿服之。不吐者，少少加，得快吐乃止。诸亡血虚家，不可与瓜蒂散。

一六七、病胁下素有痞，连在脐旁，痛引少腹，入阴筋者，此名藏结，死。（172）方二十九

一六八、伤寒若吐若下后，七八日不解，热结在里，表里俱热，时时恶风，大渴，舌上干燥而烦，欲饮水数升者，白虎加人参汤主之。（173）方三十

白虎加人参汤方

知母六两 石膏一斤（碎） 甘草三两（炙） 人参二两

粳米六合

上五味，以水一斗，煮米熟汤成，去滓，温服一升，日三服。此方立夏后立秋前，乃可服，立秋后不可服，正月二月三月尚可凛冷，亦不可与服之，与之则呕利而腹痛，诸亡血虚家，亦不可与，得之则腹痛利者，但可温之，当愈。（173）

一六九、伤寒无大热，口燥渴，心烦，背微恶寒者，白虎加人参汤主之。（174）方三十一。

一七〇、伤寒，脉浮，发热无汗，其表不解，不可与白虎汤；渴欲饮水，无表证者，白虎加人参汤主之。（175）方三十二。

一七一、太阳少阳并病，心下硬，颈项强而眩者，当刺大椎、肺俞、肝俞，慎勿下之。（176）方三十三

一七二、太阳与少阳合病，自下利者，与黄芩汤；若呕者，黄芩加半夏生姜汤主之。（177）方三十四

黄芩汤方

黄芩三两 芍药二两 甘草二两（炙） 大枣十二枚（擘）

上四味，以水一斗二升，煮取三升，去滓，温服一升，日再，夜一

服。

黄芩加半夏生姜汤方

黄芩三两　芍药二两　甘草二两（炙）　大枣十二枚（擘）　半夏半升（洗）　生姜一两（一方三两切）

上六味，以水一斗，煮取三升，去滓，温服一升，日再、夜一服。

一七三、伤寒胸中有热，胃中有邪气，腹中痛，欲呕吐者，黄连汤主之。（178）方三十五

黄连汤方

黄连三两　甘草三两（炙）　干姜三两　桂枝三两（去皮）　人参二两　半夏半升（洗）　大枣十二枚（擘）

上七味，以水一斗，煮取六升，去滓，温服，昼三、夜二。（疑非仲景方）

一七四、伤寒八九日，风湿相搏，身体疼烦，不能自转侧，不呕不渴，脉浮虚而涩者，桂枝附子汤主之。若其人大便硬，小便自利者，去桂加白术汤主之。（179）方三十六

桂枝附子汤方

桂枝四两（去皮）　附子三枚（炮，去皮，破）　生姜三两（切）　大枣十二枚（擘）　甘草二两（炙）

上五味，以水六升，煮取二升，去滓，分温三服。

去桂加白术汤方

附子三枚（炮，去皮，破）　白术四两　生姜三两（切）　甘草二两（炙）　大枣十二枚（擘）

上五味，以水六升，煮取二升，去滓，分温三服，初一服，其人身如痹，半日许复服之，三服都尽，其人如冒状，勿怪，此以附子、术并走皮内，逐水气未得除，故使之耳，法当加桂四两，此本一方二法；以大便硬，小便自利，去桂；以大便不硬，小便不利，当加桂，附子三枚恐多也，虚弱家及产妇，宜减服之。

一七五、风湿相搏，骨节疼烦，掣痛不得屈伸，近之则痛剧，汗出短气，小便不利，恶风不欲去衣，或身微肿者，甘草附子汤主之。（180）方三十七

甘草附子汤方

甘草二两（炙）　附子二枚（炮，去皮，破）　白术二两　桂枝四两

（去皮）

上四味，以水六升，煮取三升，去滓，温服一升，日三服。初服得微汗则解。能食汗止复烦者，将服五合，恐一升多者，宜服六七合为始。

一七六、伤寒，脉浮滑，此表有热，里有寒，白虎汤主之。（181）方三十八

白虎汤方

知母六两　石膏一斤（碎）　甘草二两（炙）　粳米六合

上四味，以水一斤，煮米熟，汤成，去滓，温服一升，日三服。

一七七、伤寒脉结代，心动悸，炙甘草汤主之。（182）方三十九

炙甘草汤方

甘草四两（炙）　生姜三两（切）　人参二两　生地黄一斤　桂枝三两（去皮）　阿胶二两　麦门冬半斤（去心）　麻仁半升　大枣十二枚（擘）

上九味，以清酒七升，水八升，先煮八味，取三升，去滓，内胶烊消尽，温服一升，日三服。一名复脉汤。

一七八、脉按之来缓，时一止复来者，名曰结。又脉来动而中止，更来小数，中有还者反动，名曰结，阴也。脉来动而中止，不能自还，因而复动者，名曰代，阴也。得此脉者，必难治。（183）

辨阳明病脉证并治

一七九、问曰：病有太阳阳明，有正阳阳明，有少阳阳明，何谓也？答曰：太阳阳明者，脾约是也；正阳阳明者，胃家实是也；少阳阳明者，发汗利小便已，胃中燥烦实，大便难是也。（184）

一八〇、阳明之为病，胃家实是也。（185）

一八一、问曰：何缘得阳明病？答曰：太阳病，若发汗，若下，若利小便，此亡津液，胃中干燥，因转属阳明。不更衣，内实，大便难者，此名阳明也。（186）

一八二、问曰：阳明病外证云何？答曰：身热，汗自出，不恶寒，反恶热者也。（187）

一八三、病有得之一日，不发热而恶寒者，何也？答曰：虽得之一日，恶寒将自罢，即自汗出而恶热也。（188）

一八四、问曰：恶寒何故自罢？答曰：阳明居中，主土也，万物所归，无所复传，始虽恶寒，二日自止，此为阳明病也。（189）

一八五、本太阳初得病时，发其汗，汗先出不彻，因转属阳明也。伤寒发热无汗，呕不能食，而反汗出濈濈然者，是转属阳明也。（190）

一八六、伤寒三日，阳明脉大。（191）

一八七、伤寒脉浮而缓，手足自温者，是为系在太阴。太阴者，身当发黄，若小便自利者，不能发黄；至七八日，大便硬者，为阳明病也。（192）

一八八、伤寒转系阳明者，其人濈然微汗出也。（193）

一八九、阳明中风，口苦，咽干，腹满微喘，发热恶寒，脉浮而紧，若下之，则腹满，小便难也。（194）

一九〇、阳明病，若能食，名中风；不能食，名中寒。（195）

一九一、阳明病，若中寒者，不能食，小便不利，手足濈然汗出，此欲作固瘕，必大便初硬后溏。所以然者，以胃中冷，水谷不别故也。（196）

一九二、阳明病，初欲食，小便反不利，大便自调，其人骨节疼，翕翕如有热状，奄然发狂，濈然汗出而解者，此水不胜谷气，与汗共并，脉紧则愈。（197）

一九三、阳明病，欲解时，从申至戌上。（198）

一九四、阳明病，不能食，攻其热必哕，所以然者，胃中虚冷故也。以其人本虚，攻其热必哕。（199）

一九五、阳明病，脉迟，食难用饱，饱则微烦头眩，必小便难，此欲作谷瘅，虽下之，腹满如故，所以然者，脉迟故也。（200）

一九六、阳明病，法多汗，反无汗，其身如虫行皮中状者，此以久虚故也。（201）

一九七、阳明病，反无汗而小便利，二三日呕而咳，手足厥者，必苦头痛；若不咳，不呕，手足不厥者，头不痛。（202）

一九八、阳明病，但头眩，不恶寒，故能食而咳，其人必咽痛；若不咳者，咽不痛。（203）

一九九、阳明病，无汗，小便不利，心中懊恼者，身必发黄。（204）

二〇〇、阳明病，被火，额上微汗出，而小便不利者，必发黄。（205）

二〇一、阳明病，脉浮而紧者，必潮热发作有时；但浮者，必盗汗出。（206）

二○二、阳明病，口燥，但欲漱水，不欲咽者，此必衄。（207）

二○三、阳明病，本自汗出，医更重发汗，病已差，尚微烦不了了者，此必大便硬故也。以亡津液，胃中干燥，故令大便硬。当问其小便日几行。若本小便日三四行，今日再行，故知大便不久出，今为小便数少，以津液当还入胃中，故知不久必大便也。（208）

二○四、伤寒呕多，虽有阳明证，不可攻之。（209）

二○五、阳明病，心下硬满者，不可攻之，攻之，利遂不止者死，利止者愈。（210）

二○六、阳明病，面合色赤，不可攻之，必发热，色黄者，小便不利也。（211）

二○七、阳明病，不吐不下，心烦者，可与调胃承气汤。（212）方一

甘草二两（炙） 芒硝半斤 大黄四两（清酒洗）

上三味，切，以水三升，煮二物至一升，去滓，内芒硝，更上微火一二沸，温顿服之，以调胃气。

二○八、阳明病，脉迟，虽汗出，不恶寒者，其身必重，短气，腹满而喘，有潮热者，此外欲解，可攻里也，手足濈然汗出者，此大便已硬也，大承气汤主之；若汗多，微发热恶寒者，外未解也，其热不潮，未可与承气汤；若腹大满不通者，可与小承气汤，微和胃气，勿令致大泄下。（213）大承气汤。方二

大黄四两（酒洗） 厚朴半斤（炙、去皮） 枳实五枚（炙） 芒硝三合

上四味，以水一斗，先煮二物，取五升，去滓，纳大黄，更煮取二升，去滓，纳芒硝，更上微火一两沸，分温再服，得下，余勿服。

小承气汤方

大黄四两（酒洗） 厚朴二两（炙，去皮） 枳实三枚（大者，炙）

上三味，以水四升，煮取一升二合，去滓，分温二服，初服当更衣，不尔者尽饮之。若更衣者勿服之。

二○九、阳明病，潮热，大便微硬者，可与大承气汤，不硬者，不可与之。若不大便六七日，恐有燥屎，欲知之法，少与小承气汤。汤入腹中，转失气者，此有燥屎也，乃可攻之；若不转失气者，此但初头硬，后必溏，不可攻之，攻之必胀满不能食也。欲饮水者，与水则哕。其后发热者，必大便复硬而少也，以小承气汤和之。不转失气者，慎不可攻也。

（214）小承气汤。方三

二一〇、夫实则谵语，虚则郑声，郑声者，重语也。直视谵语，喘满者死，下利者亦死。（215）

二一一、发汗多，若重发汗者，亡其阳，谵语，脉短者死，脉自和者不死。（216）

二一二、伤寒，若吐若下后，不解，不大便五六日，上至十余日，日晡所发潮热，不恶寒，独语如见鬼状，若剧者，发则不识人，循衣摸床，惕而不安，微喘直视，脉弦者生，涩者死；微者，但发热谵语者，大承气汤主之。若一服利，则止后服（217）方四

二一三、阳明病，其人多汗，以津液外出，胃中燥，大便必硬，硬则谵语，小承气汤主之。若一服谵语止者，更莫复服。（218）方五

二一四、阳明病，谵语，发潮热，脉滑而疾者，小承气汤主之。因与承气汤一升，腹中转气者，更服一升，若不转气者，勿更与之，明日又不大便，脉反微涩者，里虚也，为难治，不可更与承气汤也。（219）方六

二一五、阳明病，谵语，有潮热，反不能食者，胃中必有燥屎五六枚也。若能食者，但硬耳，宜大承气汤下之。（220）方七

二一六、阳明病，下血、谵语者，此为热入血室，但头汗出者，刺期门，随其实而泻之，濈然汗出则愈。（221）

二一七、汗出谵语者，以有燥屎在胃中，此为风也。须下者，过经乃可下之。下之若早者，语言必乱，以表虚里实故也。下之愈，宜大承气汤。（222）方八

二一八、伤寒四五日，脉沉而喘满，沉为在里，而反发其汗，津液越出，大便为难，表虚里实，久则谵语。（223）

二一九、三阳合病，腹满身重，难以转侧，口不仁，面垢，谵语遗尿，发汗则谵语；下之则额上生汗，手足厥冷，若自汗出者，白虎汤主之。（224）方九

白虎汤方

知母六两　石膏一斤（碎）　　甘草二两（炙）　　粳米六合

上四味，以水一斗，煮米熟，汤成，去滓，温服一升，日三服。

二二〇、二阳并病，太阳证罢，但发潮热，手足漐漐汗出，大便难而谵语者，下之则愈，宜大承气汤。（225）方十

二二一、阳明病，脉浮而紧，咽燥口苦，腹满而喘，发热汗出，不恶

寒，反恶热，身重，若发汗则燥，心愦愦，反谵语，若加温针，必怵惕，烦躁不得眠。若下之，则胃中空虚，客气动膈，心中懊恼，舌上胎者，栀子豉汤主之。（226）方十一

栀子豉汤方

肥栀子十四枚（擘） 香豉四合（绵裹）

上二味，以水四升，先煮栀子得二升半，去滓，纳豉，更煮取一升半，去滓，分二服，温进一服，得快吐者，止后服。

二二二、若渴欲饮水，口干舌燥者，白虎加人参汤主之。（226）方十二

知母六两 石膏一斤（碎） 甘草三两（炙） 粳米六合 人参三两

上五味，以水一斗，煮米熟，汤成去滓，温服一升，日三服。

二二三、若脉浮发热，渴欲饮水，小便不利者，猪苓汤主之。（226）方十三

猪苓汤方

猪苓（去皮） 茯苓 泽泻 阿胶 滑石（碎）各一两

上五味，以水四升，先煮四味，取二升，去滓，内阿胶烊消，温服七合，日三服。

二二四、阳明病，汗出多而渴者，不可与猪苓汤，以汗多胃中燥，猪苓汤复利其小便故也。（227）

二二五、脉浮而迟，表热里寒，下利清谷者，四逆汤主之。（228）方十四

四逆汤方

甘草二两（炙） 附子一枚（生用，去皮，破八片） 干姜一两半

上三味，以水三升，煮取一升二合，去滓，分温二服，强人可大附子一枚，干姜三两。

二二六、若胃中虚冷，不能食者，饮水则哕。（229）

二二七、脉浮发热，口干鼻燥，能食者则衄。（230）

二二八、阳明病，下之，其外有热，手足温，不结胸，心中懊恼，饥不能食，但头汗出者，栀子豉汤主之。（231）方十五

二二九、阳明病，发潮热，大便溏，小便自可，胸胁满不去者，与小柴胡汤。（232）方十六

小柴胡汤方

柴胡半斤　黄芩三两　人参三两　　半夏半升（洗）　甘草（炙）三两　生姜各三两（切）　大枣十二枚（擘）

上七味，以水一斗二升，煮取六升，去滓，再煎取三升，温服一升，日三服。

二三〇、阳明病，胁下硬满，不大便，而呕，舌上白胎者，可与小柴胡汤，上焦得通，津液得下，胃气因和，身濈然汗出而解。（233）方十七

二三一、阳明中风，脉弦浮大，而短气，腹都满，胁下及心痛，久按之，气不通，鼻干，不得汗，嗜卧，一身及目悉黄，小便难，有潮热，时时哕，耳前后肿。刺之小差，外不解，病过十日，脉续浮者，与小柴胡汤。（234）方十八

二三二、脉但浮，无余证者，与麻黄汤。若不尿，腹满加哕者，不治。（234）麻黄汤。方十九

麻黄三两（去节）　桂枝二两（去皮）　甘草一两（炙）　　杏仁七十个（去皮尖）

上四味，以水九升，先煮取麻黄减二升，去上沫，纳诸药，煮取二升半，去滓，温服八合，覆取微似汗。

二三三、阳明病，自汗出，若发汗，小便自利者，此为津液内竭，虽硬不可攻之，当须自欲大便，宜蜜煎导而通之，若土瓜根及大猪胆汁，皆可为导。（235）方二十

蜜煎方

食蜜七合

上一味，于铜器内，微火煎，当须凝如饴状，搅之勿令焦着，欲可丸，并手捻作挺，令头锐，大如指，长二寸许，当热时急作，冷则硬。以内谷道中，以手急抱，欲大便时乃去之。疑非仲景意，已试甚良。

大猪胆一枚，泻汁，和少许法醋，以灌谷道内，如一食顷，当大便出宿食恶物，甚效。

二三四、阳明病，脉迟，汗出多，微恶寒者，表未解也，可发汗，宜桂枝汤。（236）方二十一

桂枝三两（去皮）　芍药三两　生姜三两（切）甘草二两（炙）大枣十二枚（擘）

上五味，以水七升，煮取三升，去滓，温服一升，须臾，啜热稀粥一

升，以助药力取汗。

二三五、阳明病，发热汗出者，此为热越，不能发黄也；但头汗出，身无汗，剂颈而还，小便不利，渴引水浆者，此为瘀热在里，身必发黄，茵陈蒿汤主之。(238) 方二十三

茵陈蒿六两　栀子十四枚（擘）　大黄二两（去皮）

上三味，以水一斗二升，先煮茵陈，减六升，纳二味，煮取三升，去滓，分三服。小便当利，尿如皂荚汁状，色正赤，一宿腹减，黄从小便去也。

二三七、阳明证，其人喜忘者，必有畜血。所以然者，本有久瘀血，故令喜忘，屎虽硬，大便反易，其色必黑者，宜抵当汤下之。(239) 方二十四

水蛭（熬）　虻虫（去翅足，熬）各三十个　大黄三两（酒洗）桃仁二十个（去皮尖者）

上四味，以水五升，煮取三升，去滓，温服一升，不下，更服。

二三八、阳明病，下之，心中懊憹而烦，胃中有燥屎者，可攻，腹微满，初头硬，后必溏，不可攻之，若有燥屎者，宜大承气汤。(240) 方二十五。

二三九、病人不大便五六日、绕脐痛，烦躁、发作有时者，此有燥屎，故使不大便也。(241)

二四〇、病人烦热，汗出则解，又如疟状，日晡所发热者，属阳明也。脉实者，宜下之；脉浮虚者，宜发汗。下之与大承气汤；发汗宜桂枝汤。(242) 方二十六

二四一、大下后，六七日不大便，烦不解，腹满痛者，此有燥屎也。所以然者，本有宿食故也，宜大承气汤。(244) 方二十七

二四二、病人小便不利，大便乍难乍易，时有微热，喘冒不能卧者，有燥屎也，宜大承气汤。(244) 方二十八

二四三、食谷欲呕，属阳明也，吴茱萸汤主之，得汤反剧者，属上焦也。(245) 吴茱萸汤。方二十九

吴茱萸一升（洗）　人参三两　生姜六两（切）　大枣十二枚（擘）

上四味，以水七升，煮取二升，去滓，温服七合，日三服。

二四四、太阳病，寸缓、关浮、尺弱，其人发热汗出，复恶寒，不呕，但心下痞者，此以医下之也，如其不下者，病人不恶寒而渴者，此转

属阳明也，小便数者，大便必硬，不更衣十日无所苦也，渴欲饮水，少少与之，但以法救之，渴者，宜五苓散。(246) 方三十

猪苓（去皮）　白术　茯苓十八铢　泽泻一两六钱　桂枝半两（去皮）

上五味，为散，白饮和，服方寸匕，日一服。

二四五、脉阳微而汗出者，为自和也；汗出多者，为太过。阳脉实，因亡津液，大便因硬也。(247)

二四六、脉浮而芤，浮为阳，芤为阴，浮芤相搏，胃气生热，其阳则绝。(248)

二四七、趺阳脉浮而涩，浮则胃气强，涩则小便数，浮涩相搏，大便则硬，其脾为约，麻子仁丸主之。(249) 方三十一

麻子仁二升　芍药半斤　枳实半斤（炙）　大黄一斤（去皮）　厚朴一尺（炙，去皮）　杏仁一升（去皮尖、熬、别作脂）

上六味，蜜和丸，如梧桐子大，饮服十丸，日三服，渐加，以知为度。

二四八、太阳病三日，发汗不解，蒸蒸发热者，属胃也，调胃承气汤主之。(251) 方三十二

二四九、伤寒吐后，腹胀满者，与调胃承气汤。(251) 方三十三

二五〇、太阳病，若吐若下若发汗后，微烦，小便数，大便因硬者，与小承气汤和之愈。(252) 方三十四

二五一、得病二三日，脉弱，无太阳柴胡证，烦躁，心下硬，至四五日，虽能食，以小承气汤少少与微和之，令小安。至六日，与承气汤一升。若不大便六七日，小便少者，虽不受食，但初头硬，后必溏，未定成硬，攻之必溏。须小便利，屎定硬，乃可攻之，宜大承气汤。(253) 方三十五

二五二、伤寒六七日，目中不了了，睛不和，无表里证，大便难，身微热者，此为实也，急下之，宜大承气汤。(254) 方三十六

二五三、阳明病，发热汗多者，急下之，宜大承气汤。(255) 方三十七

二五四、发汗不解，腹满痛者，急下之，宜大承气汤。(256) 方三十八

二五五、腹满不减，减不足言，当下之，宜大承气汤。(257) 方三十九

二五六、阳明少阳合病，必下利，其脉不负者，为顺也。负者，失也，互相克贼，名为负也，脉滑而数者，有宿食也。当下之，宜大承气汤。（258）方四十

二五七、病人无表里证，发热七八日，虽脉浮数者，可下之。假令已下，脉数不解，合热则消谷喜饥，至六七日，不大便者，有瘀血，宜抵当汤。（259）方四十一

二五八、若脉数不解，而下不止，必协热便脓血也。（259）

二五九、伤寒发汗已，身目为黄，所以然者，以寒湿在里不解故也，以为不可下也，于寒湿中求之。（260）

二六〇、伤寒七八日，身黄如橘子色，小便不利，腹微满者，茵陈蒿汤主之。（261）方四十二

二六一、伤寒，身黄，发热，栀子檗皮汤主之。（262）方四十三

肥栀子十五个（擘） 甘草一两（炙） 黄檗二两

上三味，以水四升，煮取一升半，去滓，分温再服。

二六二、伤寒，瘀热在里，身必黄，麻黄连轺赤小豆汤主之。（263）方四十四

麻黄二两（去节） 连轺二两（连翘根是） 杏仁四十个（去皮尖）赤小豆一升 大枣十二枚（擘） 生梓白皮一升（切） 生姜二两（切）甘草二两（炙）

上八味，以潦水一斗，先煮麻黄再沸，去上沫，纳诸药，煮取三升，去滓，分温三服，半日服尽。

辨少阳病脉证并治

二六三、少阳之为病，口苦，咽干，目眩也。（264）

二六四、少阳中风，两耳无所闻，目赤，胸中满而烦者，不可吐下，吐下则悸而惊。（265）

二六五、伤寒，脉弦细，头痛发热者，属少阳。少阳不可发汗，发汗则谵语，此属胃，胃和则愈，胃不和，烦而悸。（266）

二六六、本太阳病，不解，转入少阳者，胁下硬满，干呕不能食，往来寒热，尚未吐下，脉沉紧者，与小柴胡汤。（267）方一

柴胡八两 人参三两 黄芩三两 甘草三两（炙） 半夏半升（洗）生姜三两（切） 大枣十二枚（擘）

上七味，以水一斗二升，煮取六升，去滓，再煎，取三升，温服一

升，日三服。

二六七、若已吐、下、发汗、温针，谵语，柴胡证罢，此为坏病，知犯何逆，以法治之。（267）

二六八、三阳合病，脉浮大，上关上，但欲眠睡，目合则汗。（268）

二六九、伤寒六七日，无大热，其人躁烦者，此为阳去入阴故也。（269）

二七〇、伤寒三日，三阳为尽，三阴当受邪，其人反能食而不呕，此为三阴不受邪也。（270）

二七一、伤寒三日，少阳脉小者，欲已也。（271）

二七二、少阳病，欲解时，从寅至辰上。（272）

辨太阴病脉证并治

二七三、太阴之为病，腹满而吐，食不下，自利益甚，时腹自痛，若下之，必胸下结硬。（273）

二七四、太阴中风，四肢烦疼，阳微阴涩而长者，为欲愈。（274）

二七五、太阴病，欲解时，从亥至丑上。（275）

二七六、太阴病，脉浮者，可发汗，宜桂枝汤。（276）方一

桂枝三两（去皮）　芍药三两　甘草二两（炙）　生姜三两（切）大枣十二枚（擘）

上五味，以水七升，煮取三升，去滓，温服一升。须臾啜热稀粥一升余，以助药力，取微汗。

二七七、自利不渴者，属太阴，以其脏有寒故也，当温之，宜服四逆辈。（277）方二

二七八、伤寒脉浮而缓，手足自温者，系在太阴；太阴当发身黄，若小便自利者，不能发黄；至七八日，虽暴烦下利，日十余行，必自止，以脾家实，腐秽当去故也。（278）

二七九、本太阳病，医反下之，因尔腹满时痛者，属太阴也，桂枝加芍药汤主之；大实痛者，桂枝加大黄汤主之。（279）方三

桂枝加芍药汤方

桂枝三两（去皮）　芍药六两　甘草二两（炙）　大枣十二枚（擘）生姜三两（切）

上五味，以水七升，煮取三升，去滓，温分三服。本云：桂枝汤，今加芍药。

桂枝加大黄汤方

桂枝三两（去皮）　大黄二两　芍药六两　生姜三两（切）　甘草二两（炙）　大枣十二枚（擘）

上六味，以水七升，煮取三升，去滓，温服一升，日三服。

二八〇、太阴为病，脉弱，其人续自便利，设当行大黄、芍药者，宜减之，以其人胃气弱易动故也。（280）

辨少阴病脉证并治

二八一、少阴之为病，脉微细，但欲寐也。

二八二、少阴病，欲吐不吐，心烦但欲寐，五六日，自利而渴者，属少阴也，虚故引水自救；若小便色白者，少阴病形悉具，小便白者，以下焦虚有寒，不能制水，故令色白也。

二八三、病人脉阴阳俱紧，反汗出者，亡阳也，此属少阴，法当咽痛而复吐利。

二八四、少阴病，咳而下利，谵语者，被火气劫故也，小便必难，以强责少阴汗也。

二八五、少阴病，脉细沉数，病为在里，不可发汗。（285）

二八六、少阴病，脉微，不可发汗，亡阳故也；阳已虚，尺脉弱涩者，复不可下之。（286）

二八七、少阴病，脉紧，至七八日，自下利，脉暴微，手足反温，脉紧反去者，为欲解也，虽烦下利，必自愈。

二八八、少阴病，下利，若利自止，恶寒而蜷卧，手足温者，可治。（288）

二八九、少阴病，恶寒而蜷，时自烦，欲去衣被者可治。（289）

二九〇、少阴中风，脉阳微阴浮者，为欲愈。（290）

二九一、少阴病，欲解时，从子至寅上

二九二、少阴病，吐利，手足不逆冷，反发热者，不死；脉不至者，灸少阴七壮。（292）

二九三、少阴病八九日，一身手足尽热者，以热在膀胱，必便血也。（293）

二九四、少阴病，但厥无汗，而强发之，必动其血，未知从何道出，或从口鼻，或从目出者，是名下厥上竭，为难治。（294）

二九五、少阴病，恶寒、身蜷而利，手足逆冷者，不治。（295）

二九六、少阴病,吐,利,躁烦,四逆者,死。(296)

二九七、少阴病,下利止而头眩,时时自冒者,死。(297)

二九八、少阴病,四逆恶寒而身蜷,脉不至,不烦而躁者,死。(298)

二九九、少阴病六七日,息高者死。

三〇〇、少阴病,脉微细沉,但欲卧,汗出不烦,自欲吐。至五六日,自利,复烦躁不得卧寐者,死。(300)

三〇一、少阴病,始得之,反发热,脉沉者,麻黄细辛附子汤主之。(301)方一

麻黄二两(去节) 细辛二两 附子一枚(炮,去皮,破八片)

上三味,以水一斗,先煮麻黄,减二升,去上沫,纳诸药,煮取三升,去滓,温服一升,日三服。

三〇二、少阴病,得之二三日,麻黄附子甘草汤微发汗,以二三日无证,故微发汗也。(302)方二

麻黄二两(去节) 甘草二两(炙) 附子一枚(炮,去皮,破八片)

上三味,以水七升,先煮麻黄一两沸,去上沫,纳诸药,煮取三升,去滓,温服一升,日三服。

三〇三、少阴病,得之二三日以上,心中烦,不得卧,黄连阿胶汤主之。(303)方三

黄连四两 黄芩二两 芍药二两 鸡子黄二枚 阿胶三两

上五味,以水六升,先煮三物,取二升,去滓,纳胶烊尽,小冷,纳鸡子黄,搅令相得,温服七合,日三服。

三〇四、少阴病,得之一二日,口中和,其背恶寒者,当灸之,附子汤主之。(304)方四

附子二枚(炮,去皮,破八片) 茯苓三两 人参二两 白术四两 芍药三两

上五味,以水八升,煮取三升,去滓,温服一升,日三服。

三〇五、少阴病,身体痛,手足寒,骨节痛,脉沉者,附子汤主之。(305)方五

三〇六、少阴病,下利便脓血者,桃花汤主之。(306)方六

赤石脂一斤(一半全用,一半筛末) 干姜一两 粳米一升

上三味，以水七升，煮米令熟，去滓，温服七合，纳赤石脂末方寸匕，日三服，若一服愈，余勿服。

三〇七、少阴病，二三日至四五日，腹痛，小便不利，下利不止，便脓血者，桃花汤主之。（307）方七

三〇八、少阴病，下利，便脓血者，可刺。（308）

三〇九、少阴病，吐利，手足逆冷，烦躁欲死者，吴茱萸汤主之。（309）方八

吴茱萸一升（洗）　人参三两　生姜六两（切）　大枣十二枚（擘）

上四味，以水七升，煮取二升，去滓，温服七合，日三服。

三一〇、少阴病，下利，咽痛，胸满，心烦，猪肤汤主之。（310）方九

猪肤一斤

上一味，以水一斗，煮取五升，去滓，加白蜜一升，白粉五合，熬香，和令相得，温分六服。

三一一、少阴病，二三日，咽痛者，可与甘草汤；不差，与桔梗汤。（311）方十

甘草汤方

甘草二两

上一味，以水三升，煮取一升半，去滓，温服七合，日二服。

桔梗汤方

桔梗一两　甘草二两

上二味，以水三升，煮取一升，去滓，温分再服。

三一二、少阴病，咽中伤，生疮，不能语言，声不出者，苦酒汤主之。（312）方十一

半夏（洗、破如枣核）十四枚　鸡子一枚（去黄，内上苦酒，着鸡子壳中）

上二味，纳半夏，着苦酒中，以鸡子壳置刀环中，安火上，令三沸，去滓，少少含咽之，不差，更作三剂。

三一三、少阴病，咽中痛，半夏散及汤主之。（313）方十二

半夏（洗）　桂枝（去皮）　甘草（炙）

上三味，等分，各别捣筛已，合治之，白饮和，服方寸匕，日三服。若不能服散者，以水一升，煎七沸，内散两方寸匕，更煮三沸，下火，令

小冷，少少咽之。半夏有毒，不当散服。

三一四、少阴病，下利，白通散主之。（314）方十三

葱白四茎　干姜一两　附子一枚（生，去皮，破八片）

上三味，以水三升，煮取一升，去滓，分温再服。

三一五、少阴病，下利，脉微者，与白通汤。利不止，厥逆无脉，干呕烦者，白通加猪胆汁汤主之。服汤脉暴出者死，微续者生。（315）白通加猪胆汁汤。方十四

葱白四茎　干姜一两　附子一枚（生，去皮，破八片）　人尿五合　猪胆汁一合

上三味，以水三升，煮取一升，去滓，纳胆汁、人尿，和令相得，分温再服。若无胆，亦可用。

三一六、少阴病，二三日不已，至四五日，腹痛，小便不利，四肢沉重疼痛，自下利者，此为有水气，其人或咳，或小便利，或下利，或呕者，真武汤主之。（316）方十五

茯苓三两　芍药三两　白术二两　生姜三两（切）　附子一枚（炮，去皮，破八片）

上五味，以水八升，煮取三升，去滓，温服七合，日三服。若咳者，加五味子半斤，细辛一两，干姜一两。若小便利者，去茯苓。若下利者，去芍药，加干姜二两。若呕者，去附子，加生姜，足前为半斤。

三一七、少阴病，下利清谷，里寒外热，手足厥逆，脉微欲绝，身反不恶寒。其人面色赤，或腹痛，或干呕，或咽痛，或利止脉不出者，通脉四逆汤主之。（317）方十六

甘草二两（炙）　附子大者一枚（生用，去皮，破八片）　干姜三两（强人可四两）

上三味，以水三升，煮取一升二合，去滓，分温再服，其脉即出者愈。面赤色者，加葱九茎。腹中痛者，去葱加芍药二两。呕者，加生姜二两。咽痛者，去芍药加桔梗一两。利止脉不出者，去桔梗加人参二两。病皆与方相应者，乃服之。

三一八、少阴病，四逆，其人或咳，或悸，或小便不利，或腹中痛，或泄利下重者，四逆散主之。（318）方十七

甘草（炙）　枳实（破，水渍，炙干）　柴胡　芍药

上四味，各十分，捣筛，白饮和服方寸匕，日三服。咳者，加五味

子、干姜各五分，并主下利。悸者，加桂枝五分。小便不利者，加茯苓五分。腹中痛者，加附子一枚，炮令坼。泄利下重者，先以水五升，煮薤白三升，煮取三升，去滓，以散三方寸匕，纳汤中，煮取一升半，分温再服。

三一九、少阴病，下利六七日，咳而呕，渴，心烦不得眠者，猪苓汤主之。(319) 方十八

猪苓（去皮） 茯苓 阿胶 泽泻 滑石（碎）各一两

上五味，以水四升，先煮四味，取二升，去滓，纳阿胶烊尽，温服七合，日三服。

三二〇、少阴病，得之二三日，口燥咽干者，急下之，宜大承气汤。(320) 方十九

枳实五枚（炙） 厚朴半斤（去皮、炙） 大黄四两（酒洗） 芒硝三合

上四味，以水一斗，先煮二味，取五升，去滓，纳大黄，更煮取二升，去滓，纳芒硝，更上火，令一两沸，分温再服，一取得下，止后服。

三二一、少阴病，自利清水，色纯青，心下必痛，口干燥者，可下之，宜大承气汤。(321) 方二十

三二二、少阴病，六七日，腹胀不大便者，急下之，宜大承气汤。(322) 方二十一

三二三、少阴病，脉沉者，急温之，宜四逆汤。(323) 方二十二

甘草二两（炙） 干姜一两半 附子一枚（生用，去皮，破八片）

上三味，以水三升，煮取一升二合，去滓，分温二服，强人可大附子一枚，干姜三两。

三二四、少阴病，饮食入口则吐，心中温温欲吐，复不能吐，始得之，手足寒，脉弦迟者，此胸中实，不可下也，当吐之。若膈上有寒饮，干呕者，不可吐也，当温之，宜四逆汤。(324) 方二十三

三二五、少阴病，下利，脉微涩，呕而汗出，必数更衣，反少者，当温其上，灸之。(325)

辨厥阴病脉证并治

三二六、厥阴之为病，消渴，气上撞心，心中疼热，饥而不欲食，食则吐蛔，下之利不止。(326)

三二七、厥阴中风，脉微浮，为欲愈，不浮，为未愈。(327)

三二八、厥阴病，欲解时，从丑至卯上。（328）

三二九、厥阴病，渴欲饮水者，少少与之愈。（329）

三三○、诸四逆厥者，不可下之，虚家亦然。（330）

三三一、伤寒先厥，后发热而利者，必自止。见厥复利。（331）

三三二、伤寒始发热六日，厥反九日而利。凡厥利者，当不能食，今反能食者，恐为除中。食以索饼，不发热者，知胃气尚在，必愈。恐暴热来出而复去也。后日脉之，其热续在者，期之旦日夜半愈。所以然者，本发热六日，厥反九日，复发热三日，并前六日，亦为九日，与厥相应，故期之旦日夜半愈。后三日脉之而脉数，其热不罢者，此为热气有余，必发痈脓也。（332）

三三三、伤寒脉迟，六七日，而反与黄芩汤撤其热，脉迟为寒，今与黄芩汤复除其热，腹中应冷，当不能食，今反能食，此名除中，必死。

三三四、伤寒，先厥后发热，下利必自止，而反汗出，咽中痛者，其喉为痹。发热无汗，而利必自止；若不止，必便脓血。便脓血者，其喉不痹。（334）

三三五、伤寒，一二日至四五日，厥者，必发热，前热者，后必厥。厥深者热亦深，厥微者热亦微。厥应下之，而反发汗者，必口伤烂赤。（335）

三三六、伤寒病，厥五日，热亦五日，设六日当复厥，不厥者自愈。厥终不过五日，以热五日，故知自愈。（336）

三三七、凡厥者，阴阳气不相顺接，便为厥。厥者，手足逆冷者是也。（337）

三三八、伤寒，脉微而厥，至七八日肤冷，其人躁无暂安时者，此为藏厥，非蛔厥也。蛔厥者，其人当吐蛔。令病者静，而复时烦者，此为藏寒。蛔上入其膈，故烦，须臾复止，得食而呕，又烦者，蛔闻食臭出，其人常自吐蛔。蛔厥者，乌梅丸主之。又主久利。（338）方一

乌梅三百枚　细辛六两　干姜十两　黄连十六两　当归四两　附子六两（炮，去皮）　蜀椒四两（出汗）　桂枝六两（去皮）　人参六两　黄柏六两

上十味，异捣筛，合治之。以苦酒渍乌梅一宿，去核，蒸之五斗米下，饭熟捣成泥，和药令相得，纳臼中，与蜜杵二千下，丸如梧桐子大，先食饮服十丸，日三服。稍加至二十丸，禁生冷、滑物、臭食等。

三三九、伤寒热少微厥，指头寒，嘿嘿不欲食，烦躁。数日，小便利，色白者，此热除也，欲得食，其病为愈。若厥而呕，胸胁烦满者，其后必便血。（339）

三四〇、病者手足厥冷，言我不结胸，小腹满，按之痛者，此冷结在膀胱关元也。（340）

三四一、伤寒发热四日，厥反三日，复热四日，厥少热多者，其病当愈。四日至七日，热不除者，必便脓血。（341）

三四二、伤寒厥四日，热反三日，复厥五日，其病为进。寒多热少，阳气退，故为进也。（342）

三四三、伤寒六七日，脉微，手足厥冷，烦躁，灸厥阴，厥不还者，死。（343）

三四四、伤寒发热，下利厥逆，躁不得卧者，死。（344）

三四五、伤寒发热，下利至甚，厥不止者，死。（345）

三四六、伤寒六七日不利，便发热而利，其人汗出不止者，死。有阴无阳故也。（346）

三四七、伤寒五六日，不结胸，腹濡，脉虚复厥者，不可下，此亡血，下之，死。（347）

三四八、发热而厥，七日，下利者，为难治。（348）

三四九、伤寒脉促，手足厥逆，可灸之。（349）

三五〇、伤寒，脉滑而厥者，里有热，白虎汤主之。（350）方二。

知母六两　石膏一斤（碎，绵裹）　甘草二两（炙）　粳米六合

上四味，以水一斗，煮米熟，汤成去滓，温服一升，日三服。

三五一、手足厥寒，脉细欲绝者，当归四逆汤主之。（351）方三

当归三两　桂枝三两（去皮）　芍药三两　细辛三两　甘草二两（炙）　通草二两　大枣二十五枚（擘，一法，十二枚）

上七味，以水八升，煮取三升，去滓，温服一升，日三服。

三五二、若其人内有久寒者，宜当归四逆加吴茱萸生姜汤。（351）方四。

当归三两　芍药三两　甘草二两（炙）　通草二两　桂枝三两（去皮）细辛三两　生姜半斤（切）　吴茱萸二升　大枣二十五枚（擘）

上九味，以水六升，清酒六升和，煮取五升，去滓，温分五服。

三五三、大汗出，热不去，内拘急，四肢疼，又下利，厥逆而恶寒

者，四逆汤主之。（352）方五。

甘草二两（炙）　干姜一两半　附子一枚（生用，去皮，破八片）

上三味，以水三升，煮取一升二合，去滓，分温二服，若强人可大附子一枚，干姜三两。

三五四、大汗，若大下利而厥冷者，四逆汤主之。（353）

三五五、病人手足厥冷，脉乍紧者，邪结在胸中，心下满而烦，饥不能食者，病在胸中，当须吐之，宜瓜蒂散。（354）方七

瓜蒂　赤小豆

上二味，各等分，异捣筛，合内臼中，更治之。别以香豉一合，用热汤七合，煮作稀糜，去滓、取汁合散一钱匕，温顿服之。不吐者，少少加。得快吐乃止。诸亡血、虚家，不可与瓜蒂散。

三五六、伤寒，厥而心下悸，宜先治水，当服茯苓甘草汤，却治其厥。不尔，水渍入胃，必作利也。（355）茯苓甘草汤。方八

茯苓二两　甘草一两（炙）　生姜三两（切）　桂枝二两（去皮）

上四味，以水四升，煮取二升，去滓，分温三服。

三五七、伤寒六七日，大下后，寸脉沉而迟，手足厥逆，下部脉不至，喉咽不利，唾脓血，泄利不止者，为难治，麻黄升麻汤主之。（356）方九。

麻黄二两半（去节）　升麻一两一分　当归一两一分　知母十八铢　黄芩十八铢　葳蕤十八铢　芍药六铢　天门冬六铢（去心）　桂枝六铢（去皮）　茯苓六铢　甘草六铢（炙）　石膏六铢（碎，绵裹）　白术六铢　干姜六铢

上十四味，以水一斗，先煮麻黄一两沸，去上沫，纳诸药，煮取三升，去滓，分温三服，相去如炊三斗米顷，令尽，汗出愈。

三五八、伤寒四五日，腹中痛，若转气下趣少腹者，此欲自利也。（357）

三五九、伤寒本自寒下，医复吐下之，寒格，更逆吐下，若食入口即吐，干姜黄芩黄连人参汤主之。（358）方十

干姜　黄芩　黄连　人参　各三两

上四味，以水六升，煮取二升，去滓，分温再服。

三六〇、下利，有微热而渴，脉弱者，今自愈。（359）

三六一、下利脉数，有微热汗出，今自愈。设复紧，为未解。（360）

三六二、下利，手足厥冷，无脉者，灸之。不温。若脉不还，反微喘者，死；少阴负趺阳者，为顺也。（361）

三六三、下利，寸脉反浮数，尺中自涩者，必清脓血。（362）

三六四、下利清谷，不可攻表，汗出必胀满。（363）

三六五、下利，脉沉弦者，下重也；脉大者，为未止；脉微弱数者，为欲自止，虽发热，不死。（364）

三六六、下利，脉沉而迟，其人面少赤，身有微热，下利清谷者，必郁冒汗出而解，病人必微厥。所以然者，其面戴阳，下虚故也。（365）

三六七、下利，脉数而渴者，今自愈。设不差，必清脓血，以有热故也。（366）

三六八、下利后脉绝，手足厥冷，晬时脉还，手足温者，生；脉不还者，死。（367）

三六九、伤寒下利，日十余行，脉反实者，死。（368）

三七〇、下利清谷，里寒外热，汗出而厥者，通脉四逆汤主之。（369）方十一

甘草二两（炙）　附子大者一枚（生用，去皮，破八片）　干姜三两，（强人可四两）

上三味，以水三升，煮取一升二合，去滓，分温再服，其脉即出者愈。

三七一、热利，下重者，白头翁汤主之。（370）方十二

白头翁二两　黄柏三两　黄连三两　秦皮三两

上四味，以水七升，煮取二升，去滓，温服一升。不愈，更服一升。

三七二、下利腹胀满，身体疼痛者，先温其里，乃攻其表，温里宜四逆汤，攻表宜桂枝汤。（371）方十三

桂枝三两（去皮）　芍药三两　甘草二两（炙）　生姜三两（切）　大枣十二枚（擘）

上五味，以水七升，煮取三升，去滓，温服一升。须臾啜热稀粥一升，以助药力。

三七三、下利，欲饮水者，以有热故也，白头翁汤主之。（372）方十四

三七四、下利，谵语者，有燥屎也，宜小承气汤。（373）方十五

大黄四两（酒洗）　枳实三枚（大者，炙）　厚朴二两（去皮，炙）

上三味，以水四升，煮取一升二合，去滓，分二服，初一服谵语止，若更衣者，停后服，不尔者尽饮之。

三七五、下利后，更烦，按之心下濡者，为虚烦也，宜栀子豉汤。（374）方十六

肥栀子十四枚（擘）　香豉四合（绵裹）

上二味，以水四升，先煮栀子得二升半，去滓，纳豉，更煮取一升半，去滓，分再服，一服快吐，止后服。

三七六、呕家有痈脓者，不可治呕，脓尽自愈。（375）

三七七、呕而脉弱，小便复利，身有微热，见厥者难治，四逆汤主之。（376）方十七

三七八、干呕，吐涎沫，头痛者，吴茱萸汤主之。（377）方十八

吴茱萸一升（汤洗七遍）　人参三两　大枣十二枚（擘）　生姜六两（切）

上四味，以水七升，煮取二升，去滓，温服七合，日三服。

三七九、呕而发热者，小柴胡汤主之。（378）方十九

柴胡八两　黄芩三两　人参三两　甘草三两（炙）　生姜三两（切）半夏半升（洗）　大枣十二枚（擘）

上七味，以水一斗二升，煮取六升，去滓，再煎取三升，温服一升，日三服。

三八〇、伤寒，大吐大下之，极虚，复极汗者，其人外气怫郁，复与之水，以发其汗，因得哕。所以然者，胃中寒冷故也。（379）

三八一、伤寒哕而腹满，视其前后，知何部不利，利之即愈。（380）

辨霍乱病脉证并治

三八二、问曰：病有霍乱者何？答曰：呕吐而利，此名霍乱。（381）

三八三、问曰：病发热，头痛，身疼，恶寒，吐利者，此属何病？答曰：此名霍乱。霍乱自吐下，又利止，复更发热也。

三八四、伤寒，其脉微涩者，本是霍乱，今是伤寒，却四五日，至阴经上，转入阴必利，本呕下利者，不可治也。欲似大便，而反矢气，仍不利者，此属阳明也，便必硬，十三日愈。所以然者，经尽故也。下利后，当便硬，硬则能食者愈，今反不能食，到后经中，颇能食，复过一经能食，过之一日当愈。不愈者，不属阳明也。（383）

三八五、恶寒脉微而复利，利止亡血也，四逆加人参汤主之。（384）

方一

甘草二两（炙） 附子一枚（生，去皮，破八片） 干姜一两半 人参一两

上四味，以水三升，煮取一升二合，去滓，分温再服。

三八六、霍乱，头痛发热，身疼痛，热多欲饮水者，五苓散主之，寒多不用水者，理中丸主之。（385）方二

五苓散方

猪苓（去皮） 白术 茯苓各十八铢 桂枝半两（去皮） 泽泻一两六铢

上五味，为散，更治之，白饮和，服方寸匕，日三服，多饮暖水，汗出愈。

理中丸方

人参 干姜 甘草（炙） 白术各三两

上四味，捣筛，蜜和为丸如鸡子黄许大，以沸汤数合和一丸，研碎，温服之。日三四，夜二服，腹中未熟，益至三四丸，然不及汤，汤法：以四物，依两数切，用水八升，煮取三升，去滓，温服一升，日三服，若脐上筑者，肾气动也，去术加桂四两。吐多者，去术加生姜三两。下多者，还用术。悸者，加茯苓二两。渴欲得水者，加术，足前成四两半；腹中痛者，加人参，足前成四两半；寒者，加干姜，足前成四两半；腹满者，去术，加附子一枚。服汤后，如食顷，饮热粥一升许，微自温，勿发揭衣被。

三八七、吐利止而身痛不休者，当消息和解其外，宜桂枝汤小和之。（386）方三

桂枝三两（去皮） 芍药三两 甘草二两（炙） 生姜三两（切）大枣十二枚（擘）

上五味，以水七升，微火煮取三升，去滓，温服一升。

三八八、吐利汗出，发热恶寒，四肢拘急，手足厥冷者，四逆汤主之。（387）方四

甘草二两（炙） 干姜一两半 附子一枚（生，去皮，破八片）

上三味，以水三升，煮取一升二合，去滓，分温再服。强人可大附子一枚，干姜三两。

三八九、既吐且利，小便复利，而大汗出，下利清谷，内寒外热，脉

微欲绝者，四逆汤主之。（388）方五

三九〇、吐已下断，汗出而厥，四肢拘急不解，脉微欲绝者，通脉四逆加猪胆汁汤主之。（389）方六

甘草二两（炙）　干姜三两（强人可四两）　附子大者一枚（生，去皮，破八片）　猪胆汁半合

上四味，用水三升，煮取一升三合，去滓，纳猪胆汁，分温再服，其脉即来，无猪胆，以羊胆代之。

三九一、吐利发汗，脉平，小烦者，以新虚不胜谷气故也。（390）

辨阴阳易差后劳复病脉证并治

三九二、伤寒阴阳易之为病，其人身体重，少气，少腹里急，或引阴中拘挛，热上冲胸，头重不欲举，眼中生花，膝胫拘急者，烧裈散主之。（391）方一

妇人中裈近隐处，取烧作灰。

上一味，水服方寸匕，日三服，小便即利，阴头微肿，此为愈矣。妇人病，取男子裈烧服。

三九三、大病差后，劳复者，枳实栀子豉汤主之。（392）方二

枳实三枚（炙）　栀子十四个（擘）　香豉一升（绵裹）

上三味，以清浆水七升，空煮取四升，纳枳实栀子，煮取二升，下豉，更煮五六沸，去滓，温分再服，覆令微似汗，若有宿食者，纳大黄如博棋子五六枚，服之愈。

三九四、伤寒差以后，更发热，小柴胡汤主之。脉浮者，以汗解之，脉沉实者，以下解之。（393）方三

柴胡八两　人参二两　黄芩二两　甘草二两（炙）　生姜二两（切）半夏半升（洗）　大枣十二枚（擘）

上七味，以水一斗二升，煮取六升，去滓，再煎取三升，温服一升，日三服。

三九五、大病差后，从腰以下有水气者，牡蛎泽泻散主之。（394）方四

牡蛎（熬）　泽泻　蜀漆（暖水洗去腥）　葶苈子（熬）　商陆根（熬）　海藻（洗去咸）　栝蒌根各等分

上七味，异捣，下筛为散，更于臼中治之，白饮和，服方寸匕，日三服。小便利，止后服。

三九六、大病差后，喜唾，久不了了，胸上有寒，当以丸药温之，宜理中丸。（395）方五

理中丸方

人参　白术　甘草（炙）　干姜各三两

上四味，捣筛，蜜和为丸，如鸡子黄许大，以沸汤数合，和一丸，研碎，温服之，日三服。

三九七、伤寒解后，虚羸少气，气逆欲吐，竹叶石膏汤主之。（396）方六

竹叶二把　石膏一斤　半夏半升（洗）　麦门冬一升（去心）　人参二两　甘草二两（炙）　粳米半升

上七味，以水一斗，煮取六升，去滓，纳粳米，煮米熟，汤成，去米，温服一升，日三服。

三九八、病人脉已解，而日暮微烦，以病新差，人强与谷，脾胃气尚弱，不能消谷，故令微烦，损谷则愈。

致　　谢

　　本书出版资助由河北中医学院"双一流"建设资金提供。河北中医学院中医诊断学教研室王少贤、方芳协助整理部分内容，特致谢意。对本书给予资助的还有威县友人刘安朝。门人梁小铁、毛延升、王海印、姚宇军、胡小忠、汪海升、赵卫国、谢锦锋、李峰等也给予了力所能及的资助，一并致以衷心感谢！